À Simon

Toutes les illustrations sont de Franche Hirsute sauf les schémas et photos p. 12, 25, 45, 50, 56, 58, 59, 61, 67, 102, 106, 142, 165, 166, 223, 234, 239, 242, 245, 246, 248, 257, ©istock

58, rue Jean Bleuzen - 92178 Vanves Cedex

Direction : Catherine Saunier-Talec
Responsables de projet : Marie Naudet et Mathilde Noizet
Responsable artistique : Cecilia Rehbinder
Mise en page et relecture : Élodie Bourgeois et Les pointilleuses
Fabrication : Cécile Alexandre-Tabouy
Responsable partenariats : Dana Lichiardopol (dlichiardopol@hachette-livre.fr)

Dépôt légal : sept 2022
76-8827-9/01
ISBN : 978-2-01-710132-1
Imprimé en Espagne

MANON LETOURNEAU

UN CORPS PLUS LIBRE !

Le discours décomplexé d'une ostéopathe qui veut abolir les tabous

ILLUSTRÉ PAR
@FRANCHE_HIRSUTE

Sommaire

INTRODUCTION 8

LES SEINS 12

Anatomie et seins parfaits 15

L'hypersexualisation 19

Le soutien-gorge et son impact 21

Le no bra : libérons nos seins (s'ils le veulent) ! 26

Prendre soin de ses seins 40

LE CYCLE MENSTRUEL 50

Le tabou des règles 53

Présentation anatomique 56

La question de l'identité sexuelle 62

Présentation physiologique : comment ça marche ? 64

La ménopause 78

Les protections menstruelles 87

Les troubles du cycle menstruel 96

Les règles douloureuses : l'endométriose 107

Les cancers gynécologiques 126

La vulve parfaite n'existe pas ! 128

LA SEXUALITÉ 142

Stop aux préjugés ! 145

La sexualité non pénétrative : en route vers une sexualité diversifiée 147

La sexualité en solitaire : en route vers la masturbation 153

La libido 157

Le plaisir sexuel et l'orgasme 160

Les contraceptions 171

Les maladies sexuellement transmissibles 238

Les consultations gynécologiques 242

SPORT ET ALIMENTATION 242

Anatomie musculaire 245

Ventre, ô mon ventre ! 263

La graisse, cette mal-aimée 266

Le poids 269

L'alimentation 278

Pathologies gynécologiques, sport et alimentation 288

INDEX 300

REMERCIEMENTS 302

Introduction

Vous avez entre les mains un guide santé parfait pour toutes les femmes qui veulent mieux connaître leur corps pour mieux se connaître elles-mêmes et être plus à l'aise dans leur quotidien.

Qui suis-je ?

Faisons les présentations : je m'appelle Manon Letourneau, je suis née en 1995, ce qui fait de moi une « jeune » femme. Dans ma vie professionnelle, je suis ostéopathe ; dans ma vie privée, je suis une personne curieuse, intéressée par notre vaste monde. Légèrement féministe - mes proches ne diraient sûrement pas « légèrement » -, depuis quelques années, j'essaie de me libérer des tentacules invisibles du patriarcat. Je suis aussi touchée par la cause environnementale et par notre impact sur cette magnifique planète. Tout ça fait de moi celle que je suis aujourd'hui, un cocktail de convictions qui parfois (souvent) s'opposent aux durs préjugés et injonctions de notre société.

Je suis une femmes blanche cisgenre hétérosexuelle, et c'est aussi de ce point de vue que j'écris les pages qui vont suivre. Même si j'ai essayé d'être le plus exhaustive et englobante possible, je suis forcément influencée par certains biais dû à se prisme. C'est pour cela que ce livre parlera très certainement principalement à des femmes cisgenres blanches et hétérosexuelles. Mais la plupart de mes propos et des infos que vous trouverez dans ce livre peuvent s'appliquer à beaucoup d'autres profils et vous être utiles, peut importe qui vous êtes. Tout au long de l'ouvrage, je vous donne des sources et informations pour aller plus loin sur certains sujets. N'hésitez pas à les consulter et à lire les travaux des personnes concernées pour approfondir certaines thématiques.

Quelle casquette je porte squand j'écris ce guide ?

Je suis une ostéopathe spécialisée en gynécologie. Après mon diplôme, j'ai très rapidement décidé de cette spécialisation. Plusieurs événements de ma vie m'ont fait converger vers cela. Premièrement, mon expérience personnelle avec cette sphère.

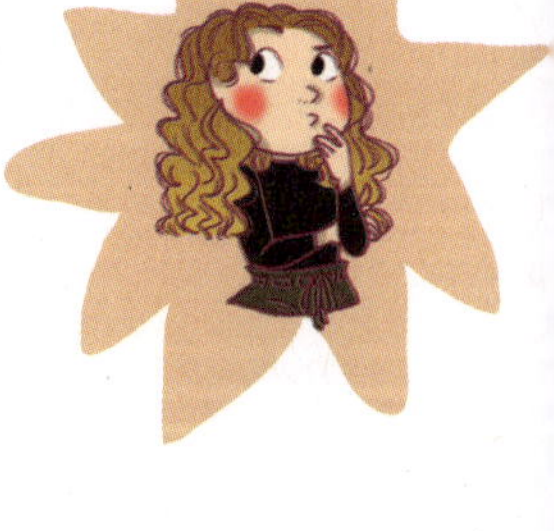

Pourquoi la gynécologie ?

Je vais vous raconter un petit morceau de ma vie… Février 2014. Je me blesse au genou en skiant, je me fais opérer dans la foulée d'une ligamentoplastie du genou droit. Tout se passe bien, je récupère la fonction de mon genou. En 2015, je décide d'arrêter la pilule et de passer à l'implant contraceptif. La charge mentale que représente la prise de la pilule ne me convient pas du tout ! L'implant me colle beaucoup plus à la peau, c'est le cas de le dire : pour rappel, l'implant, c'est comme une petite allumette qu'on nous met dans un des bras, au niveau du biceps, et qui diffuse des hormones quotidiennement. Il se garde trois ans, après quoi il faut le changer. En 2017, vient le moment de l'enlever. À cette époque, je n'ai pas de partenaire, et je ne veux plus prendre d'hormones dans le vent alors que ma vie sexuelle partagée n'est pas des plus actives. Le retrait se passe bien. Un mois plus tard, sans événement déclencheur, mon genou droit se met à gonfler. Il est douloureux et je boite franchement ! Ni une, ni deux, je me rends chez mon homéopathe et phytotérapeute, qui me suit depuis ma naissance. Le verdict tombe : l'arrêt du contraceptif plus la reprise de mon cycle ont complètement déstabilisé mon périnée et ont fini par avoir des conséquences sur mon genou. Elle me conseille de me faire traiter en ostéopathie. Sans grande conviction, je demande à une camarade de classe de m'aider. Pendant toute la séance, elle travaille essentiellement sur mon périnée. En quelques heures seulement, mon genou dégonfle, presque à vue d'œil. Je peux de nouveau marcher correctement après avoir dû porter une attelle pendant plus d'une semaine. Elle m'a expliqué qu'elle a travaillé en détente musculaire : mon périnée était très très douloureux quand elle a posé ses doigts dessus et uniquement du côté droit, du côté où mon genou avait gonflé. À l'arrêt de mon contraceptif, lorsque mes ovaires ont reprit du service, que mon utérus a de nouveau fonctionné cela a créé un chamboulement local qui a mis beaucoup de tension sur mon périnée. Ce dernier étant un muscle très impliqué dans la dynamique posturale, son déséquilibre a impacté mon genou.

Pour moi, ça a été un déclic : j'ai compris à quel point la sphère gynécologique influençait le corps dans son entièreté. J'ai aussi compris que les connaissances enseignées durant mes études étaient insuffisantes… C'est pour ça que, dès ma sortie de l'école, j'ai enchaîné les formations sur la sphère gynécologique.

La deuxième chose qui m'a poussée vers la gynécologie, c'est ce feu de colère qui brûle en moi contre les inégalités de prise en charge et les discriminations dans le domaine médical. Depuis l'Antiquité, on traite les femmes différemment. À l'époque, les corps masculins étaient définis comme chauds et secs, des corps en pleine santé, alors que les corps féminins sont médicalement décrits comme froids et humides, des corps maladifs[1]. Les choses ne vont pas évoluer favorablement au fils des époques : le siècle des Lumières entérine des idées qu'on déconstruit encore aujourd'hui... Les femmes sont très peu incluses dans les études cliniques, ce qui conduit à quelques absurdités : une étude clinique sur les facteurs de risque de cancers gynécologiques réalisée sur des hommes[2], par exemple !

À ma modeste échelle, je n'ai découvert le terme « vaginisme » qu'après cinq ans d'études, alors que les troubles gynécologiques étaient censés y être abordés... J'ai alors compris que je souhaitais aider les femmes, les écouter, qu'elles trouvent enfin une porte ouverte après leur errance thérapeutique. Au-delà de l'écoute, j'essaie de leur apporter du mieux-être par mon métier, l'ostéopathie. Parfois, je suis stupéfaite de voir l'émotion de mes patientes simplement parce que je les écoute et que je leur confirme que, oui, elles souffrent, que ce n'est pas imaginaire !

Une de mes premières actions a été de créer un compte instagram, @osteofeminin, pour que les femmes sachent qu'il existe des mots à mettre sur leurs maux et aussi des solutions thérapeutiques pour les soulager, les aider à retrouver une forme de liberté. En mars 2020, j'ai eu envie de continuer à transmettre, autrement que via les réseaux sociaux. L'idée d'écrire un livre est née... Un ouvrage où je reprendrais tous les sujets qui me passionnent et qui me semblent essentiels pour déconstruire les mythes et être plus apte à se construire soi.

Autrice, ostéopathe, j'ai aussi une casquette de jeune femme vivant à une époque difficile, pleine d'injonctions où tout est une question d'image, de beauté, de faux-semblants. Une jeune femme qui essaie de se libérer petit à petit de tous ces lourds carcans, et qui va tenter de vous emmener avec elle !

Qu'allez-vous trouver dans ce livre ?

Je tente dans ce livre de revenir sur tous les diktats qui pèsent sur nos épaules, car peu importe ce qui touche aux femmes et aux minorités de genre, idées reçues et moyens d'oppression sont toujours de la partie. La connaissance de son propre corps et de son fonctionnement peut aider à se libérer de toutes ces injonctions qui nous empêchent d'être nous-mêmes. Je vais apporter des connaissances scientifiques vulgarisées, accessibles : tout le monde mérite de savoir et de comprendre l'impact de la société sur les sujets féminins, à toutes les étapes de l'Histoire.

1 Fiona Moghaddam, « Santé des femmes : une très lente prise en compte depuis l'Antiquité », radiofrance.fr, 8 mars 2020.

2 « Genre et santé. Prendre en compte les différences, pour mieux combattre les inégalités », inserm.fr.

Que ce soit sur les seins, le cycle menstruel et tout ce qui en découle, l'esthétique, les comportements alimentaires, les tabous et les impératifs sont nombreux, véhiculés par l'opinion publique comme par le tout-puissant savoir scientifique.

Il existe beaucoup de guides de santé féminine, mais pas assez qui intègrent une dimension féministe... Il était important pour moi de rédiger un ouvrage complet de santé féminine, féministe, avec ma vision d'ostéopathe, ma conception holistique du corps humain et, surtout, du corps féminin, ainsi que sur toutes les idées reçues qui gravitent autour.

Je parle beaucoup de « femme », de « féminité », dans ce livre. Même si, je l'ai dit, il s'adresse principalement aux femmes cisgenre, j'espère qu'il pourra parler à tou·te·s. En lisant ces lignes, vous vous reconnaîtrez peut-être quelque part, ou vous trouverez un·e proche, car j'y évoque de nombreux sujets, parfois durs, parfois beaux, toujours avec bienveillance je l'espère.

Évidemment, je suis moi-même constamment en train d'apprendre. Ce livre est écrit avec le cœur et les tripes à l'instant T, ma pensée évoluera sûrement au fil des années... Ce que je note ici n'aurait pas été mes mots il y a deux ans, et ne le sera sûrement pas dans dix. J'ai encore tant de choses à comprendre, à remettre en question... Néanmoins, sachez que j'ai écrit ce livre avec beaucoup de bienveillance envers tou·te·s les lecteur·rice·s. J'espère pouvoir apporter ma petite pierre à la cause des femmes au moment où ce livre sortira et sera lu.

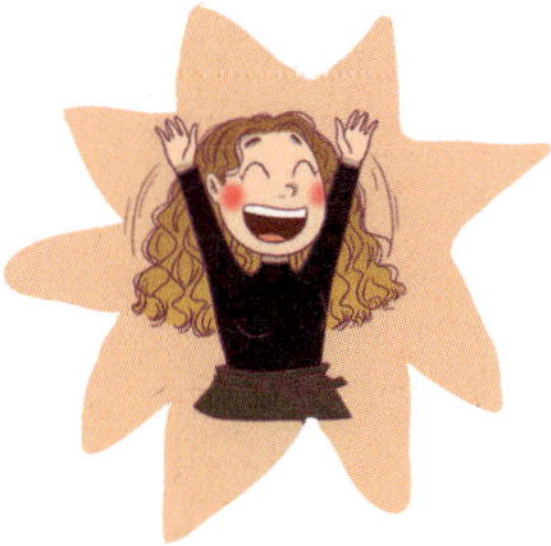

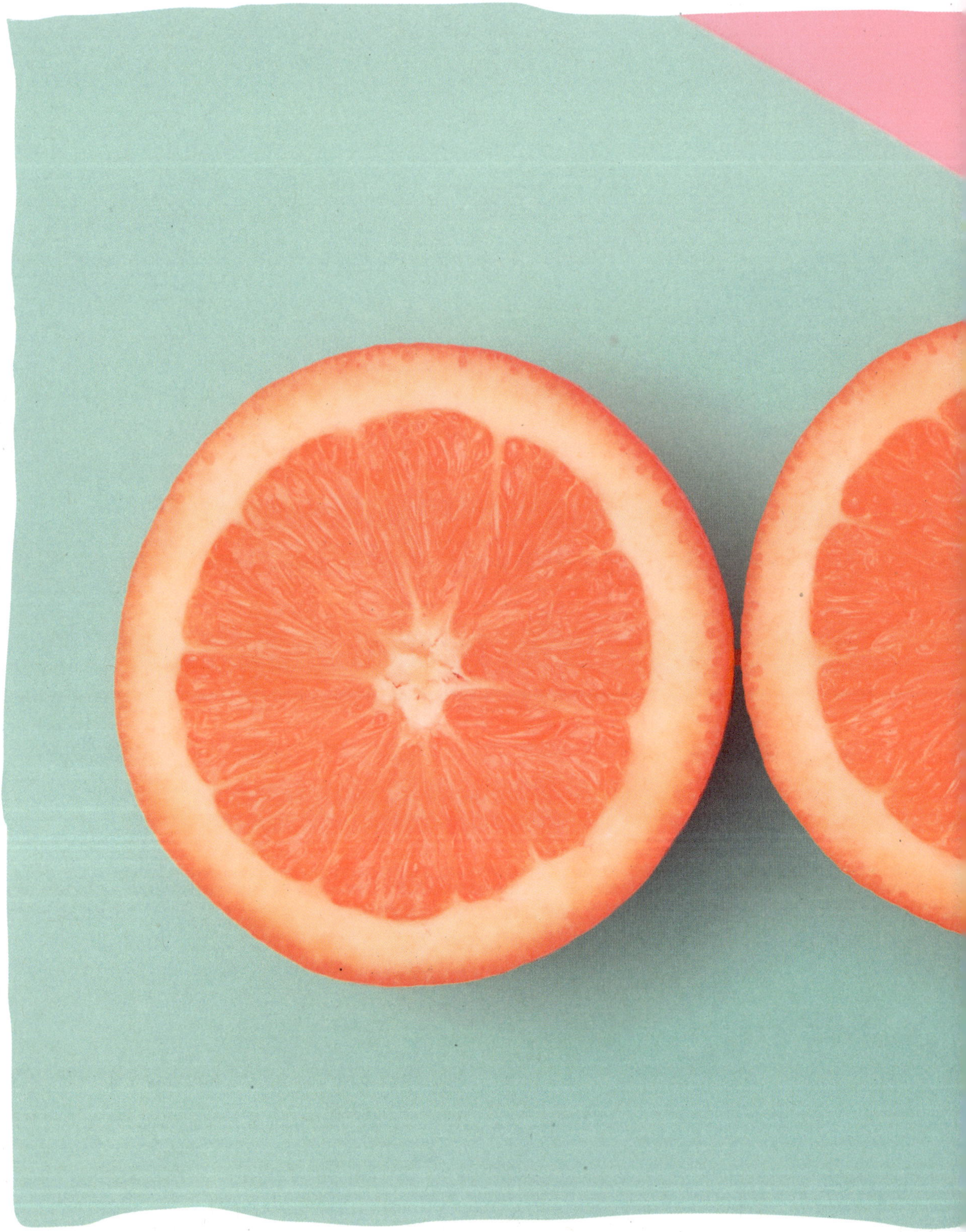

Chapitre I

LES SEINS

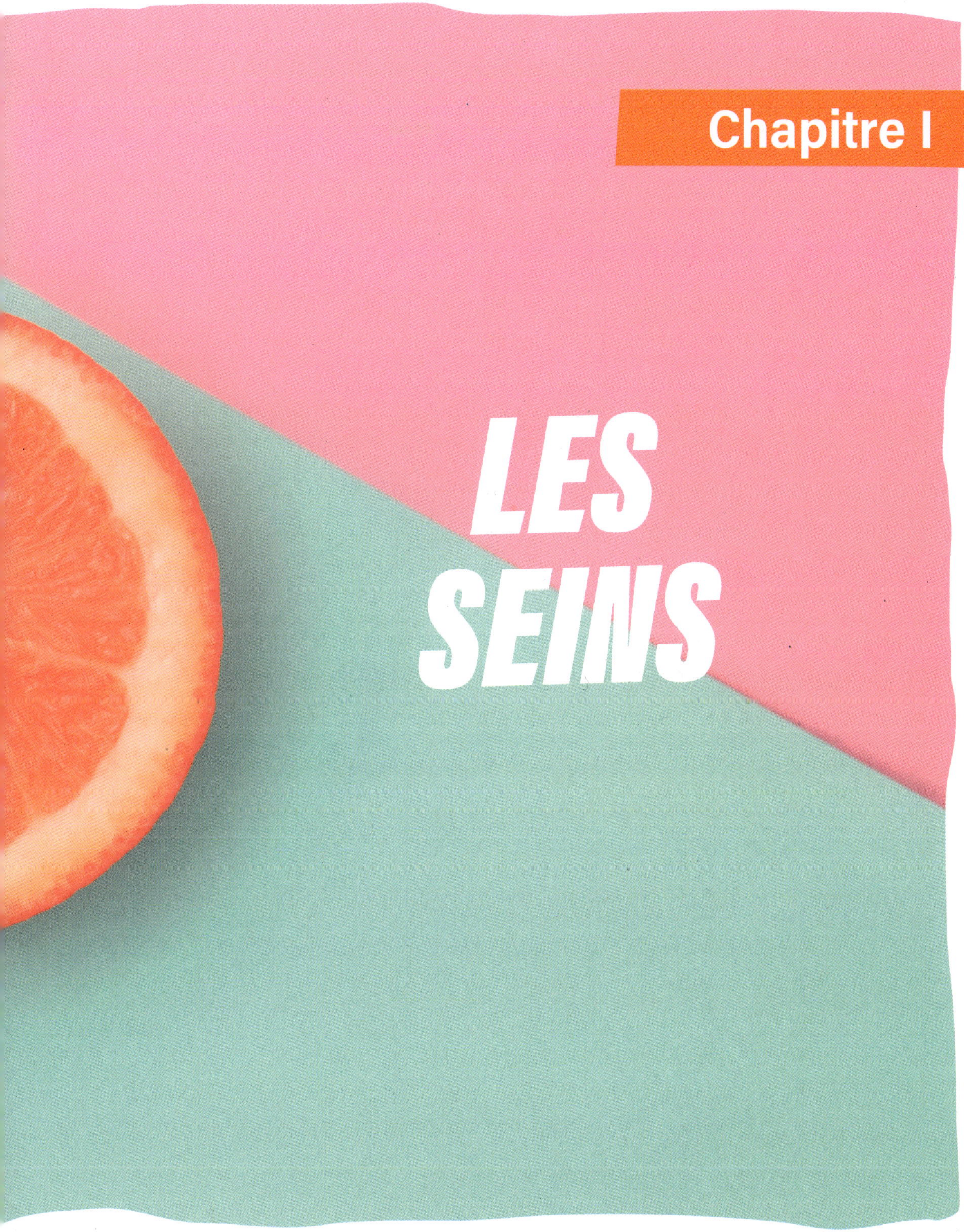

La société a dit…

1. … qu'outils de séduction et de fantasmes les seins seront.
2. … que, en forme de demi-pommes, parfaits ils seront.
3. … que superficiels les faux seins seront.
4. … que, trop petits, tombants, asymétriques, moches ils seront.
5. … que si un col roulé tu enfiles, coincée tu seras.
6. … que si un décolleté plongeant tu portes, allumeuse tu seras.
7. … que gros ils devront être (mais pas trop non plus).
8. … que comparée les poitrines seront.
9. … que les celles des autres tu critiqueras.
10. … que la diversité des corps occultée sera.
11. … que les montrer tu devras, mais, attention, cacher les tétons il faudra !

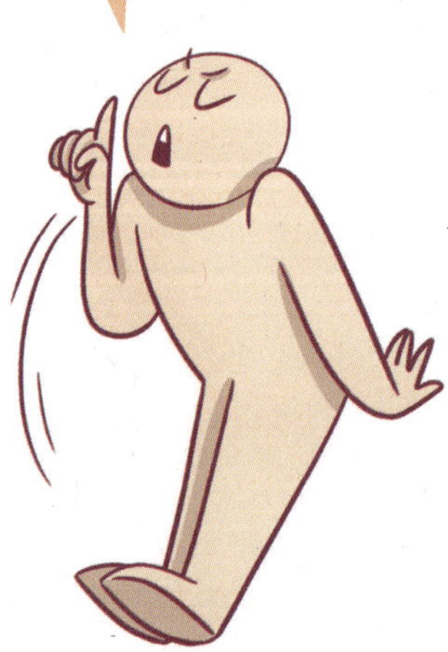

Anatomie et seins parfaits

L'anatomie, c'est comme la recette d'un gâteau, tout le monde part avec les mêmes ingrédients. En ce qui concerne les seins, voici la liste :

- tissu glandulaire (glandes mammaires) ;
- 2 muscles grands pectoraux ;
- 2 mamelons ;
- 2 tétons ;
- 2 aréoles ;
- de la graisse ;
- tissu conjonctif (ligaments suspenseurs).

Ce qui fait que chaque sein est unique est sa proportion de tissu glandulaire et de tissu graisseux. Il existe des seins plutôt glandulaires et d'autres plutôt graisseux.

Nous rêvons tous de reproduire un gâteau parfait, comme celui sur la photo du livre de recettes. Mais on sait bien que le nôtre, même si nous suivons parfaitement les instructions, ne sera jamais exactement identique. On peut dire que c'est un peu la même chose pour les corps humains : que ce soit pour les yeux, la bouche, la vulve, les pieds ou les seins, tout varie d'une personne à l'autre. Il y a donc autant de seins que de femmes. Et vous savez quoi ? Même deux seins appartenant à la même personne sont différents !

Mais qu'en dit la société ? Que les seins d'une femme ne doivent être ni trop petits ni trop gros. Qu'ils doivent tenir droit, être bien ronds et symétriques - ce dernier point est LE critère de beauté ultime, de perfection. La peau doit être lisse et douce. Quant au mamelon, il est de couleur rosée, de taille moyenne et regarde bien droit devant lui. Que c'est ennuyant ! Et surtout à mille lieues de la réalité...

Cette composition est valable pour tous les corps. Les hommes aussi possèdent des glandes mammaires. Ce qui diffère, ce sont leurs sécrétions hormonales qui les rendent incapables de nourrir un bébé sans traitement hormonal de synthèse.

« *J'ai pris en photo des femmes pendant mon enquête*[1], *et j'ai compris qu'il y a non seulement une infinité de formes de seins, mais il y a aussi une infinité de formes d'aréoles, de tétons, de couleurs... On ne le sait pas mais les seins des femmes sont éminemment pluriels, divers, alors que, dans les représentations communes, il y a une seule forme de seins qui s'impose*[2]. »

En effet, il existe une multitude de tailles et de formes de seins. Il arrive parfois que chez une femme le sein droit fasse un bonnet B, tandis que le gauche fait du D. C'est par exemple le cas de l'instagrameuse @mashasexplique, qui prône régulièrement l'acceptation et l'amour de soi.

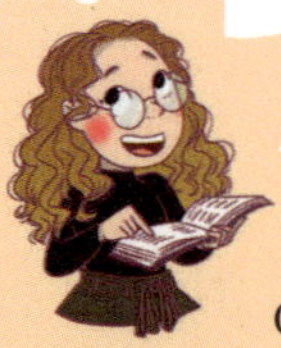

Manon l'ostéo

Certains événements de la vie peuvent en outre provoquer une évolution des seins, tant dans leur taille que dans leur forme, texture, fermeté et aspect. Le mamelon aussi est doté d'une véritable diversité, allant du tout petit à celui qui couvre une grande partie du sein. Il y a aussi des tétons qui pointent en permanence tandis que d'autres sont rentrés à l'intérieur du mamelon. Ces derniers possèdent d'ailleurs leur petit nom, on les dit « ombiliqués ». Ils ne se réveillent que lorsqu'il fait froid, après une émotion très forte ou lorsqu'ils frottent contre un vêtement. Cette variante anatomique concerne à la fois les femmes et les hommes. Elle ne représente pas une contre-indication à l'allaitement, bien que celui-ci puisse être plus difficile, surtout si elle est couplée à un trouble de la succion du nouveau-né.

1 Camille Froidevaux-Metterie, *Seins. En quête d'une libération*, Ananmoza, 2020.

2 « Le corps des femmes ne leur appartient décidément pas, et encore moins leurs seins », interview de Camille Froidevaux-Metterie par Joséphine de Rubercy, France Inter, août 2020.

Et les poils sur les seins ? On en parle !

Nous avons toutes un peu de duvet sur nos poitrines. Certaines femmes ont des poils plus ou moins visibles. Et cela arrive très fréquemment ! Parfois, une pilosité importante est liée à un excès d'hormones dites « androgènes », c'est-à-dire celles qui développent et maintiennent les caractéristiques mâles. Chez l'humain, il s'agit de la testostérone. Quand elle entraîne une pilosité excessive, on parle d'« hirsutisme ». Il s'agit d'un effet que l'on retrouve souvent dans le cas d'un dérèglement hormonal qui touche 10 % de la population féminine en France : le syndrome des ovaires polykystiques, ou SOPK. Alors croyez-moi, avoir des poils sur les seins, c'est tout à fait banal !

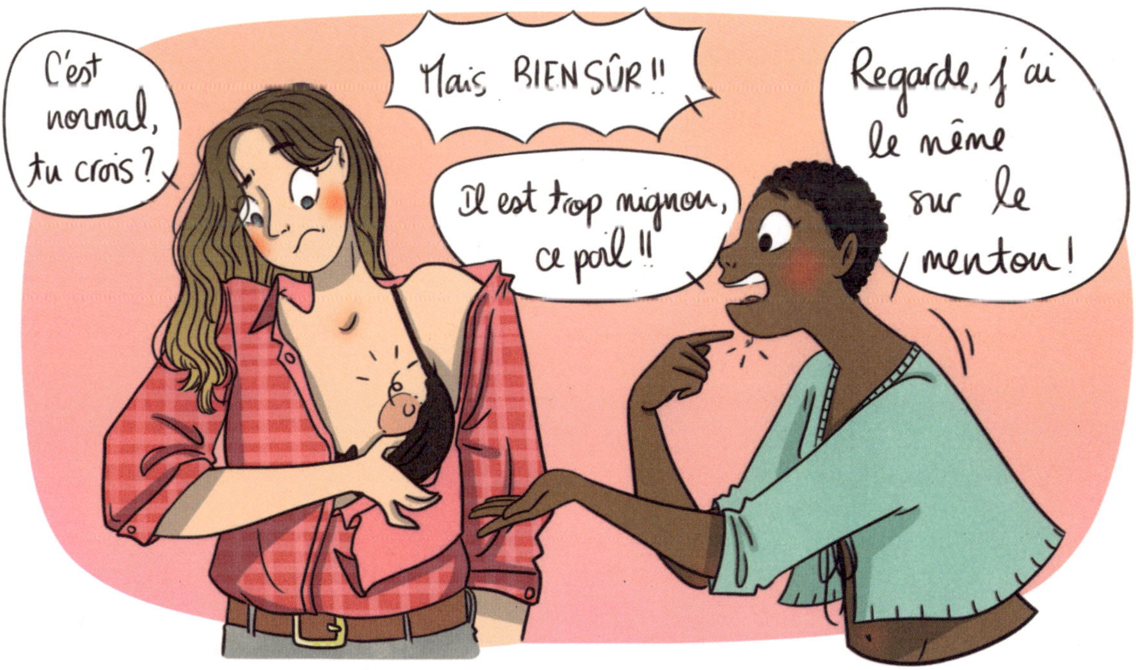

C'est normal, tu crois ?
Mais BIENSÛR !!
Il est trop mignon, ce poil !!
Regarde, j'ai le même sur le menton !

Nos zébrures : les vergetures

Ces zébrures qui habillent nos corps se logent volontiers sur nos cuisses, nos entrejambes, nos fesses, notre ventre, nos bras, et aussi nos seins. Elles sont le signe de notre vécu, de notre histoire. Plus connues sous le nom de « vergetures », elles résultent d'une tension nouvelle très forte et très rapide de la peau, lorsque l'on perd ou que l'on prend plusieurs tailles en à peine quelques semaines, lorsque l'on tombe enceinte, ou encore lors de modifications hormonales importantes. Et si la peau est capable de s'adapter à nos variations, il arrive parfois qu'une vergeture apparaisse et reste - et ce peu importe notre âge. Au début, elle est violacée puis, petit à petit, elle blanchit... Pour accompagner au mieux vos vergetures, je vous conseille d'appliquer de l'huile de rose musquée dessus régulièrement. Cette dernière possède en effet des propriétés cicatrisantes et assouplissantes. Elle est également utile sur les cicatrices guéries, c'est-à-dire dont les croûtes ont disparu.

Une « norme » trop jeune

La norme n'existe pas, la perfection n'existe pas, à part, peut-être, sur la couverture de notre fameux livre de recettes, ou encore en une de magazines - merci aux logiciels qui permettent de tout modifier. Ce qui m'ennuie avec cette prétendue norme, c'est que, déjà pendant l'enfance et surtout à l'adolescence, les jeunes, filles et garçons, y sont confronté·e·s. Les représentations que l'on trouve dans les ouvrages de référence, comme les livres scolaires et les dictionnaires, dans les médias ou sur Internet, offrent une image très normée des seins : ils sont ronds aux bouts pointus, avec de petits mamelons. Ainsi, les garçons comme les filles construisent leur imaginaire sur ces représentations faussées du corps féminin. Or, l'adolescence est une période difficile, c'est un moment de la vie où s'aimer, apprécier son corps est compliqué. La jeune fille change et ses seins évoluent, ils se différencient désormais de ceux des garçons. Ils acquièrent leur fonction physiologique, celle de nourrir un possible futur bébé. Cette transformation, c'est aussi par la force des choses un premier pas vers l'âge adulte et les changements que cela implique.

L'hypersexualisation

Cette norme de beauté des seins est liée à ce dont ils sont le symbole, à savoir la sexualité, le désir : l'attribut de la « femme fatale », mythe sexiste s'il en est. Nous pouvons observer ce phénomène dans la grande majorité des boutiques de sous-vêtements : souvent, il est mis en avant la beauté plus que le confort, les sous-vêtements qui sont censés nous rendre « sexy » aux yeux des hommes plutôt que ceux dans lesquels nous sommes à l'aise. Certaines femmes se sentent bien dans un maxi push-up, mais ce n'est pas le cas de tout le monde, et on a parfois l'impression de ne pas avoir le choix.

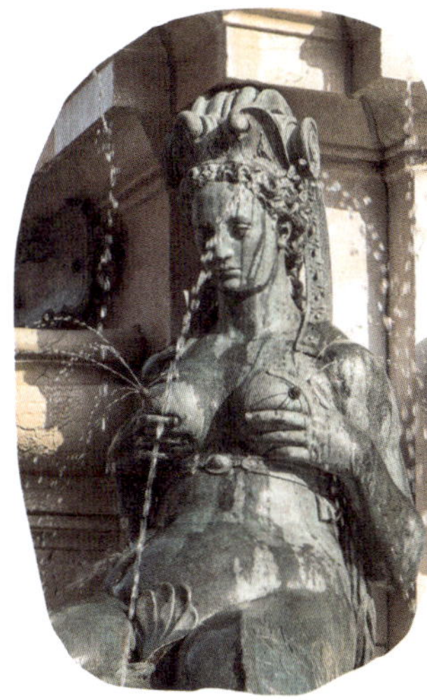

Détail de la *Fontaine de Neptune* de Bologne (XVIe siècle), Bartolomeo Ammannati, Tommaso Laureti et Jean Bologne.

Cette hypersexualisation qui va de pair avec le patriarcat et les injonctions incessantes, limite les libertés des femmes. Je pense notamment à celles qui souhaitent allaiter en public et qui se font insulter ou même violenter pour cela. Pour autant, afficher les poitrines des femmes en tant qu'objets sexuels sur des panneaux publicitaires en pleine rue ne pose aucun problème. Que les corps des femmes servent à vendre des objets est complètement normalisé. En revanche, qu'elles puissent disposer d'elles-mêmes, et donc choisir de s'exposer ou non, dans certaines conditions mais pas dans d'autres, suscite encore des réactions.

VOICI QUELQUES FAITS REPRÉSENTATIFS DE CETTE PROBLÉMATIQUE :

- Au cours de l'été 2020, sur la plage de Sainte-Marie-la-Mer, deux gendarmes ont imposé à des femmes bronzant seins nus de remettre leur haut de maillot de bain.
- À Paris Plages, le topless est interdit. Le coût de l'amende est de 38 €.

- Anaëlle Guimbi, candidate au titre de Miss Guadeloupe 2020, fut évincée du concours par le comité pour avoir posé seins nus... pour une campagne de lutte contre le cancer du sein.
- En mai 2021, une jeune maman, Maÿlis, a été frappée par une autre femme pour avoir allaité son fils de 6 mois en public.

« Elle m'a répété : "Vous n'avez pas honte ? Il y a un feu rouge, des voitures qui s'arrêtent, des enfants qui peuvent vous voir." La dame hurlait, m'insultait [...]", raconte Maÿlis. "Vous devez prévoir les repas de votre fils, vous auriez dû faire ça chez vous. Ce n'est pas quelque chose que l'on fait comme ça en public, c'est n'importe quoi !" Ces remontrances se sont même soldées par une gifle "en pleine poire". Dans la file d'attente, personne n'a réagi. Au contraire, une dame, "beaucoup plus âgée", selon Maÿlis, a "applaudi"[3]. »

- Et combien d'incidents et d'amendes pour des burkinis, de femmes ayant été obligées de partir ou de se dévoiler contre leur volonté ?

Souvent, les femmes qui se promènent sans soutien-gorge sont scrutées et font l'objet de regards non sollicités. Une situation analogue à une autre bien connue des femmes, qui consiste à discuter avec une personne passant plus de temps à observer leurs seins que leurs yeux. Pour bien nous montrer que ce n'est pas aux femmes de choisir quand elles ont le droit de s'exposer ou non. Que l'on soit en capacité d'ignorer ou de réagir à ces comportements déplacés, il faut bien garder en tête que le port ou non du soutien-gorge pour une femme est soumis à toutes sortes d'injonctions, comme tout ce qui concernent son habillement.

Cette hypersexualisation est en lien avec tout ce que symbolise la poitrine des femmes. Car si personne ne se moque ou est choqué lorsqu'un homme se montre torse nu en public, quand les femmes décident de défiler ainsi dévêtues dans les rues, cela devient problématique, voire carrément polémique : on parle d'exhibitionnisme, de provocation, d'indécence, de décadence parfois. La nudité des femmes est bien un sujet politique.

3 Bénédicte Lutaud, « Mère giflée pour avoir allaité en public : pourquoi tant de haine vis-à-vis du sein nourricier ? », madame.lefigaro.fr, 25 mai 2021.

Pourtant, hommes et femmes partagent la même base anatomique, rappelez-vous la liste des ingrédients ! La culture et les comportements sociaux modifient notre vision des corps. La situation actuelle est le résultat du poids de l'évolution sur plusieurs siècles de populations construites par un système de pensées, de coutumes, d'institutions culturelles, sociales et politiques qui ont façonné sur le long terme un système d'idées, d'associations et de prismes de compréhension qui conditionnent intégralement notre appréciation du monde. Un changement durable ne pourra venir que des cadres de pensée, donc au niveau des institutions qui permettent une diffusion plus large des idées - d'où la nécessité de femmes engagées dans les milieux universitaires et culturels, notamment.

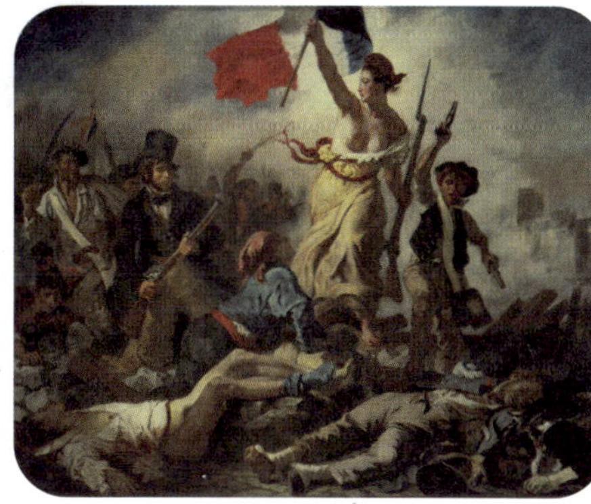

La Liberté guidant le peuple (1830), Eugène Delacroix.

Le soutien-gorge et son impact

Comment la société parvient-elle à hypersexualiser les femmes en donnant l'impression de ne pas trop les contraindre ? Un des (nombreux) moyens est de leur faire croire qu'elles ont besoin d'un soutien-gorge pour être belle et attirante. Ses premières fonctions consistent à soutenir et à remonter notre poitrine, mais, pour certaines, il peut être synonyme d'inconfort, voire douloureux...

Contrainte au sens large

Un soutif, c'est une énième façon de nous faire entrer dans la fameuse norme, celle des seins hauts et ronds. Une énième manière de faire en sorte que les femmes puissent se sentir mal dans leur corps, mal dans leur soutien-gorge qui ne leur va pas, souvent par manque d'information ou par manque de moyens - les soutiens-gorge de qualité coûtent cher. Cela nourrit les complexes. Or, on part du principe qu'une femme qui passe son temps à se dévaloriser en aura moins pour se révolter ! Ou en tout cas, qu'elle sera moins en confiance pour le faire. L'injonction systématique à porter un soutien-gorge sans se poser la question de si l'on est à l'aise dedans est un véritable moyen de contrainte des corps, physique comme psychologique.

« 4 millions de soutiens-gorge fabriqués chaque jour dans le monde. Cela représente 1,46 milliard de soutiens-gorge fabriqués par an[5]. »

Petit historique

Version 2.0 du corset, le soutien-gorge est moins couvrant que son aïeul - du moins en apparence. Créé par une femme pour les femmes au début du XVIe siècle, il est novateur et libérateur des corps. C'est une Française, Herminie Cadolle, qui le met au goût du jour lors de l'Exposition universelle de 1889 à Paris[4].

Depuis, il a subi de nombreuses modifications, au gré des modes et des critères de beauté concernant la forme des seins. Dans les années 1960, il est triangulaire et façonne les seins en pointe. Non rembourré, il est agrémenté d'élastiques là où l'on place désormais les baleines. Aujourd'hui, la version classique

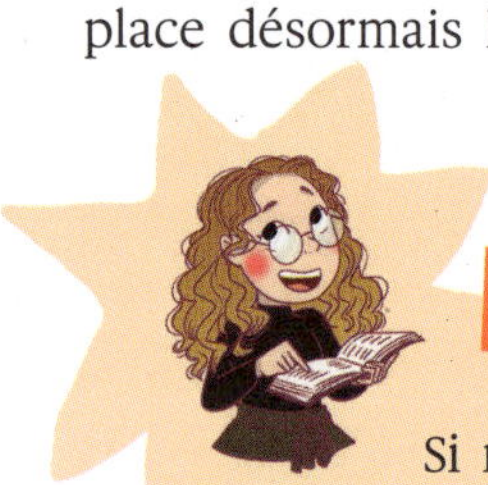

Manon l'ostéo

Si nous pouvons évoluer sur notre planète en toute facilité, c'est grâce à un magnifique phénomène : la gravité. Cette force très puissante nous attire vers le sol, vers le noyau de la Terre. Son effet est visible partout, depuis les cheveux qui tombent sur nos épaules, jusqu'à nos seins... Mais justement, puisqu'ils subissent eux aussi cette gravité, pourquoi ne traînent-ils pas au sol ? C'est avant tout parce que notre corps a créé son propre système de maintien, composé de graisse, de tissu conjonctif, de peau et de ligaments. Ces derniers, dits « de Cooper » dans la zone qui nous intéresse, sont comme des petites cordes tendues entre la clavicule et la glande mammaire. On les appelle aussi « ligaments suspenseurs du sein ».

Le problème, c'est que si un ligament est immobilisé par une attelle, une ceinture lombaire ou une minerve, il a tendance à s'affaiblir. Eh oui, si l'on fait le travail à sa place, le corps devient feignant et finit par ne plus rien faire du tout !

4 Gala Avanzi, *No bra*, Flammarion, 2021, p. 29.
5 *Ibid.*, p. 36.

est un modèle à baleines, parfois doté de coussinets sur la partie basse de la coque pour compresser le bas du sein et ainsi le faire remonter. C'est le fameux effet « push-up ».

Mais revenons-en à sa fonction : nos seins seraient-ils vraiment tout mous et tombants, sans lui ? Peu de gens le savent, mais les seins possèdent leur propre système naturel de soutien...

Les seins qui tombent, brisons le mythe !

Revenons au soutien-gorge, qui a donc un double effet : il soutient, certes, mais il comprime également, parfois un peu plus que d'autres, surtout s'il est mal taillé. Un cocktail qui peut être fatal et qui inhibe le système naturel de soutien du sein, à savoir les ligaments de Cooper et la tonicité de la peau. Avec le temps, ces derniers peuvent devenir moins actifs et même se ramollir. C'est pour cela que, lorsque nous enlevons notre soutien-gorge, nos seins ne correspondent plus à l'idéal que l'on projette dessus. Si le système de soutien naturel s'affaiblit, il n'a plus les mêmes capacités de maintien... La bonne nouvelle, c'est que notre corps s'adapte constamment et que cette tonicité peut revenir et varier, peu importe notre âge. Parfois, lorsque l'on décide d'enlever son soutien-gorge, on notera une sensation de meilleure tonicité, parfois pas. Ce retour de maintien peut ne pas se ressentir, pourtant le corps reprend bien sa fonction de soutien - voir « Le no bra : libérons nos seins », p. 26.

Dans certaines boutiques de sous-vêtements, les vendeur·se·s vantent les nombreux atouts « beauté » de leurs modèles : « Celui-là remontera votre poitrine tout en la maintenant parfaitement. » Mais il serait préférable d'être informées de l'impact d'un tel accessoire sur la santé de nos seins, ou même de la bonne façon de choisir sa lingerie, cela éviterait bien des déconvenues ! Car, si, lorsque nous rentrons chez nous après une journée de travail, il est si bon d'enlever notre soutien-gorge, c'est parfois car porter un soutien-gorge ne nous convient pas... Outre l'inconfort qu'il peut causer, il peut compresser la cage thoracique. Une tension permanente, qu'on ne libère que lorsque nous nous

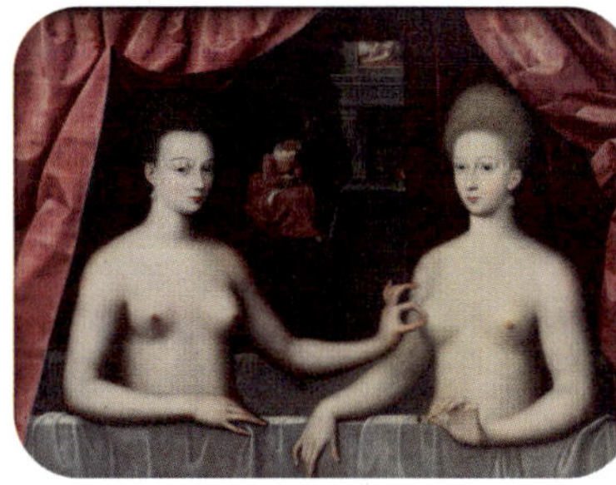

Gabrielle d'Estrées et une de ses sœurs (1594-1595).

dévêtons. N'avez-vous jamais remarqué le soupir de soulagement qui accompagne parfois cette libération ? Ce sous-vêtement laisse souvent des traces rouges aux endroits de compression : sous les seins, dans le dos, au niveau du passage des bretelles. Or, cette compression quotidienne est loin d'être anodine, car elle impacte deux systèmes circulatoires : la circulation veineuse et la circulation lymphatique.

- Si l'on observe des traces rouges sur notre peau en enlevant notre soutien-gorge ou certains vêtements, cela signifie que notre système veineux a été comprimé... tout comme notre système lymphatique.

- Or, ils ont tous deux pour rôles de drainer, de nettoyer l'organisme et d'éliminer les toxines, bloquer leur fonctionnement, c'est donner l'occasion à certains éléments qui, normalement, auraient dû être évacués, de stagner dans les tissus.

Quoi qu'il en soit, faisons confiance à notre instinct : si celui-ci nous incite à nous libérer de cette compression dès que l'on rentre chez nous... Peut-être est-il temps de l'abandonner.

Un ligament est un cordon fibreux solide et très peu extensible, qui permet de maintenir certaines parties de notre corps dans des mouvements physiologiques. Par exemple, ceux qui sont situés au niveau de notre cheville nous évitent de la tordre à chaque geste non maîtrisé.

LA CIRCULATION VEINEUSE ET LA CIRCULATION LYMPHATIQUE

La circulation veineuse transporte le sang rempli de CO_2 et de toxines vers le cœur via le système veineux. On distingue deux types de circulation :

- celle dite « profonde » qui, via les gros vaisseaux, distribue le sang aux différents organes. Ce système circulatoire précieux doit rester intact, c'est pourquoi il se situe en profondeur ;
- celle dite « superficielle », plus apparente, qui se fait grâce à une multitude de petits vaisseaux. C'est dans l'un d'eux que l'on pique lorsque l'on effectue une prise de sang.

La circulation lymphatique a pour but de protéger le corps. En cas d'agression, la lymphe va, telle une petite armée, immédiatement s'activer pour détruire l'ennemi. Plus en surface encore que le système veineux superficiel, le réseau lymphatique réagit à la moindre pression sur la peau. C'est également lui qui est responsable des jambes qui gonflent l'été ou lorsque l'on prend l'avion.

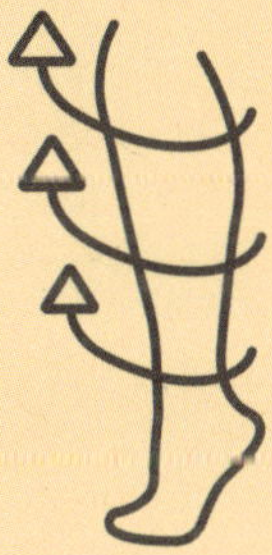

Le no bra : libérons nos seins (s'ils le veulent) !

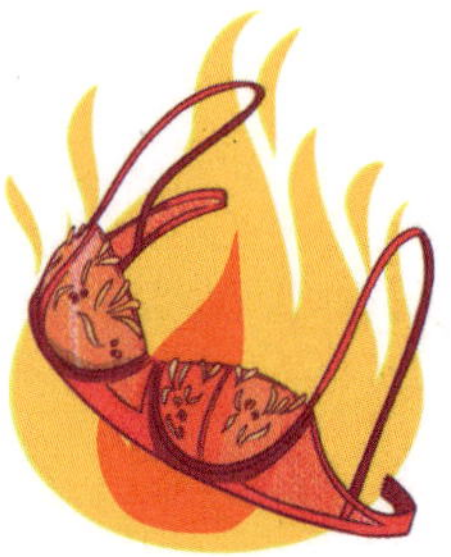

Le principe de cette pratique, qui signifie « pas de soutien-gorge », est simple : il s'agit de se libérer de toute forme de soutien artificiel. Comme pour tout, le plus dur, c'est de se lancer. Le principal frein, c'est le regard des autres : on a peur que les seins tombent de manière disgracieuse, que la forme déplaise, que l'on voie les tétons, mais aussi que cela soit inconfortable... Autant d'a priori que nous allons déconstruire. Attention, le no bra ne convient pas à tout le monde. Il peut arriver d'avoir des douleurs ou de l'inconfort à ne pas porter de soutien-gorge, et c'est OK. Parlez-en avec votre ostéopathe pour trouver une solution adaptée.

« Mes seins vont tomber »

Comme je l'ai évoqué un peu plus tôt, le système naturel de soutien peut s'être ramolli après avoir été compressé et inhibé par le soutien-gorge. Lorsqu'on décide de ne plus en porter, il est donc normal d'avoir l'impression que ses seins tombent. Mais le corps s'adapte vite face aux nouvelles contraintes et va mettre en place des moyens pour retrouver une fonction mise sur pause pendant longtemps. Ils ne remonteront pas de façon spectaculaire, mais ils vont pouvoir retrouver un certain tonus.

Si on n'est pas à l'aise avec le no bra total tout de suite, on peut essayer une solution alternative, le slow bra. Cela consiste à porter un soutien léger, sans baleines et sans effet push-up, comme une brassière. Ainsi, la transition se fait en douceur avec une sensation de maintien toujours présente. La forme de ces accessoires est aussi plus naturelle, ce qui permet de refaire connaissance avec sa « vraie » poitrine.

« J'ai commencé à passer au no bra en 2019. J'ai toujours eu une forte poitrine depuis mes 15 ans, 100 F au maximum. Avec les variations de poids et de morpho liées au sport ou aux périodes de menstruation, je pouvais changer deux à trois fois de taille dans l'année (bonnet et/ou tour de poitrine). De plus, ayant la poitrine haute, très peu de modèles me vont et, surtout, me maintiennent bien, ce qui signifie que je n'avais guère d'autre choix que d'y mettre un certain prix. Un sacré budget dont je me serais bien passée... Sans parler des irritations quand il fait chaud, et toujours cette sensation d'être prisonnière.

Pendant l'été 2019, j'ai pris un gros coup de soleil. J'étais brûlée des pieds à la nuque ! Dans ces conditions, passer une robe ample était déjà compliqué, alors des sous-vêtements... Après une semaine et demie de rêve sans soutien-gorge, ça a été le déclic. J'en ai vite pris l'habitude parce que je me suis rendu compte que si je ne faisais pas attention à ma poitrine, les gens non plus – du moins, pas plus que lorsque je portais un soutien-gorge. Leur regard n'avait pas changé.

Je pense que le plus compliqué, c'est de s'affranchir du regard des autres, en particulier sur son lieu de travail. Les mois suivants, j'ai adapté ma garde-robe à cette volonté de ne plus acheter ni de porter de soutien-gorge. Dans les boutiques, je faisais mes essayages sans, comme ça, pas de mauvaise surprise ! Il suffit de jouer avec les coupes et les matières.

Et non, je n'ai absolument pas plus mal au dos malgré ma forte poitrine, c'est un préjugé ! À la salle de sport, je porte des brassières bien serrées pour ne pas avoir de douleurs en sautant ou en courant ; à la piscine, j'opte pour un maillot de bain une pièce et sans baleines. À la plage, j'enfile un une-pièce décolleté ou un monokini. Évidemment, un bonnet F sans silicone ne tient pas debout tout seul, mais ça me convient très bien ainsi.

Aujourd'hui, il est très rare que porte un soutien-gorge, à tel point que mes proches me le font remarquer lorsque j'en mets un. Avec le temps, j'ai compris que je voulais le meilleur pour mon corps, être en accord avec lui peu importe ce que les gens en pensent. Vive le no bra ! »

Laura, 27 ans, bonnet 100 F

« C'est inconfortable »

Pourquoi certaines femmes ressentent-elles un inconfort à l'arrêt du port du soutien-gorge ? Cela peut être parce qu'il a parfois un effet de soutien fort qui inhibe et affaiblit notre système naturel. Quand ce dernier est à nouveau soumis aux lois de la gravité, de l'inconfort voire des douleurs, majoritairement passagères, peuvent apparaître. Il faut alors essayer de se laisser un peu de temps : le corps est en pleine adaptation. Où ces douleurs se manifestent-elles ? Au niveau de la peau des seins, sur le dessus, dans le dos... Une fois encore, essayez de laisser votre corps reprendre le contrôle. Quand cela sera fait, il ne devrait plus se plaindre. Pour accompagner cette transition en douceur, vous pouvez mettre des tops moulants pour un léger soutien.

Si les douleurs ou l'inconfort ne passent pas, ne forcez pas les choses. Vous pouvez donc vous mettre au slow bra, réessayer plus tard ou chercher d'autres solutions avec un·e professionnel·le de santé.

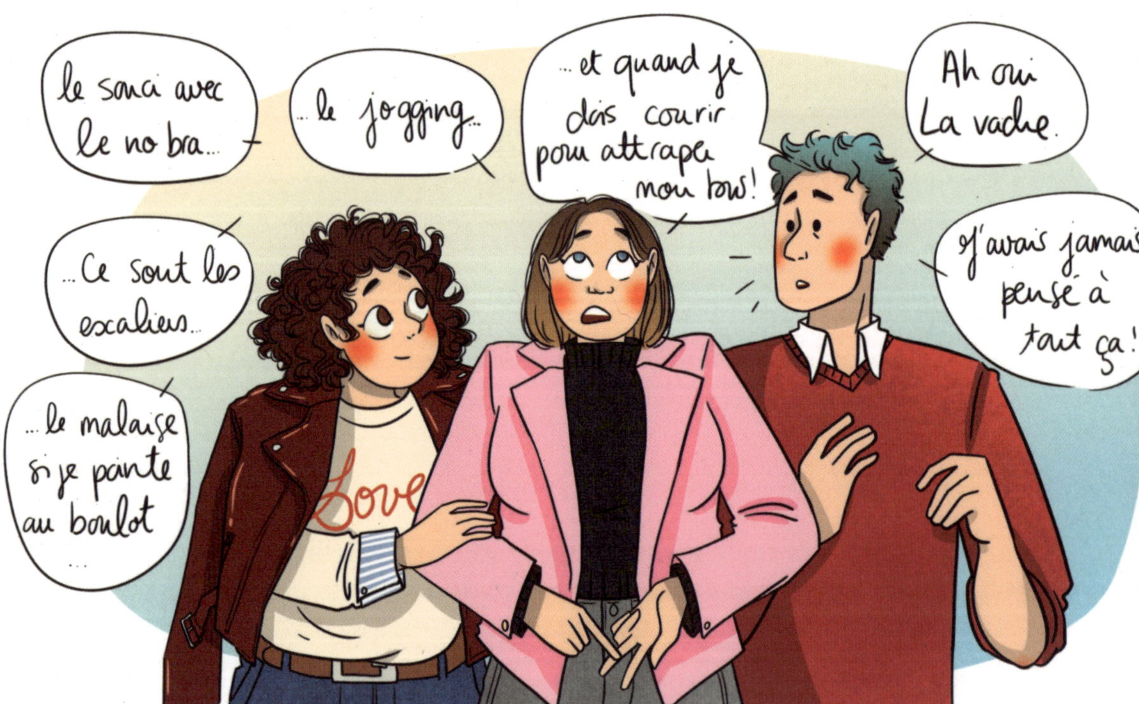

le souci avec le no bra...
... le jogging...
... Ce sont les escaliers...
... le malaise si je pointe au boulot ...
... et quand je dois courir pour attraper mon bus!
Ah oui La vache.
J'avais jamais pensé à tout ça!
Love

« On va voir mes tétons »

« Bah alors, tu pointes ? Qu'est-ce qui t'arrive, t'es excitée ? » Les tétons qui pointent sont souvent associés à la sexualité. Pour certains hommes, c'est un signal de désir sexuel. Difficile de se sentir complètement à l'aise avec ses seins quand une telle pression nous guette… Il s'agit bien sûr d'un mythe que l'on peut déconstruire avec un peu d'éducation sur le fonctionnement des tétons.

Pourquoi nos tétons pointent-ils de manière incontrôlable dans certaines situations ? À cause du froid, des frottements, d'un effort physique, ou encore d'une forte émotion, qui peuvent entraîner une augmentation de la pression sanguine. Conséquence : c'est l'érection ! Chez certaines femmes, les tétons pointent constamment. Cela peut être lié à la forme des seins ou à leur fonction nourricière. En effet, les tétons de femmes ayant allaité ou qui allaitent encore pointent quasiment tout le temps. Quoi qu'il en soit, le phénomène est physiologique et on ne peut pas y faire grand-chose. En revanche, il est tout à fait possible de vivre avec et d'apprendre aux autres à s'habituer à les voir !

Pour lutter contre ce phénomène, rien ne vaut un entraînement quotidien de compliments… de soi à soi !

« Je n'aime pas la forme de mes seins »

Pour les décrire, on les compare volontiers à des fruits (abricots, poires, melons…) ou à d'autres objets moins flatteurs (des gants de toilette, par exemple). Bien sûr, si on n'aime pas la forme de ses seins, on peut chercher à la modifier, par la chirurgie esthétique par exemple. Ou essayer de les accepter tels qu'ils sont. La perfection n'existe pas et, si le beau est subjectif, c'est bien parce que nous avons tou·te·s nos propres critères de beauté – et que nous pouvons les faire évoluer. Apprendre à s'aimer est une quête de vie : à tout âge, de nouvelles problématiques naissent tandis que d'autres disparaissent. Notre vie de femme peut être jalonnée de complexes liés à notre poitrine, largement nourris par les corps mensongers des publicités. Et si l'on commence, enfin, à voir sur les affiches et sur nos écrans des corps correspondant à la réalité du vivant, nous restons trop souvent confronté·e·s à des standards de beauté qui ne nous aident pas à nous aimer tels que nous sommes.

« J'ai adopté le no bra durant le premier confinement (mars-mai 2021). Cette restriction sociale m'a permis d'être à l'aise à mon domicile comme j'aurais souhaité l'être au travail. Je fais un 110 C, avec des seins en forme de poires et des tétons visibles ; ce sont ces deux caractéristiques qui m'ont fait hésiter à passer au no bra. Et puis, à l'aube de mes 40 ans, je me suis dit : FUCK, j'ai allaité trois gosses, j'ai du mal à trouver des soutifs adaptés et j'en ai marre de faire attention au choix de mes fringues selon mes sous-vêtements, donc STOP !

Je suis directrice d'un établissement médico-social, et lors de mes échanges je sens le regard de mes interlocuteur·rice·s, femmes comme hommes, qui ne sont pas du tout discret·ète·s, d'ailleurs. Je ne sais pas si ces regards interrogent aussi ma fonction, mais tout est une question d'attitude. Je ne cache pas que cette insistance me gêne et peut me mettre mal à l'aise, même si ce n'est pas à moi de l'être.J'ai trouvé quelques parades pour adopter cette semi-liberté en portant des débardeurs ou des brassières (mais ZÉRO balconnets !). Je serai entièrement libre quand je ne penserai plus à ce que je dois mettre sous mes vêtements pour ne pas attirer les regards. Je suis tellement fière lorsque je croise d'autres femmes libres, comme si nous faisions partie de la même bande ! J'ai réussi à me réapproprier mon corps et à aimer ma poitrine, et j'ai transmis ce mode de vie à ma fille de 16 ans. »

Élodie, 41 ans, bonnet 110 C

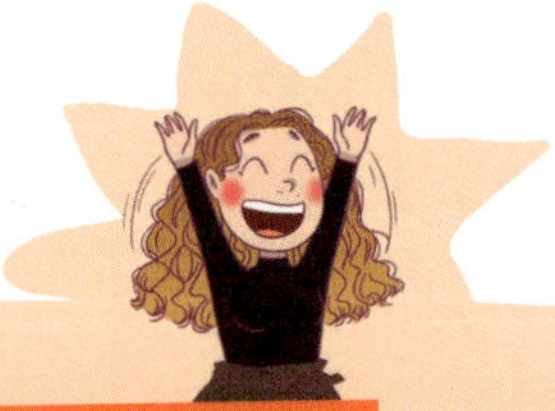

PRATIQUER DES AFFIRMATIONS POSITIVES

Cela consiste à se dire chaque jour une phrase à tournure positive sur soi, sur un objectif que l'on souhaite atteindre, sur un mood que l'on veut garder pour la journée. Voici quelques exemples pour accepter ses seins tels qu'ils sont :

- « Mes seins sont beaux, j'aime ce qui les rend uniques. »
- « Peu importe si je pointe ou non, c'est un phénomène physiologique, je l'assume. »
- « Je me fiche du regard des autres sur mes seins. »

Le regard des autres

Nous l'avons vu, le regard des autres est la source de nombreux freins. Pour s'en émanciper, la première étape consiste à modifier notre propre regard, lui aussi trop souvent critique. Car si nous le craignons autant, n'est-ce pas parce que nous portons nous-mêmes un jugement dur sur nous ?

Il existe deux notions importantes liées à cet argument du regard des autres sur notre poitrine :

- **l'amour de soi**. Apprenons à nous aimer telles que nous sommes, à nous valoriser, notamment grâce aux affirmations positives (voir l'encadré à la page précédente).

- **la sororité que l'on peut cultiver entre femmes**. Se soutenir, se complimenter, se valoriser les unes les autres ! On nous a tellement mises en concurrence, en nous enseignant à être meilleures, plus belles, plus comme-ci ou plus comme-ça que les autres que l'on se toise constamment. Cela peut même devenir un réflexe, on peut en arriver à chercher les « petits défauts » des autres pour se rassurer. Ou bien nous sommes tellement épatées par la beauté des autres que l'on s'autodégrade.

Rompons ce phénomène, reconnaissons et valorisons les atouts des autres, soyons respectueuses, nous sommes toutes fières ! Alors oui, il pourra y avoir des obstacles : le manque de confiance en soi, le regard des autres, mais nous pouvons eux aussi les sensibiliser en leur exposant les dommages causés par le port d'un soutien-gorge chez certaines personnes, en leur expliquant pourquoi les tétons pointent, y compris les leurs ! Et puis, nous pouvons aussi vivre comme nous en avons envie, ils s'habitueront.

Nous sommes à une époque de choc générationnel, mais aussi d'éducation. Éduquons nos enfants et nos aînés, parlons des seins, des règles aux jeunes filles mais aussi aux jeunes garçons. Ne faisons plus de ces sujets des sujets de femmes, donc des sujets tabous.

Voici un dernier conseil inspiré par vos témoignages depuis maintenant plusieurs années : si le regard des autres est un obstacle, commencez le no bra dans l'intimité, chez vous, tranquille. Idéalement, poursuivez sa pratique en automne ou en hiver, en portant un gros pull et un top. Avec le temps, vous apprendrez à vous détacher des regards et des remarques, et très vite vous apprécierez tous ses bienfaits.

L'essentiel ne serait-il pas de déculpabiliser les femmes et de leur dire que le plus important est qu'elles se sentent bien avec elles-mêmes, au-delà des injonctions qu'elles ne pourront de toute manière jamais satisfaire ?

No bra, grossesse...

Peut-on pratiquer le no bra pendant la grossesse ? Bien sûr, il n'existe aucune contre-indication. Durant cette période, votre corps entier se modifie sous l'action hormonale : vos seins également. En voici les principaux changements :

- les seins grossissent. En effet, les glandes mammaires se préparent pour la lactation ;
- les aréoles des tétons s'élargissent et s'assombrissent afin d'aider le nourrisson, dont la vue immature ne distingue que les contrastes, à trouver son chemin vers le sein. C'est d'ailleurs le même phénomène qui fait apparaître une ligne abdominale.

Manon l'ostéo

La ligne abdominale, c'est une ligne invisible superficielle qui sépare l'abdomen en deux dans le sens de la longueur, elle suit la ligne blanche qui se situe en profondeur (l'aponevrose qui sépare les muscles grand droit de l'abdomen). Elle devient marron pendant la grossesse.

Ces modifications peuvent entraîner douleurs, gêne et inconfort. Dans ce cas, portez ce qui vous soulage, en évitant les soutiens-gorge à baleines qui compriment les systèmes circulatoires. Faites-vous confiance et n'écoutez pas trop les on-dit. La poitrine change durant la grossesse et ne retrouvera jamais son aspect initial. Nous gardons des marques de ce qui nous arrive !

… et allaitement

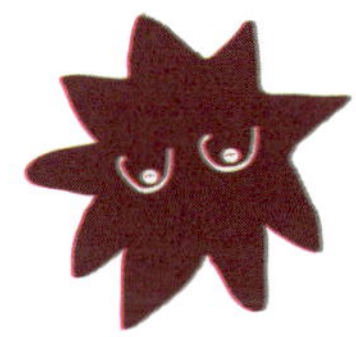

La bralette correspond à une brassière qui ressemble à un soutien-gorge tant par les éléments qui la constituent (dentelles, tissus transparents) que par sa forme.

S'il existe bien un tabou physique au sujet de l'allaitement en no bra - et même de l'allaitement en public -, il y a peu de risques à allaiter sans soutien-gorge, si on y va doucement et qu'on s'écoute.

Grossesse, allaitement, prise de poids, perte de poids, qualité de la peau, génétique… Autant de facteurs qui vont influencer la forme de vos seins. Il est très probable qu'ils se modifient lors de l'allaitement, il est même possible qu'ils en gardent la trace. Pour autant, le port d'un soutien-gorge n'y changera rien. Par ailleurs, le no bra peut aussi être un soulagement quand l'allaitement n'est pas toujours optimal.

« Je me suis mise au no bra il y a une petite année, suite à des complications liées à l'allaitement. J'ai enchaîné mastites, engorgements, ampoules de lait, crevasses, si bien que la simple sensation du soutien-gorge devenait insupportable. J'ai donc essayé le no bra dans un but thérapeutique. Premier soulagement. C'est grâce à l'application de lanoline, un corps gras et cicatrisant, et au port de brassières souples sans coutures, avec des bretelles extrafines, que les choses se sont arrangées. Si je fais du sport, j'opte pour un modèle dédié, plus solide. Aujourd'hui, je pense comme beaucoup de femmes : exit la brassière une fois la journée terminée ! Quant à ma fille, qui a bientôt 2 ans, elle ne tète pas de manière frénétique à la vue du moindre mamelon. Elle a un rythme bien défini et ne vient jamais soulever mon T-shirt en mode open boobs ! »

Coralie, 33 ans, 85B

Si vous souhaitez passer au no bra tout en allaitant, je vous conseille cependant de procéder en douceur. En effet, pendant l'allaitement, les ligaments de Cooper sont bien plus élastiques. De plus, la poitrine est plus lourde en période de lactation. Si le soutien artificiel est retiré d'un coup, les ligaments subiront un fort étirement qui sera particulièrement douloureux. Adoptez donc une brassière légère et n'oubliez pas les morceaux de coton ou les coussinets d'allaitement, très pratiques pour absorber l'excès de lait ou en cas de fuite - et pensez à un change pour vous en plus de celui pour bébé !

No bra et ménopause

À cette étape de la vie, les glandes mammaires s'atrophient par l'arrêt de production des oestrogènes, le tissu glandulaire est alors remplacé par du tissu graisseux. Ce qui peut faciliter la libération de soutien-gorge, car les oestrogènes ont souvent l'effet de sensibiliser les seins, alors plus réactifs aux mouvements quotidiens. Donc fini, les douleurs mammaires, pourquoi ne pas en profiter ! Plus généralement, une femme peut à tout moment de sa vie décider de se libérer de cette contrainte, si elle la considère comme telle.

« Mes seins, entre contrainte et liberté... Ils sont mastosiques, et mon gynécologue m'a toujours mise en garde contre le port du soutien-gorge à armatures. Il serait à l'origine de stases dans le tissu des seins, devenant un terrain favorable au cancer.

Malgré cela, j'ai suivi ses conseils de façon mitigée et j'ai poursuivi mes habitudes, prenant une taille de plus pour limiter l'effet de resserrement. À cette époque, on commercialisait surtout des modèles à armatures, et j'avais l'impression d'avoir une plus belle poitrine avec.

Depuis un an, sous l'influence de ma fille, j'ai enfin adopté la brassière, le soutien-gorge bralette, et je pratique le no bra en vêtements amples si je suis en public – je ne suis pas à l'aise en vêtements moulants. Cette liberté nouvelle a modifié mes perceptions sensorielles. Mes seins seraient-ils devenus plus vivants, plus expressifs ?

Je me sens plus à l'aise dans mon corps et plus sensible dans mes rapports amoureux. C'est un cheminement qui passe par l'expérience, le soin et l'attention à soi. Restons curieuses et libres. »

Aimée*, 64 ans, ménopausée depuis six ans

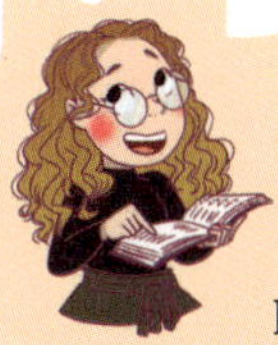

Manon l'ostéo

La mastose mammaire

Aussi appelée fibrose kystique du sein, c'est une affection bénigne présente chez 50 à 80 %[6] des femmes. Elle se définit par la présence de nodules, ou kystes bénins, dans les deux seins en lien, avec une production excessive d'oestrogène en deuxième partie de cycle (après l'ovulation) par rapport à la progestérone. Les seins sont alors souvent plus sensibles, voire douloureux, tendus et noduleux ou mastiques.

No Bra et sport

Beaucoup d'idées reçues sur le soutien-gorge, mais encore plus sur le besoin de maintien lorsqu'on fait du sport. Selon l'imaginaire collectif, on aurait absolument besoin d'un maintien fort et technique pour nos pratiques sportives. La question est : pourquoi ? Avons-nous vraiment besoin de ce soutien, ou est-ce un moyen comme un autre de nous faire toujours acheter plus ? Peut-être un peu des deux...

* Le prénom a été modifié.

6 https://www.e-cancer.fr/Patients-et-proches/Les-cancers/Cancer-du-sein/Les-maladies-du-sein/Changements-fibrokystiques

Nos ancêtres femmes de cro magnon, les chasseuses-cueilleuses, oui, parce qu'on le sait, maintenant, les femmes préhistoriques étaient elles aussi actives : chassaient, cueillaient comme les hommes. Bref, elles ne portaient sûrement pas de soutien-gorge, ou du moins il ne semble pas d'après ce qu'on en sait. Alors peu importe quand cette nouvelle injection au soutien est arrivée mais, aujourd'hui, elle aussi à la dent dure.

Oui, la poitrine peut avoir besoin d'un soutien, notamment quand on souffre de symptômes de congestion mammaire en période prémenstruelle. Mais ce n'est pas une obligation ! Il suffit d'essayer, certaines y trouveront du confort, surtout quand on est en no bra le reste du temps et qu'on enfile sa brassière serrée pour faire du sport... On pense que cette dernière rime avec confort sportif. Sauf qu'une brassière trop serrée peut aussi impacter la performance physique : une compression de la cage thoracique, par exemple, peut diminuer l'amplitude respiratoire. Or, lors d'un effort, on a besoin de toute l'amplitude thoracique pour remplir nos poumons en oxygène. Moins d'amplitude respiratoire, moins d'oxygène, moins bonne réponse physique à l'effort. Je vous encourage à tester une brassière moins serrée pour commencer, ou plus élastique, puis après, avoir desserré votre brassière, pourquoi ne pas essayer de pratiquer avec un top moulant sous votre tenue de sport ?

La pratique de sports doux comme le yoga, le Pilate, la marche est à première vue plus propice au no bra. Mais les sports à impacts ne sont pas en reste !

INTERVIEW SANS SOUTIF ET SANS TABOU AVEC ALEXIA*, 27 ANS

Pourquoi être allée vers le no bra ?

J'ai commencé tardivement à porter un soutien-gorge, car j'avais une petite poitrine. À vrai dire, le soutien-gorge ne me donnait que de l'inconfort, et je l'enlevais dès que je le pouvais. C'est surtout pour sortir que je l'enfilais. J'étais complexée par ma poitrine que je ne trouvais pas assez grosse et ronde à mon goût (ou plutôt selon les standards de beauté), et le soutien-gorge, de préférence rembourré, me permettait d'avoir plus confiance en mon apparence.

Il y a quelques années, j'ai commencé à pratiquer le topless à la plage. Même s'il était dur d'affronter le regard des autres au début, je me sentais libre et à mon aise dans l'eau. Et j'ai commencé à me dire que je n'étais pas obligée de remettre un soutien-gorge en rentrant de la plage, que je pouvais aussi ressentir ce bien-être au quotidien. Souffrant par ailleurs de douleurs fréquentes aux épaules, j'ai voulu essayer le no bra...

Comment la transition s'est-elle passée ?

J'ai commencé à ne plus mettre de soutien-gorge l'été quand je me promenais avant d'aller à la plage. Puis en sortant les week-ends, le soir... Le plus gros défi a été de l'abandonner en milieu professionnel. Travaillant dans la communication, un domaine où l'apparence est très importante, j'avais peur de subir des réflexions, des regards insistants.

Au début, je ne le faisais qu'avec des vêtements qui cachaient ou qui soutenaient un peu la poitrine, avec des tops sombres... Bref, tout pour que personne ne voie que je ne portais pas de soutien-gorge ! Petit à petit, j'ai osé les vêtements clairs, les tissus plus fins, etc.

Quelles furent les difficultés rencontrées ?

Je n'ai jamais eu de réflexion ou de remarque au travail. En revanche, je vois au quotidien le regard, notamment des hommes, sur ma poitrine quand mes vêtements laissent entrevoir la forme du sein ou du téton. Pour les vêtements un peu transparents, je n'ai toujours pas de solution, mais, comme je ne supporte plus de porter des soutiens-gorge plus « doux » ou des brassières, j'ai dû les supprimer de ma garde-robe.

C'est maintenant un critère quand j'achète des vêtements : leur matière doit être suffisamment épaisse pour être portés en no bra.

Actuellement enceinte, je m'attends à de prochaines difficultés liées à la grossesse et à l'allaitement. Je redoute un peu de devoir remettre quelque chose pour éviter les taches de lait ou autre...

Un bilan d'expérience ?

Je suis très fière et heureuse d'avoir osé franchir le cap, il y a maintenant plus de deux ans. Il n'y a aucun retour en arrière possible pour moi. J'ai évidemment gagné en confort, mais aussi en confiance en moi. Je n'ai plus honte de ma petite poitrine pointue aujourd'hui, je ne ressens plus le besoin de la cacher. Je me dis que les push-up étaient un leurre, que cela ne résolvait pas mon « problème » mais ne faisait que le camoufler... Je suis fière aussi d'être une inspiration pour d'autres femmes qui, en me voyant, pourraient se dire « Ah, c'est possible ! ». Elles auront peut-être aussi le déclic, si elles le souhaitent, de ne plus porter de soutien-gorge. Enfin, une dernière chose : je n'ai pas eu vraiment de modification de ma poitrine.

* Le prénom a été modifié.

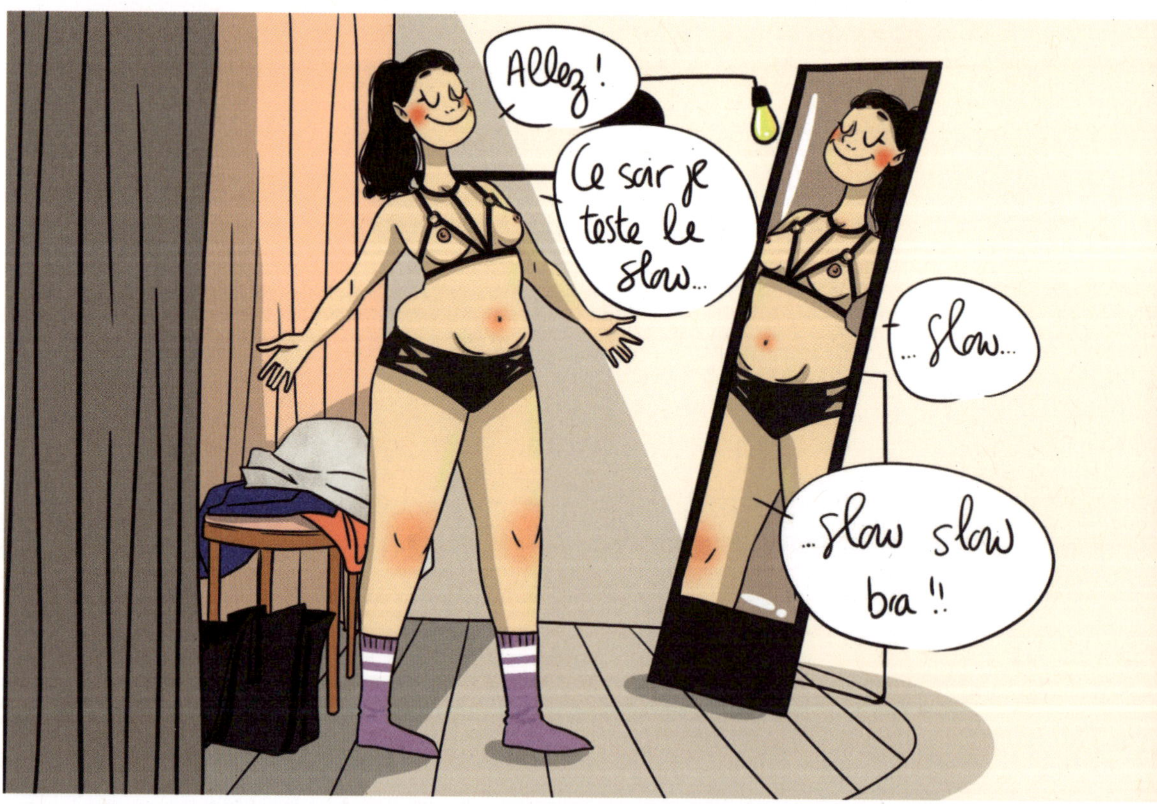
Allez !
Ce soir je teste le slow...
... slow...
... slow slow bra !!

Manon l'ostéo

Les 10 commandements du no bra

Je tiens à remercier toutes celles qui m'ont livré leurs histoires. Voici, en dix commandements, les grandes lignes de leurs témoignages. Pour elles :

1. Le no bra est LIBÉRATEUR !
2. Le no bra est confortable. Pour rien au monde, elles ne feraient machine arrière, sauf pour des occasions exceptionnelles ou quand elles se sentent mal à l'aise. Parce que même si nous assumons elles assument, il leur arrive parfois de mettre une brassière, un top ou un soutien-gorge.
3. La peur de « la poitrine qui tombe » laisse vite la place à une sensation de seins plus toniques !
4. Pour une transition en douceur, on commence à la maison, le week-end, sous les gros pull-overs en hiver...
5. Que l'on soit adolescente, jeune adulte, enceinte, en cours d'allaitement, ménopausée et même après, il n'y a pas d'âge pour passer au no bra !
6. Le no bra peut nous apprendre à nous aimer telles que nous sommes. Nous pouvons nous sentir plus libres, plus femmes, plus à l'aise avec notre corps.
7. Pour un no bra plus confortable, on se tourne volontiers vers certaines coupes de vêtements, certaines matières et couleurs. Allez faire les boutiques en no bra, comme ça, pas de mauvaises surprises !
8. Le débardeur est notre premier allié, notamment pour les consultations médicales.
9. Toutes les tailles peuvent s'y mettre. Des plus petits bonnets A aux plus volumineux bonnets G, rien n'est impossible ! Il suffit d'y aller à son rythme, suivant ses propres facteurs.
10. Au départ un frein, il faut faire que le regard des autres devienne un atout. Plus le no bra est vu, plus il sera normalisé car habituel. Et petit à petit, il rentrera dans les mœurs.

Et voici mon commandement bonus :

11. Le no bra ne doit pas devenir une nouvelle étiquette, un nouveau moyen de pointer du doigt celles qui ne le font pas, une nouvelle manière de culpabiliser les femmes. Pour certaines, il est impossible d'enlever son soutien-gorge pour diverses raisons, et elles sont toutes bonnes.

Prendre soin de ses seins

Les soins à apporter à ses seins passent par l'observation, la palpation, les massages. Vous pouvez aussi leur chanter la sérénade et même leur déclamer tout votre amour ! Prendre soin de ses seins, c'est aussi les laisser respirer et se mouvoir. Il est important pendant le sommeil d'éviter de mettre un soutien-gorge si possible.

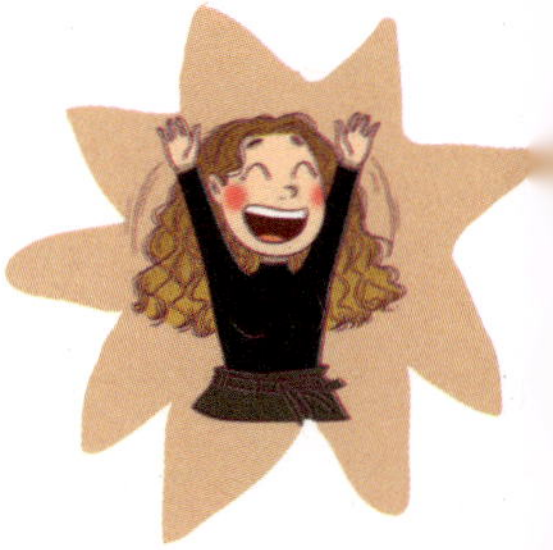

Abordons maintenant le sujet des routines beauté et des compléments alimentaires aux vertus quasi magiques. Depuis quelque temps, les pubs pour ces produits censés remonter « naturellement » la poitrine fleurissent sur les réseaux sociaux. Plusieurs choses me dérangent dans leurs promesses, car une crème capable d'augmenter une poitrine de plusieurs bonnets relève de l'utopie ! Si la chirurgie esthétique existe, c'est bien que, malheureusement, aucun moyen non intrusif ne permet d'augmenter la taille des seins. À ce sujet, après une grossesse, certaines femmes conservent leur nouvelle taille de bonnet, tandis que d'autres retrouvent leur taille d'antan, voire perdent un ou plusieurs bonnets... Le loto de la nature !

Pour en revenir à notre crème miracle, quelle substance censée imiter les actions du système hormonal peut-elle bien contenir ? Quel est l'impact sur le moyen et le long terme de ces produits sur notre santé ? N'oublions pas les perturbateurs endocriniens, qui sont plus que présents dans nos produits cosmétiques... En clair, appliquer cette crème à la composition douteuse sur ses seins peut provoquer des réactions allergiques ou pire encore. Car la peau du mamelon est très fine et constitue une véritable porte d'entrée pour les produits chimiques, pénétrant ainsi dans l'organisme et y accomplissant tous leurs méfaits.

LES PERTURBATEURS ENDOCRINIENS

Qu'est-ce que c'est ?

Les perturbateurs endocriniens, ou PE, sont de petites molécules qui gênent le fonctionnement de nos hormones, soit en les imitant soit en modifiant leur production, leur stockage, leur élimination...

Quel est le problème ?

En déstabilisant notre système hormonal, les perturbateurs endocriniens dérèglent le fonctionnement naturel du corps. Parmi les nombreuses conséquences de ce déséquilibre, on trouve une hypofertilité, les maladies hormonales, notamment thyroïdiennes ou encore l'apparition de tumeurs au niveau de la thyroïde, des seins, de l'utérus, des ovaires, de la prostate, des testicules... En outre, depuis notre vie fœtale jusqu'à la fin de notre adolescence, nous sommes plus sensibles aux PE. C'est pourquoi on recommande par exemple vivement aux femmes enceintes de limiter au maximum leur exposition.

Comment les éviter ?

Malheureusement pour nous, il est quasiment impossible de les éviter complètement, ils sont partout ! Il est toutefois possible de réduire notre exposition, notamment en prenant garde à la composition des produits cosmétiques. On fera particulièrement attention aux :

- articles de maquillage (rouge à lèvres, fond de teint, blush...) ;
- déodorants et parfums ;
- dentifrices ;
- gels douche, savons et shampoings ;
- crèmes hydratantes (corps, visage, mains...) ;
- désinfectants ;
- vernis à ongles.

Quels composants regarder sur les étiquettes ?

Pour ne pas les oublier, je vous conseille de créer une note sur votre téléphone contenant la liste des PE à fuir définitivement. Pensez à vérifier les étiquettes de TOUS les produits que vous comptez acheter, y compris ceux qui vous inspirent confiance.

- Les phtalates.
- Les parabènes. Ils sont faciles à repérer puisqu'ils finissent tous par « paraben » (butylparaben, propylparaben, sodium butylparaben…).

« Un moyen mnémotechnique pour s'en souvenir ?
Ceux qui commencent par "P" et "B" ne sont "Pas Bons"[7] ! »

- Les BHA & BHT.
- L'ethylhexyl methoxycinnamate. Il s'agit d'un filtre anti-UV présent dans les crèmes solaires mais aussi dans les fonds de teint, les vernis à ongles, les crèmes pour le visage, les baumes à lèvres et les rouges à lèvres.
- Le résorcinol. C'est un colorant que l'on retrouve dans les teintures pour les cheveux et la barbe.
- Le triclosan. Cet antibactérien est présent dans les dentifrices, les bains de bouche et les déodorants.
- Les silicones et les sulfates.
- L'octocrylène, qui est utilisé comme filtre anti-UV.
- Les huiles minérales et les hydrocarbures.

L'association UFC-Que choisir a établi une liste complète des PE cosmétiques, en précisant les produits où ils sont présents, leurs dénominations, leur toxicité… À ce sujet, il faut savoir que les PE ont également un impact sur l'environnement et l'ensemble du vivant. Alors que ce soit pour notre santé ou celle de l'ensemble de notre planète, limitons nos produits cosmétiques et, en particulier, les crèmes censées grossir les poitrines !

7 « Produits cosmétiques. Les fiches des molécules toxiques à éviter », quechoisir.org, 22 juin 2021.

Outre les produits cosmétiques, on trouve bon nombre de compléments alimentaires destinés à embellir la poitrine. Et si certains peuvent effectivement améliorer la qualité de la peau, une action ciblée sur les seins est presque impossible à obtenir.

Aujourd'hui, les compléments sont en libre-service, chacun·e élabore ses propres traitements... Mais pour moi, rien ne vaut une consultation chez un phytothérapeute ou un naturopathe. Quitte à recourir à ces produits, autant le faire en étant bien encadré·e.

Les limites de l'huile de fenugrec

Le fenugrec est une plante contenant des phyto-œstrogènes, une version végétale d'une des hormones stars du cycle menstruel : l'œstrogène. Sécrétée à partir de l'adolescence, elle est notamment responsable du développement des glandes mammaires. Et c'est précisément pour cela qu'elle est parfois utilisée.

Tapez « fenugrec » et « sein » dans votre moteur de recherche, et la magie d'Internet se chargera du reste ! Vous obtiendrez alors « Augmenter sa poitrine avec le fenugrec », « Le fenugrec, plante magique pour prendre de la poitrine », « Le fenugrec : le secret pour avoir une plus grosse poitrine », etc.

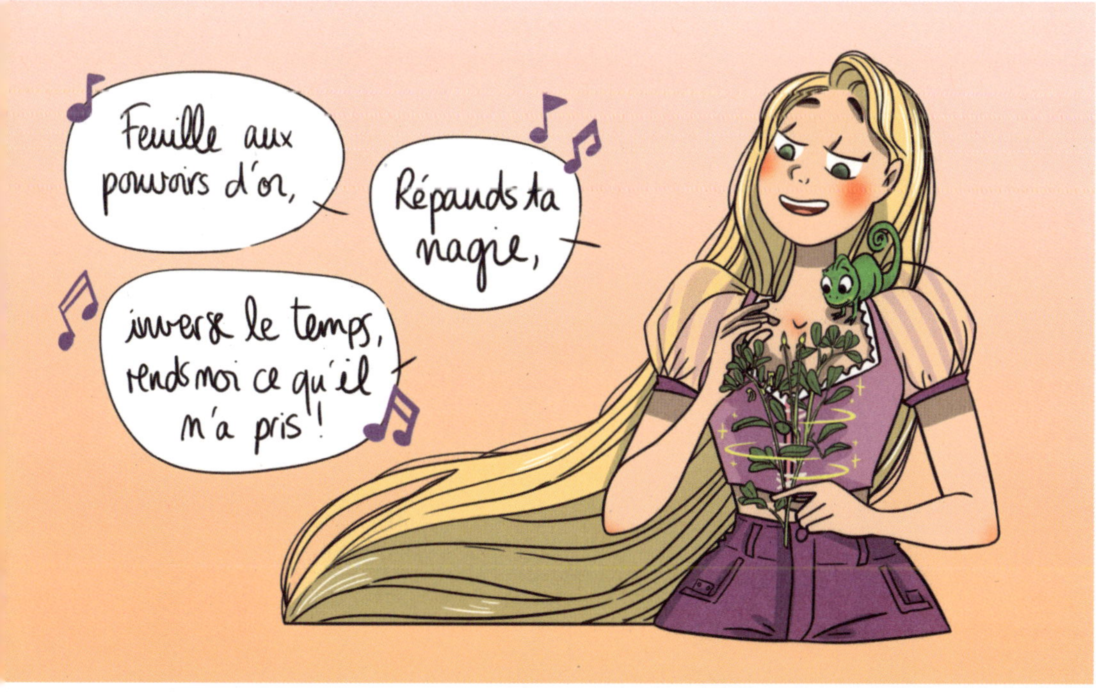

Feuille aux pouvoirs d'or,
Répands ta magie,
inverse le temps, rends-moi ce qu'il m'a pris !

Le hic, c'est que le fenugrec stimule bien la prise de masse… mais dans tout le corps ! Il est d'ailleurs utilisé par les personnes souffrant d'amaigrissement afin de reprendre du poids. En en consommant, vos seins pourraient grossir, certes, mais pas que !

Alors, avant d'y goûter, rappelez-vous avant tout que les seins varient dans la vie des femmes, beaucoup de facteurs influencent leur développement, comme l'activité sportive à l'adolescence, les grossesses, l'allaitement, les prises et les pertes de poids, les maladies… Notre corps est vivant et se modifie dans le temps. L'acceptation de soi, en constante évolution, est sûrement l'une des sagesses les plus dures à acquérir, mais elle est la plus belle preuve d'amour envers nous-même.

Manon l'ostéo

Le grand pectoral est un muscle plat, aussi tendu qu'une nappe, allant du sternum à l'humérus (l'os du bras) et la clavicule. L'orientation de ses fibres musculaires, à l'horizontale et non à la verticale, fait qu'il n'a pas le pouvoir de « remonter ». Son rôle est de rapprocher le bras du buste et de le pousser vers l'avant. Le fameux exercice consistant à pousser ses mains l'une contre l'autre active bien le grand pectoral. Mais il n'est d'aucune utilité pour remonter les seins. En musclant vos pectoraux à travers des exercices de renforcement réguliers (pompes, tractions, haltérophilie), vous obtiendrez un thorax plus athlétique.

Raffermir ses seins

Outre la taille, il existe d'autres pressions pesant sur notre poitrine : la forme, la tonicité, la « jeunesse éternelle »… Une fois encore, brisons les mythes. Les seins sont majoritairement constitués de graisse. Or, on ne peut raffermir la graisse ! Seuls les muscles, les grands pectoraux, peuvent être travaillés. À ceci près que vous ne pourrez pas remonter vos seins grâce à la musculation. Faisons un petit point anatomique.

On entend aussi parfois parler du platysma, ce muscle du cou qui nous sert à nous exprimer, notamment à grimacer. Il s'étend de la bordure des lèvres jusqu'à la clavicule. Et s'il est bien orienté à la verticale, il n'est pas assez puissant pour redresser une glande mammaire sur lequel il ne s'attache pas. Bien sûr, si vous le contractez, vous verrez votre sein remonter de quelques millimètres… qui seront immédiatement perdus une fois la grimace relâchée !

Vous l'aurez compris, vous ne pourrez pas changer vos seins. À la place, je vous conseille de mettre en place une routine qui vous permettra de prendre conscience de votre corps, dont votre poitrine. En outre, vous serez plus à même de détecter quelque chose d'inhabituel, une grosseur, par exemple. Votre gynécologue, votre sage-femme, votre médecin généraliste palpent votre poitrine lors des consultations, mais la personne qui la connaît le mieux, c'est vous. Vous êtes votre meilleure prévention.

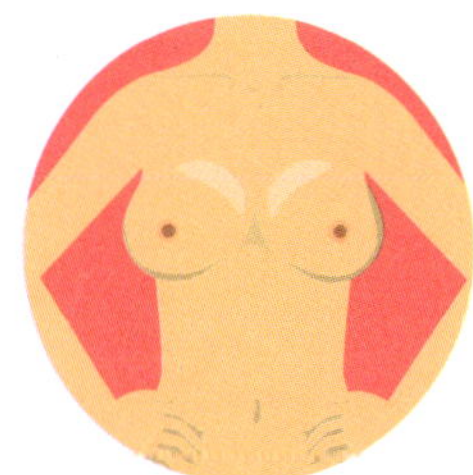

Les gestes de l'autopalpation

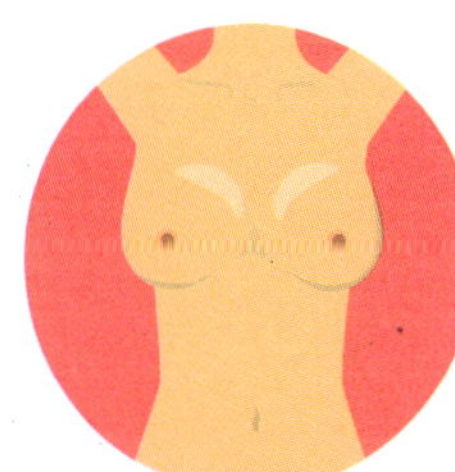

Voici les gestes à réaliser. Massez vos seins de préférence juste après les règles, une fois que votre poitrine a retrouvé sa forme et sa sensibilité habituelle. Utilisez pour ce faire une huile nourrissante type immortelle, huile de rose musquée, huile d'amande douce : on évite les crèmes du supermarché sur les seins !

1. Debout, devant un miroir.

Inspectez les deux seins et vérifiez qu'il n'y a rien d'anormal : écoulement, sang, crevasses, fossettes, plis, peau qui pèle, peau d'orange…

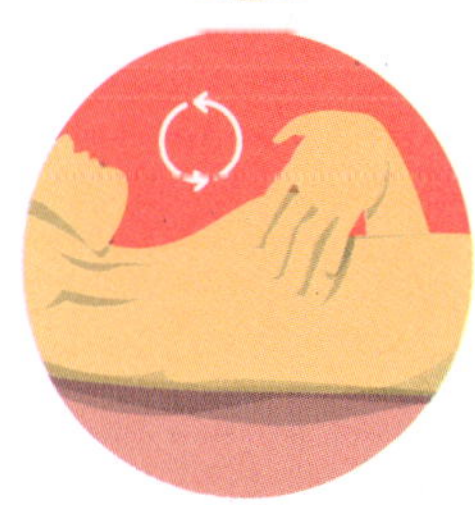

2. Levez le bras droit.

Avec l'index, le majeur et l'annulaire de la main gauche, palpez le sein droit, fermement, attentivement et complètement. En commençant par la partie externe, parcourez le sein en effectuant de petits cercles avec les bouts des doigts.

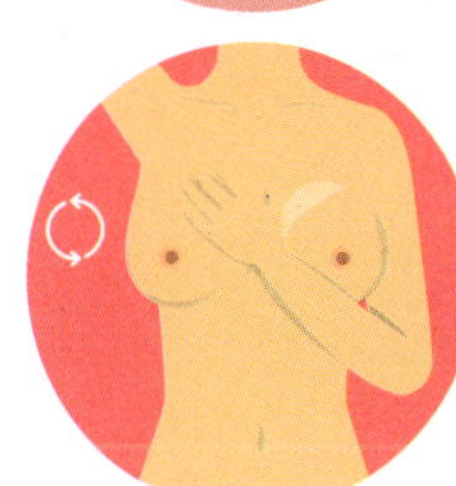

3. Veillez à examiner tout le sein.

Une attention particulière doit être portée à la zone entre le sein et l'aisselle. Cherchez toute grosseur ou tout durcissement anormal sous la peau.

4. Terminez par le mamelon.

Pressez délicatement le mamelon et vérifiez qu'aucun écoulement ne survient. Si c'est le cas, prévenez votre médecin sans attendre.

5. Répétez l'auto-examen sur le sein gauche.

Le cancer du sein

Avec une femme sur huit touchée, c'est le cancer le plus fréquent en France. C'est aussi la première cause de décès par cancer chez la femme. Si la mortalité est en baisse depuis 1990, son incidence ne fait qu'augmenter. Grâce au développement massif des campagnes de prévention, nous en apprenons un peu plus chaque jour. Ainsi, 90 % des cancers du sein sont hormonodépendants. Cela signifie qu'ils dépendent des hormones sécrétées par l'organisme. Il peut aussi concerner l'homme.

Voici, à ce jour, la liste des facteurs de risques[8] :

- L'alcool et le tabac.
- La prédisposition génétique.
- L'âge.
- Les antécédents personnels de pathologie mammaire.
- L'exposition prolongée aux œstrogènes (règles précoces et ménopause tardive)[9].
- L'âge de la première grossesse [10].
- Le traitement hormonal de la ménopause.

Une femme sur huit touchée par le cancer du sein : une femme sur huit vivra une histoire douloureuse avec ses seins. Certaines préféreront se les faire retirer par prévention.

8 « Cancer du sein », santepubliquefrance.fr, 13 juillet 2021.

9 *La Vie intime des femmes*, Dr Anne de Kervasdoué, Odile Jacob, 2021, p. 264-265.

10 *Ibid.*

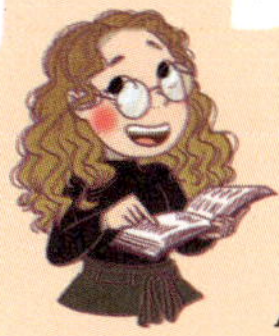

Manon l'ostéo

Attention, culpabilisation !

Ce n'est pas parce que vous ne faites pas cette routine régulièrement que vous êtes négligente. Ce n'est pas parce que vous ne détectez pas un cancer par une autopalpation que vous êtes fautive. Envisager perpétuellement ses seins comme un terrain possible de maladies est loin d'être chouette… Il est donc tout à fait normal de les laisser vivre tranquillement leur vie, sans les regarder et sans rien mettre dessus.

Nos cultures ont l'habitude de considérer les seins comme l'expression de la féminité. Nos seins, comme toutes les autres parties de notre corps, font partie de nous, de notre identité. Les cicatrices sont les traces d'un long combat contre la maladie et les poitrines qui en ont ne rentrent pas dans les cases du « beau », du « parfait », dans la « norme ». Il est difficile de s'aimer dans toutes les situations, cela peut être encore plus compliqué lorsque notre corps et passé par la maladie et tout ce que cela implique…

Heureusement, de plus en plus de moyens pour aider les femmes à se réapproprier leur corps, leur poitrine, leurs seins, voient le jour. L'association Sœurs d'encre, par exemple, est spécialisée dans le tatouage de reconstitution.

La question du soutien de ces poitrines est également importante. Les cicatrices douloureuses peuvent à court, à moyen et même à long terme empêcher le port d'un soutien-gorge traditionnel. Là encore, le no bra est une solution alternative pour ces femmes qui ne supportent plus la moindre compression.

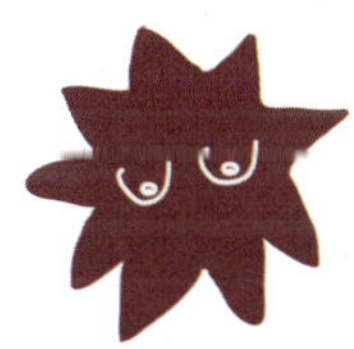

Compte instagram : **@soeursdencre** : association spécialisée dans le tatouage sur cicatrice. Leur site : https ://www.soeurs-dencre.fr

« Après ma tumorectomie mammaire et la procédure du ganglion sentinelle, l'équipe soignante m'a recommandé le port permanent pendant plusieurs jours après l'intervention d'un soutien-gorge sans armatures et confortable. J'ai donc choisi un modèle avec ouverture sur le devant, en me disant que j'aurais moins de contorsions à faire pour le mettre et le retirer. Et ce fut un bon choix.

Deux mois plus tard vint la radiothérapie. On me préconisa alors le port de vêtements amples afin d'éviter tout frottement avec ma peau fragilisée par les rayons. J'ai donc retiré mon soutien-gorge pendant les six semaines de radiothérapie. C'est à ce moment-là que les douleurs sur le sein, sous le sein, sous le bras et dans le dos sont apparues... Comment maintenir ma poitrine sans comprimer les parties endolories ? Il fallait que je trouve un modèle "confortable"... Mais peut-on dire d'un soutien-gorge qu'il est confortable ?

J'ai essayé toutes sortes de maintiens, et j'ai eu bien du mal à trouver mon bonheur. Entre le soutien-gorge postopératoire, les modèles dits "conforts" mais qui n'ont de confortable que l'ouverture sur le devant, ceux sans armatures qui serrent le torse avec un élastique, les brassières aux emmanchures trop hautes... J'ai fini par trouver mon compte dans un simple supermarché. Fait d'une pièce et sans élastique, il était composé de polyamide et d'élasthanne. Facile à enfiler et à retirer, sans fermeture, il était une véritable seconde peau ! Mon confort pour mieux vivre mes journées après toutes ces épreuves.

Je pense que les enseignes spécialisées ne sont pas à l'écoute des besoins des femmes qui subissent tous ces soins. Si, après l'opération, il faut un soutien suffisamment ferme pour maintenir les cicatrices, pendant la radiothérapie, le maintien doit être moins oppressant. En outre, on aimerait trouver des modèles en coton et dans toutes les tailles : toutes les femmes qui subissent un cancer du sein ne s'habillent pas en 38 !

Les associations qui accompagnent les femmes pendant leur cancer, comme Skin, Vivre comme avant, RoseUp, devraient faire passer le message aux marques de lingerie. »

Christine, 57 ans, survivante

TUMORECTÉMIE

Traitement chirurgical pour enlever une tumeur de petite taille qui permet de conserver le sein, à l'opposer de la mastectomie où tout le sein est retiré. Procédure du ganglion sentinelle permet d'éviter un curetage complet des ganglions de l'aisselle, en retirant uniquement les ganglions relais de la tumeur.

Soigner sa poitrine

Des cicatrices comme celles des mastectomies sont à travailler. On n'y pense pas assez, on laisse souvent la zone opérée s'endormir, s'oublier... Car on ne parle pas beaucoup des soins des cicatrices et encore moins de celles qui se trouvent sur les zones intimes. Et pourtant, comme toutes les cicatrices du corps, elles peuvent être massées afin d'éviter les adhérences.

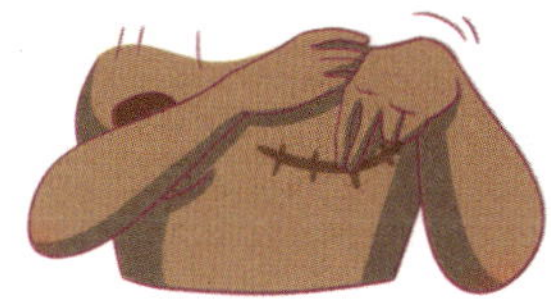

Que sont les adhérences ?

Lors de l'opération, chaque couche est découpée puis recousue l'une après l'autre. C'est un peu comme lorsque l'on monte ces gâteaux arcs-en-ciel qui font le bonheur des enfants. Il arrive parfois que, lors de la cicatrisation, une couche fusionne avec une autre. Un peu comme si le jaune se mélangeait avec le vert, le rose avec le bleu... Si la cicatrice n'est pas massée, cette fusion entraîne des zones d'adhérences cicatricielles. Celles-ci vont alors engendrer des douleurs et un résultat esthétique assez irrégulier.

Ainsi, j'encourage toutes les femmes portant une cicatrice de mastectomie à la masser. Si c'est trop douloureux, appliquez simplement un peu d'huile végétale dessus, d'amande douce, par exemple.

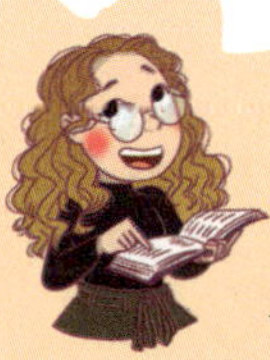

Manon l'ostéo

Vous pouvez aussi consulter un·e kinésithérapeute ou un·e ostéopathe. Pour ma part, je travaille très souvent les cicatrices de mastectomies, même quand ce n'est pas ce qui motive la patiente à venir me consulter, car une cicatrice adhérente peut être à l'origine d'un déséquilibre local, voire de l'ensemble du corps. Bien sûr, je demande toujours le consentement de ma patiente avant de commencer.

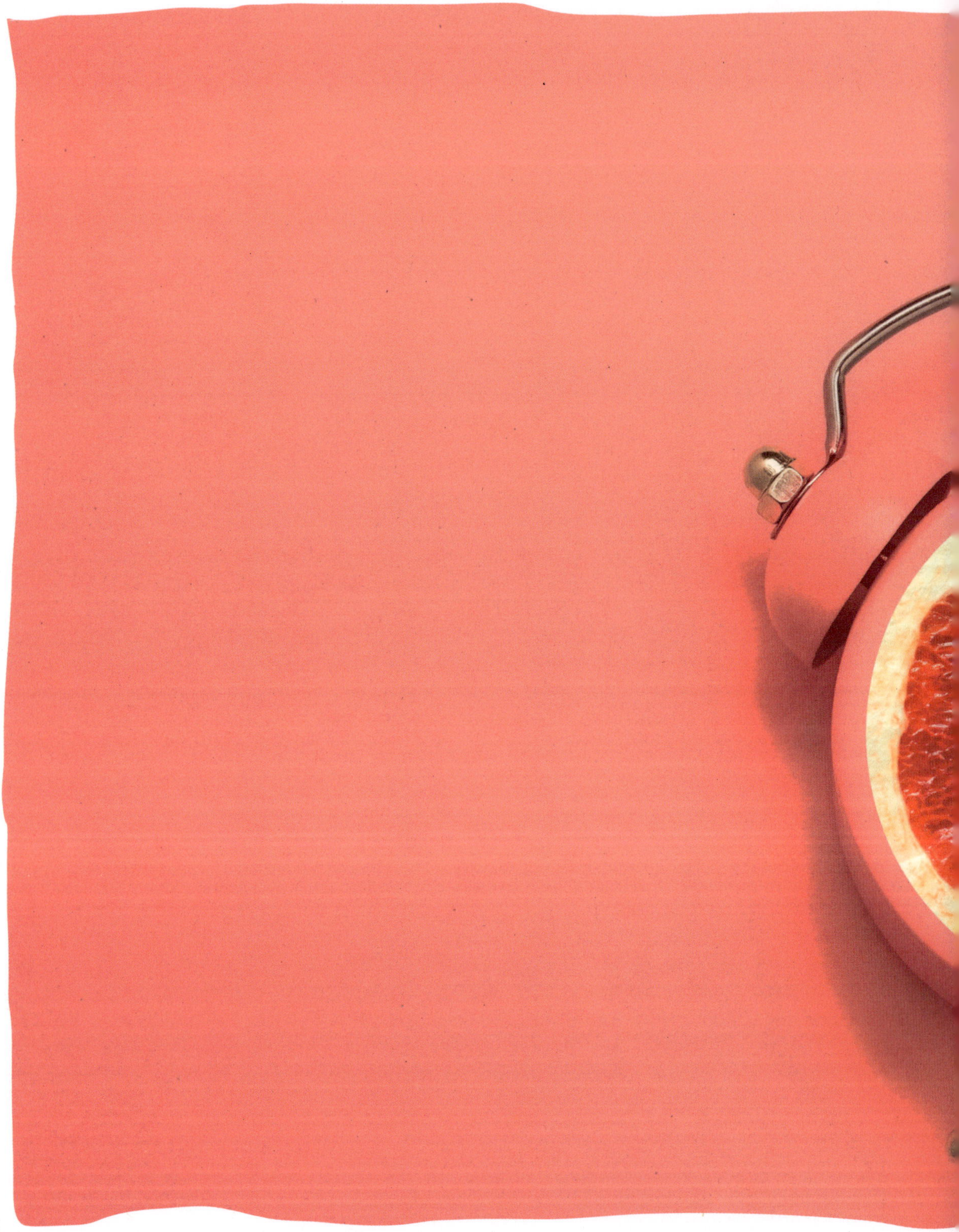

Chapitre 2

LE CYCLE MENSTRUEL

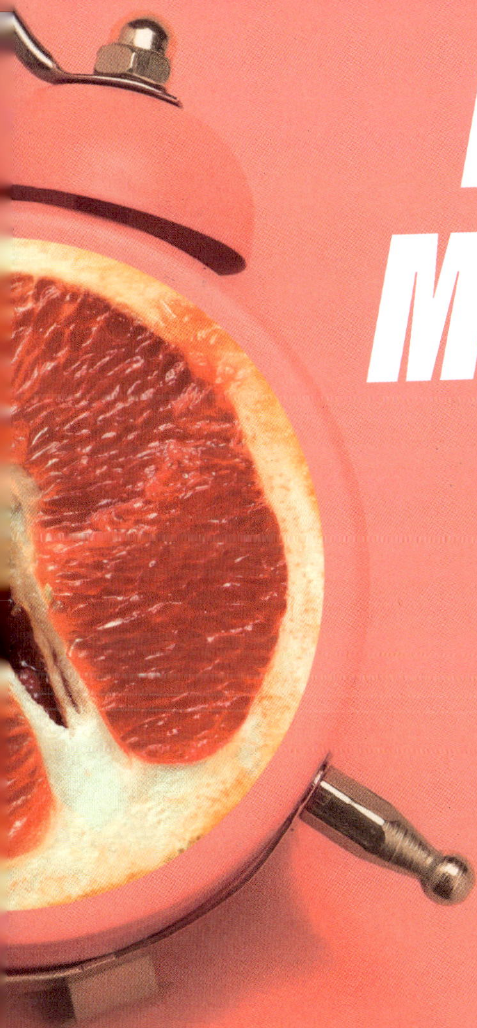

La société a dit…

1. … que tabou les règles seront.
2. … que sales les règles seront.
3. … que par leur nom ne seront pas appelées les règles, mais « je suis indisposée », « ragnagnas », « les mauvais jours » dire il faudra.
4. … que si ton mécontentement tu exprimes parfois, « T'as tes règles ou quoi ? » souvent on te demandera.
5. … qu'avoir mal pendant tes règles normal ce sera.
6. … que souffrir en silence tu devras.
7. … que quand des règles douloureuses tu as, comme si de rien n'était, vivre tu devras.
8. … que payantes les protections hygiéniques seront.
9. … qu'être une femme être menstruée et fertile cela signifiera.
10. … que la fin de la féminité la ménopause signera.

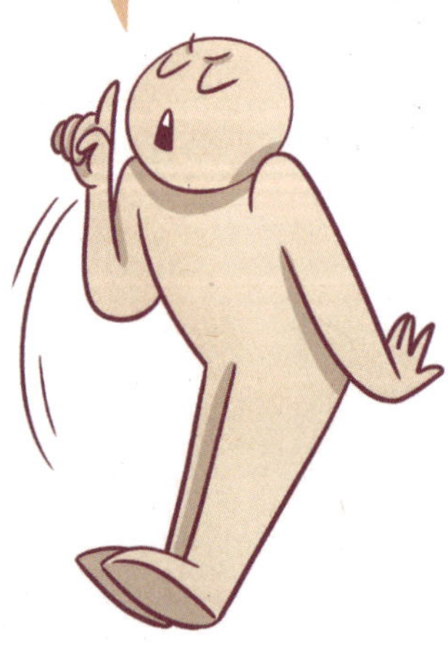

Le tabou des règles

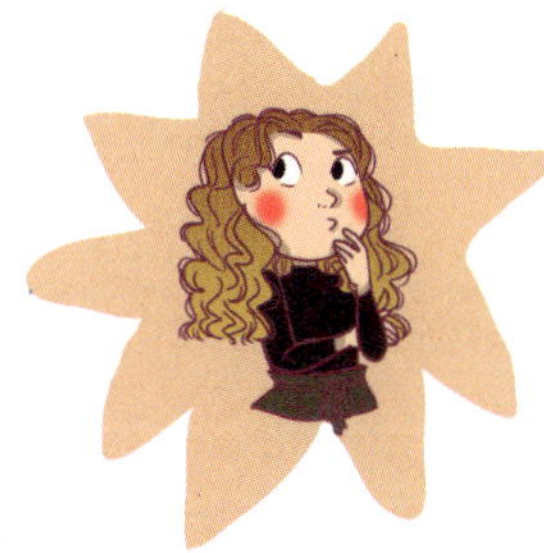

Impossible de passer à côté des textes religieux pour illustrer le fait que le tabou des règles est séculaire. Par exemple, le Lévitique, livre de la Torah, dit que :

- la femme qui aura un écoulement de sang restera sept jours dans la souillure de ses règles ;
- si quelqu'un la touche, il sera impur jusqu'au soir ;
- tout lit dans lequel elle dormira ainsi que tout objet sur lequel elle s'assiéra pendant ses règles sera impur ;
- si quelqu'un touche son lit ou un objet sur lequel elle s'est assise, il devra se laver ainsi que ses vêtements – et restera, de toute façon, impur jusqu'au soir ;
- si elle couche avec un homme et que le sang de ses règles vient sur lui, il sera impur pendant sept jours. Tout lit sur lequel cet homme couchera pendant cette période sera également impur ;
- tout écoulement de sang prolongé ou en dehors des règles rendra la femme impure, de la même manière que pendant ses menstruations habituelles.

Qu'est-ce que les règles ?

Tout d'abord, rappelons-le : les règles, les menstruations, ne sont pas sales. Il s'agit de sang, fluide, propre puisqu'il est stérile au moment où il est évacué.

Autre fait important : les règles ne sont pas uniquement constituées de sang, car ce processus naturel étant lié à la desquamation de l'endomètre, de nombreuses cellules sont évacuées dans le même temps. C'est d'ailleurs la raison pour laquelle ce sang n'a pas la même consistance ni la même couleur que celui qui circule dans nos vaisseaux.

En parlant de couleur, les règles sont rouges… mais pas seulement ! Leur teinte varie du vermillon au brun et peut même tirer sur le jaune. Ces différences sont liées au temps que le sang passe dans l'utérus et le vagin et au contact de l'oxygène. Plus le sang est sombre, plus il est oxygéné. Le flux joue aussi son rôle, plus il est fort, plus vite le sang sera évacué, il sera donc plutôt rouge car moins longtemps au contact de l'air. En revanche, si le flux est faible, l'écoulement sera de couleur plus foncée, car il aura été exposé plus longtemps à l'oxygène. C'est notamment le cas de ce qu'on peut appeler les « règles sous pilule », ces saignements artificiellement provoqués par les contraceptions hormonales, sont plutôt marron, car l'endomètre étant beaucoup moins développé et vascularisé, le flux est plus léger.

C'est en passant dans le vagin que le sang « perd » sa stérilité. En effet, il entraîne avec lui certains « résidents » de cette zone : bactéries, cellules mortes... C'est d'ailleurs cette composition unique et le temps qu'il passe dans le vagin qui lui donne son odeur. Car, oui, les règles ont une odeur ! Et c'est parfaitement normal...

Il est important d'oser appeler les règles par leur nom, de ne plus se cacher derrière des expressions faussement mignonnes pour les décrire. Les nommer clairement, c'est refuser le tabou autour de celles-ci. Changeons les règles (du jeu !) et habituons-nous à prononcer ce mot qui n'a aucune raison de terroriser ou de dégoûter qui que ce soit !

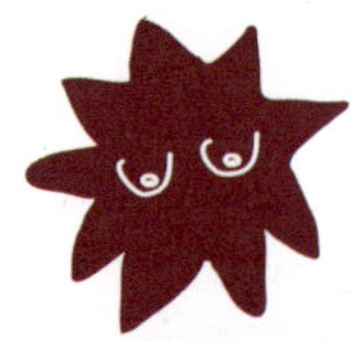

Pourquoi le sang des règles devrait être tabou alors que celui qui s'échappe d'une autre partie de notre corps ne l'est pas ?

La régularité à tout prix

On entend souvent parler de la régularité des cycles et de son importance. « Avez-vous des règles régulières ? » Voilà une question qui ne peut appeler que deux réponses possibles... Or, qu'entend-on exactement par-là ? Est-ce que TOUS les cycles doivent durer vingt-huit jours ? Si un cycle en dure vingt-six, puis le suivant trente ; ou bien s'il s'étend sur trente-cinq jours au lieu des vingt-huit, peut-on réellement parler d'irrégularité ?

En fait, le terme est généralement mal compris et j'en fais quotidiennement l'expérience dans le cadre de mon activité professionnelle. Il arrive souvent qu'une patiente considère son cycle irrégulier, car il ne dure pas tout à fait les fameux vingt-huit jours. Mais il s'agit là d'un préjugé. Je m'explique.

Manon l'ostéo

Lorsqu'il n'est pas perturbé par la prise d'un contraceptif hormonal, la durée moyenne d'un cycle est de vingt-huit jours, avec une variable de plus ou moins sept jours. En outre, chaque cycle est unique. Sa durée dépend de ce que vous vivez, de votre alimentation, de votre sommeil, de l'intensité de vos activités physiques… Voilà pourquoi, chez une même femme, les menstruations peuvent varier jusqu'à une semaine (de plus ou de moins) d'un cycle à l'autre. Ainsi, s'il passe de vingt-cinq à trente-deux, puis de trente-deux à vingt-huit, puis de nouveau de vingt-huit à vingt-cinq jours, vous pouvez considérer qu'il est régulier.

Alors quand parle-t-on de cycle irrégulier ? Lorsqu'il dépasse les 35 jours, voire les 60 jours, ou bien que le cycle varie avec une durée parfois de 21 jours puis de plus de 35 jours. Ce sont des variations qu'on retrouve, par exemple, dans le syndrome des ovaires polykystiques (SOPK). Les cycles irréguliers peuvent sous-entendre une pathologie ou un trouble gynécologique, ce qui mérite donc de se rendre chez sa/son gynécologue.

Lorsque l'on note une variation de la durée du cycle, c'est-à-dire plus d'une semaine de différence d'un cycle à l'autre, il peut être intéressant de l'équilibrer, car plus il l'est, plus votre santé globale est bonne. La durée des cycles en est un reflet !

On recherche très tôt une régularité absolue des cycles. Il arrive souvent que des adolescentes encore non actives sexuellement se voient prescrire la pilule. Parmi mes patientes, certaines, alors âgées de 30 ans, la prennent depuis déjà plus de la moitié de leur vie ! C'est un état de fait que je trouve extrême, d'autant que, à 14, 15 ans, le système hormonal est encore immature.

Il faut du temps pour juger la régularité des cycles chez une femme, et encore plus chez une jeune fille. En outre, la préoccupation majeure qu'entraînent des cycles excédant les trente-cinq jours est la difficulté à concevoir un enfant. Or, c'est assez rarement un sujet qui tracasse les adolescentes…

À l'adolescence comme à la ménopause, les cycles sont irréguliers, et c'est physiologique !

Présentation anatomique

Penchons-nous en détail sur l'anatomie afin de comprendre la réalité du vivant. C'est parti pour un cours de SVT version professeure Manon !

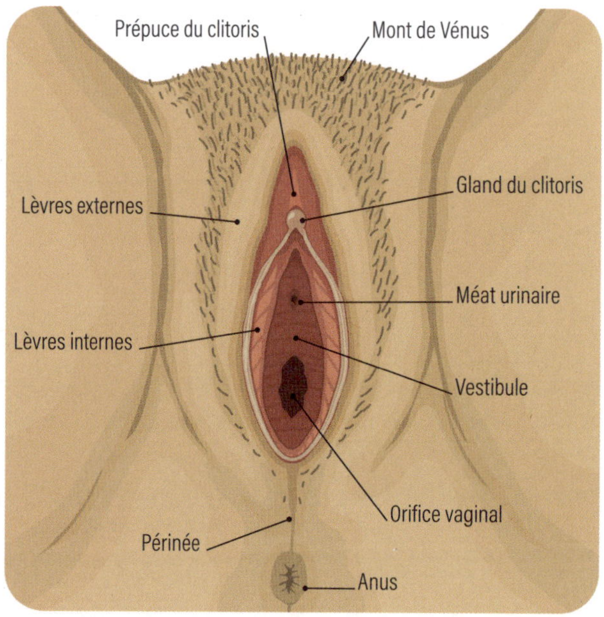

La vulve

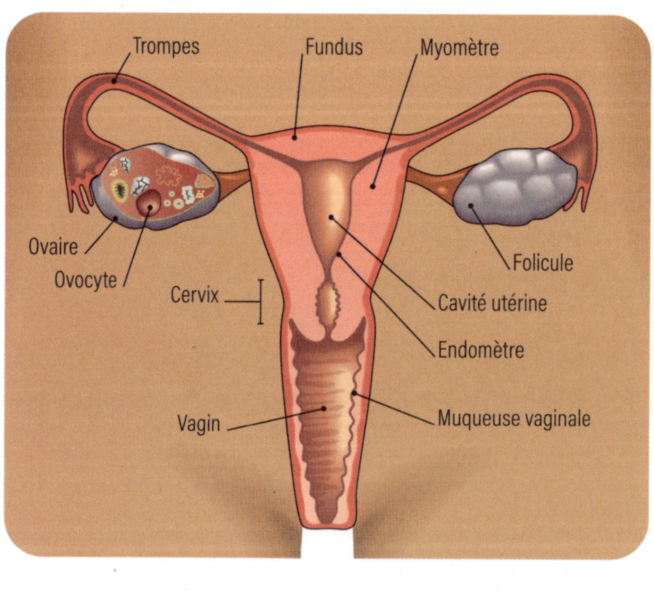

L'appareil gynécologique

L'utérus

L'utérus est un organe creux, présentant trois couches :

- une couche de « peau », la plus externe ;
- une couche de muscle, appelée le myomètre. C'est elle qui se contracte au moment des règles, lors de la pose d'un stérilet ou pendant un accouchement ;
- une couche de tissu sanguin, la plus interne : l'endomètre. Cette couche se développe à chaque cycle menstruel pour accueillir un potentiel ovule fécondé et se désagrège en règles.

L'utérus est positionné dans le petit bassin, entre deux autres organes importants : en avant se trouve la vessie, en arrière, le rectum. On imagine toujours l'utérus comme un organe vertical. En réalité, dans 70 % des cas, le corps de l'utérus est incliné vers l'avant et repose sur la vessie. On appelle cette position « l'antéversion ». Outre cette antéversion, le col de l'utérus est aussi légèrement fléchi vers l'avant : on parle d'antéflexion. Tout cela permet une bonne imbrication des différents organes

L'utérus rétroversé concerne environ 30 % des femmes. Dans ce cas, au lieu de venir se fléchir au-dessus de la vessie, l'utérus s'oriente plus à la verticale, voire se fléchit franchement vers le rectum.

Manon l'ostéo

Et l'utérus rétroversé ?

Attention aux idées reçues sur l'utérus rétroversé : il ne compromet pas la grossesse ! Il existe une idée comme quoi cette position utérine pourrait compromettre le bon développement de l'embryon, il n'en est rien, cette variation anatomique n'a aucune conséquence sur le développement embryonnaire. La rétroversion peut néanmoins être cause de douleurs lors d'une pénétration sexuelle profonde ou bien de douleurs lombaires lors des menstruations. D'autant qu'un utérus peut être rétroversé un temps, puis repasser en antéversion plus tard... C'est un organe vivant, il bouge ! J'en ai fait plusieurs fois le constat en observant deux IRM pelviennes d'une même patiente, réalisées à plusieurs années d'écart : alors que, sur la première, l'utérus était clairement rétroversé, sur la seconde, l'utérus était en position d'antéversion, ou inversement comme si rien ne s'était passé ! Et c'était véritablement le cas : aucune grossesse, aucune opération n'avait eu lieu.

Il existe d'autres variations anatomiques de l'utérus : certaines sont anodines, d'autres peuvent poser problème pour la procréation comme les cloisons utérines.

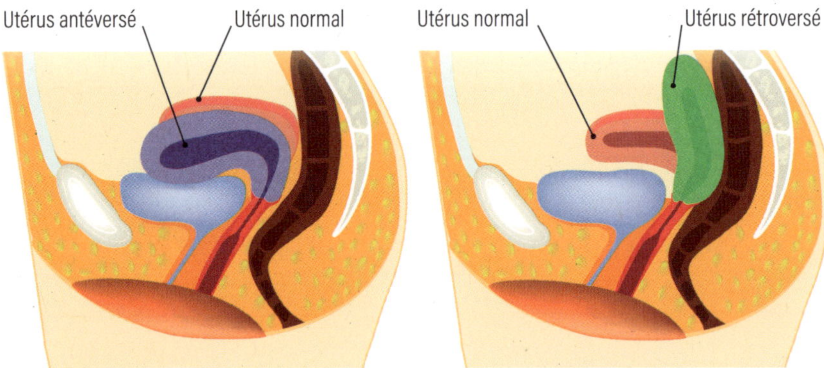

Les différentes positions de l'utérus.

Un organe vivant

Pendant les cycles menstruels, l'utérus fait de la gymnastique ! Lors de l'ovulation, afin de maximiser les chances de conception, il se place à la verticale, créant pour les spermatozoïdes une voie d'accès rapide à l'ovule. En dehors de ce moment, il se replace plutôt à l'horizontale, rendant le trajet plus lent et moins sûr pour les gamètes mâles.

Les ligaments de l'utérus

L'utérus ne flotte pas comme par magie dans le bassin, il est maintenu, et même plutôt bien !

Les ligaments sont des tissus fibreux qui raccrochent un organe à un autre, ou le raccrochent aux os pour le stabiliser, avec tout ce qu'on fait dans la vie de nos corps, heureusement qu'on a nos ligaments pour maintenir tous nos organes à leur place...

En avant par le ligament rond qui part du corps de l'utérus jusqu'aux lèvres externes de la vulve. Lors d'une grossesse, ces ligaments peuvent entraîner des douleurs dans le bas-ventre et le bassin.

Par le côté, grâce aux lames qui vont du pubis en avant jusqu'au sacrum en arrière. Les Lames maintiennent aussi la vessie et le rectum qui sont les organes voisins de l'utérus.

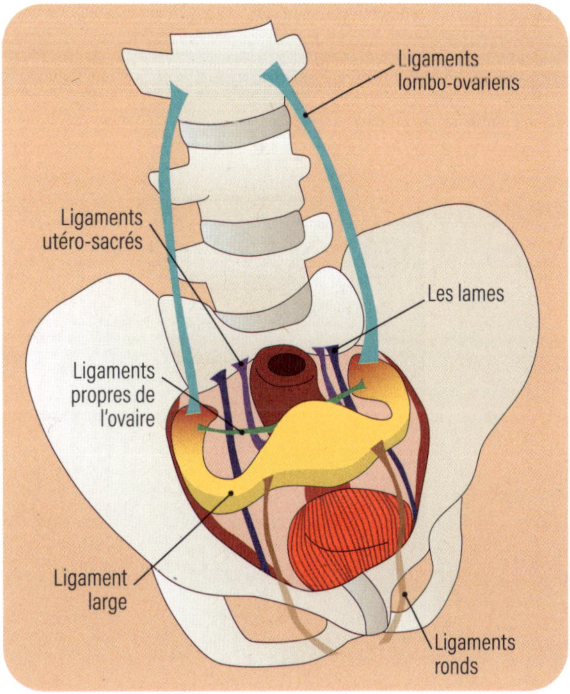

Chaque ovaire présente un ligament « le ligament propre de l'ovaire » qu'il le raccroche à l'utérus.

Par-dessus, par le ligament large qui vient tomber comme une nappe sur l'utérus.

Par-dessus aussi, par les ligaments lombo ovariens ou suspenseurs de l'ovaire, ces ligaments peuvent expliquer pourquoi pendant les règles on peut ressentir des douleurs jusque dans le bas du dos.

Vers l'arrière grâce aux ligaments utéro-sacrés (LUS) qui le rattachent au sacrum, ces ligaments sont les plus connus des ligaments de l'utérus. Ils sont souvent touchés en cas d'endométriose profonde. Leurs lésions ou tensions peuvent donner des douleurs dans le sacrum, dans « les fesses ».

Par en dessous grâce au périnée !

Les trompes de Fallope

Les trompes, sorte de longs bras qui relient le corps de l'utérus à chaque ovaire, coiffent les ovaires de franges. Celles-ci permettent de capter l'ovule lorsqu'il est expulsé par l'ovaire. C'est au sein des trompes qu'a lieu la rencontre entre l'ovule et les spermatozoïdes. C'est ici que se passe la fécondation de l'ovule, avant qu'il ne poursuive son chemin vers la cavité utérine et s'y implante.

Mais il arrive que tout ne se déroule pas comme prévu. Ainsi, dans le cas d'une grossesse extra-utérine (GEU), l'ovule ne descend pas dans la cavité utérine et reste dans la trompe (dans 98 % des cas). Or, cette dernière n'est pas extensible, contrairement à l'utérus, et finit par céder, provoquant une hémorragie interne potentiellement mortelle. Ainsi, un retard de règles accompagné de fortes douleurs pelviennes ou abdominales et des saignements évoquent une possible GEU. Il faut alors appeler le Samu (15) et, souvent, se rendre en urgence à l'hôpital.

Les ovaires

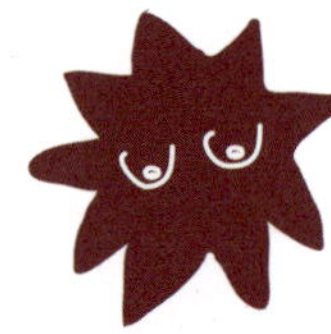

Les ovaires sont aussi le lieu de production d'une partie de la testostérone, l'autre lieu de production étant les surrénales.

« L'ovaire est à la femme ce que le testicule est à l'homme : une glande génitale spécifique[1]. »

Les ovaires, deux petites glandes très importantes, jouent deux rôles. Le premier consiste à stocker des follicules ovariens. Ceux-ci se créent pendant notre vie fœtale, dans le ventre de notre mère. À la naissance, nous possédons donc déjà notre réserve, qui se trouve alors à son taux maximal : entre 300 000 et 400 000 follicules ovariens. Ce stock va décroître et, à la puberté, il sera divisé par deux. Vers 25 ans, il en compte environ 65 000[2]. Pourtant, nous ne vivons pas autant de cycles menstruels… Alors pourquoi tant de follicules ? En l'absence de prise de contraceptif hormonal (ce qui est rare aujourd'hui), lors de chaque début de cycle, plusieurs centaines de follicules sont utilisées, pour qu'un seul aboutisse à l'ovocyte et soit expulsé de l'ovaire. Donc il faut bien une grande réserve de follicules pour assurer les 400 à 500 cycles menstruels d'une vie.

La deuxième fonction des ovaires est endocrinienne, hormonale. Les ovaires sécrètent deux hormones essentielles du cycle menstruel : les œstrogènes et la progestérone.

Le vagin et l'orifice vaginal

Organe génial qui relie notre utérus au monde extérieur, le vagin est loin d'être un simple « tuyau »… Il s'y passe et il y passe beaucoup de choses dans la vie d'une femme : le sang des règles, un tampon, une cup, un pénis, un ou des doigts, un objet

1 Dr Anne de Kervasdoué, *La Vie intime des femmes*, Odile Jacob, 2021, p. 45.
2 Nina Brochmann et Ellen Støkken Dahl, *Les Joies d'en bas*, Actes Sud, 2018, p. 54.

voué à donner du plaisir, un anneau contraceptif, un préservatif, un diaphragme, du spermicide, un bébé, des instruments obstétricaux... Bref, notre vagin n'est jamais vraiment tranquille !

Revenons à sa description anatomique : cet organe creux, situé devant rectum et derrière l'urètre (le conduit urinaire entre la vessie et la sortie), contient une muqueuse interne où siège une multitude d'organismes vivants. J'y reviendrai en détail dans la partie « La vie du vagin » (voir p. 133). Il débute au niveau de la vulve par l'orifice vaginal et se termine en profondeur par le col de l'utérus. Contrairement au reste du vagin, l'orifice vaginal est encerclé d'un muscle : le périnée. En outre, à l'inverse de ses copains le méat urinaire et le rectum, qui sont aussi encerclés par le périnée, il ne dispose pas de sphincter pour gérer la continence.

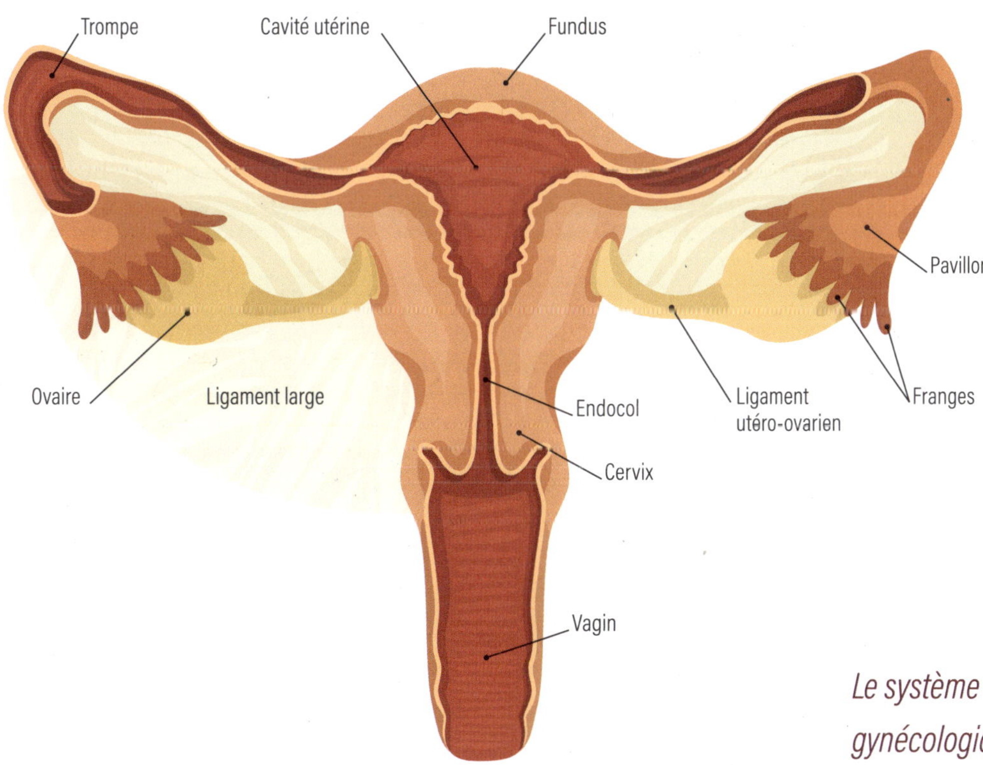

Le système gynécologique

La question de l'identité sexuelle

L'intersexuation : au-delà de la binarité des sexes

Nous possédons 23 paires de chromosomes, soit 46 au total. C'est en eux que se cache notre expression génétique, notre ADN, qui nous rend unique. On retrouve les chromosomes dans chaque cellule de notre corps. La paire qui détermine notre sexe génétique est la dernière, c'est-à-dire la 23ᵉ.

Déterminé par nos chromosomes sexuels, notre sexe génétique est issu de la rencontre de l'ovule, qui donne toujours un chromosome X, et d'un spermatozoïde, qui porte en lui soit un chromosome X, soit un chromosome Y. Le mélange des deux fournit à l'embryon un patrimoine génétique complet et un sexe :

- deux chromosomes X donnent un sujet de sexe féminin ;
- un chromosome X et un chromosome Y donnent un sujet de sexe masculin.

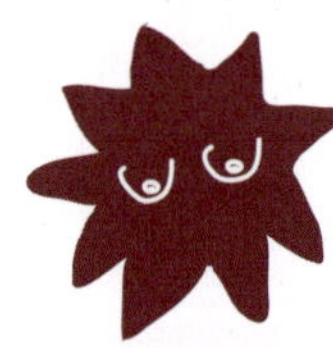

Notre pays a encore beaucoup de chemin à faire, pour que les personnes intersexes ne soient plus mutilées, essentialisées et ostracisées.

Parfois, il arrive que des mélanges se produisent. On appelle cela l'intersexualité. Ce phénomène touche une naissance sur 2 000 environ. Plus de 1 % de la population mondiale serait concernée - ce qui correspond au nombre de personnes rousses dans le monde, par exemple !

L'intersexuation demeure un sujet tabou dans notre monde régi par des cases. On mutile toujours les bébés pour qu'ils répondent au sexe binaire. Ces opérations, non nécessaires et forcément non consenties, ont pour but unique d'assigner un sexe anatomique à un enfant afin qu'il puisse entrer dans la case « femme » ou « homme » sans prendre en considération son propre ressenti. Elles sont accompagnées d'hormonothérapies lourdes et de suivis médicaux contraignants qui laissent des séquelles sur le plan de la santé physique et de la santé mentale des enfants.

La transidentité

Lorsque l'on se reconnaît dans le genre qu'on nous a assigné à la naissance, on est une personne cisgenre. Si, au contraire, on ne s'y reconnaît pas, on est alors considéré·e comme une personne transgenre. Pour les personnes trans, leur sexe anatomique ne correspond donc pas à leur sexe psychologique.

Parfois, on ne répond ni au genre féminin ni au genre masculin. On peut alors se considérer comme une personne non binaire, genderqueer, gender fluid... Le spectre du genre est en réalité très large, bien loin de la binarité attendue.

« Se sentir femme ou homme est une perception indiscutable, tout comme le sont les émotions, le goût, la vision des couleurs, la douleur ou le plaisir[3]. »

Le genre

Le genre est une pure construction sociale. Et qui commence avant même la naissance du fait du système de représentation de nos valeurs et symboles du féminin et du masculin : une chambre peinte d'une certaine couleur, des vêtements genrés, des postulats sur ce que pourrait faire l'enfant plus tard avec son père ou sa mère selon son genre... Vous n'imaginez pas un petit garçon mettre une jupe ? Pourtant, en Écosse, par exemple, porter un kilt n'a rien de féminin !

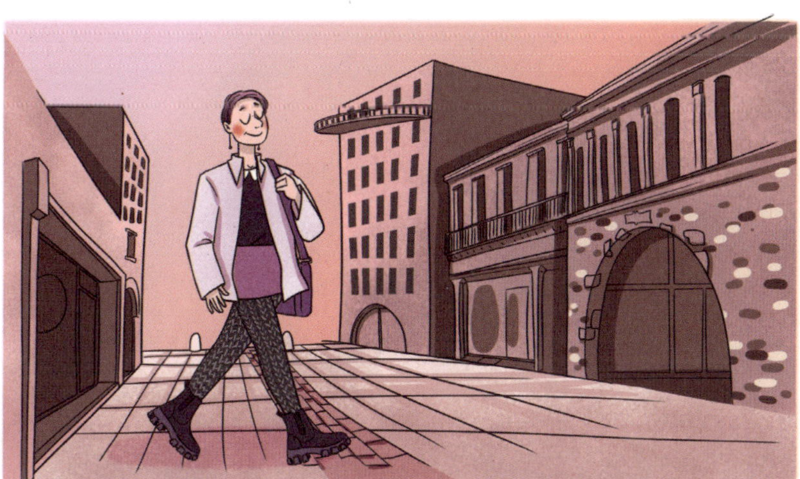

3 Martin Winckler, *C'est mon corps*, Iconoclaste, 2020, p. 301.

Présentation physiologique : comment ça marche ?

Notre cycle menstruel résulte d'un travail continu entre notre système hormonal et notre système gynécologique, qui œuvrent en étroite collaboration.

Le système hormonal

La production d'hormones nécessaires au cycle menstruel a lieu au sein de deux zones, l'une centrale et l'autre locale.

- Au niveau central, tout se passe dans le cerveau, et plus particulièrement dans l'hypothalamus et l'hypophyse. En véritable chef d'orchestre, le cerveau agit et réagit en fonction de ses musiciens, ordonnant la sécrétion de deux hormones : la FSH (*follicle stimulating hormone*, « hormone folliculo-stimulante ») et la LH (*luteinizing hormone*, « hormone lutéinisante »), grâce à la Gn-RH (« Gonadotropin-Releasing Hormone »).
- Au niveau local, ce sont les ovaires qui sont à pied d'œuvre. Ces musiciens jouent leur partition en fonction des consignes du cerveau chef d'orchestre, sécrétant deux types d'hormones : les œstrogènes et la progestérone.

Nos deux systèmes hormonaux interagissent : quand l'un envoie une information, l'autre réagit, et inversement. Mais rien n'est possible sans l'hypophyse, le déclencheur de notre cycle, qui agit en véritable tour de contrôle. En fonction des données qu'il récupère sur notre corps - notre état de stress et de fatigue, la présence d'un virus, la lutte contre une maladie... -, il prend la décision de lancer une ovulation ou non.

LE RÔLE DES HORMONES	
La FSH	Sécrétée par notre cerveau, cette hormone a pour objectif de stimuler la croissance et la maturation des follicules ovariens en début de cycle. C'est grâce à elle qu'un ovocyte arrive à maturité à chaque cycle, prêt à être expulsé de l'ovaire. En outre, en stimulant les ovaires, elle déclenche également la sécrétion des œstrogènes.
Les œstrogènes	Sécrétées par les ovaires, elles rendent le terrain utérin propice à l'accueil d'un ovocyte fécondé. Leur action entraîne des modifications de la glaire cervicale, de la position et de la forme du col de l'utérus, ainsi qu'un épaississement de la paroi utérine.
La LH	Une fois le terrain prêt, les ovaires en informent l'hypophyse qui déclenche un nouveau pic hormonal, celui de LH, cette fois. C'est la production de cette hormone qui provoque l'ovulation.
La progestérone	Le rôle de cette hormone est clairement évoqué dans son étymologie. « Pro », pour ; « geste », gestation ; et « one », hormone. La progestérone est donc l'hormone de la gestation, celle de la grossesse. Elle permet de garder le terrain utérin favorable au développement de l'ovule en cas de fécondation. Elle est sécrétée par le corps jaune se trouvant dans l'ovaire qui a ovulé et qui demeure actif pendant une période de quatorze jours environ. Sa dégradation complète entraîne une chute de la sécrétion de progestérone et déclenche les règles. Dans l'ombre, la FSH, à laquelle le cerveau avait demandé de « calmer les machines » et d'attendre, va reprendre tranquillement du service, relançant sa stimulation des follicules.

Le cycle menstruel

On nous apprend généralement que le jour 1 du cycle correspond au premier jour des règles et qu'un cycle dure 28 jours. Sur cette base « standard », partons donc de ce jour 1 pour faire, ensemble, le tour du cycle menstruel ! (À noter que, suivant les personnes, les jours et les durées peuvent évoluer un peu.)

J 1 à J 5-7 : les règles

Elles correspondent à la desquamation de l'endomètre qui tapisse les parois intérieures de l'utérus. Oui, mais encore ? Pour accueillir un possible ovocyte fécondé, notre utérus lui prépare à chaque cycle un nid douillet gorgé de tissu sanguin (l'endomètre), auquel l'ovocyte s'accrochera pour se développer jusqu'à devenir un fœtus. Mais, la plupart du temps, ce tissu sanguin ne reçoit pas d'ovocyte fécondé... Pour qu'il soit toujours de bonne qualité, il doit donc se régénérer dès qu'un ovocyte a été expulsé et non fécondé (environ une fois par mois). C'est l'expulsion de ces tissus sanguins qui provoque les règles.

D'ailleurs, ce tissu ne se développe que si et seulement s'il y a eu une ovulation en amont. Dans le cas contraire, les ovaires le signalent à l'utérus et au cerveau, et tout le monde se met d'accord pour ne pas puiser des forces inutilement. On parle alors de cycle anovulatoire, et il n'y a pas de règles.

On croit souvent que le système hormonal se met au repos pendant les menstruations. C'est faux ! Tandis que les règles sont déclenchées par la chute brutale du taux de progestérone, la FSH, elle, a déjà repris son activité, préparant tranquillement ses nouvelles petites graines pour la prochaine ovulation. En outre, l'endomètre est un tissu complexe, qui n'est pas uniquement fait de cellules sanguines - d'où la consistance plus ou moins épaisse du sang. L'expulsion de l'ensemble de ces cellules offre un grand nettoyage mensuel à notre utérus !

Pourquoi peut-on avoir la diarrhée pendant ses règles ?

Tout simplement à cause des prostaglandines. Ces hormones sont à l'origine des contractions utérines permettant à l'utérus de « se vider », mais il arrive très fréquemment qu'elles entraînent aussi des contractions du système digestif !

J 6-8 à J … : la phase pré-ovulatoire

Les règles sont terminées. Au niveau de notre système hormonal, c'est l'effervescence ! Tout le monde s'organise pour préparer la future ovulation. Le chef d'orchestre relance ses musiciens, les ovaires, par la production de FSH. L'hormone maîtresse de cette phase du cycle est l'œstrogène, mais elle ne peut être sécrétée sans que la FSH ait accompli son œuvre. L'œstrogène favorise la croissance et la maturation des follicules ovariens, mais elle a bien d'autres effets bénéfiques, rendant notre peau et nos cheveux plus secs et plus souples.

La phase pré-ovulatoire est une étape de sélection des follicules ovariens permettant d'aboutir à l'« ovocyte star ». Comment cette sélection s'effectue-t-elle ? À chaque cycle, alors que plusieurs centaines sont présentes, un seul restera : celui qui possède les meilleurs atouts pour la potentielle fécondation à venir…

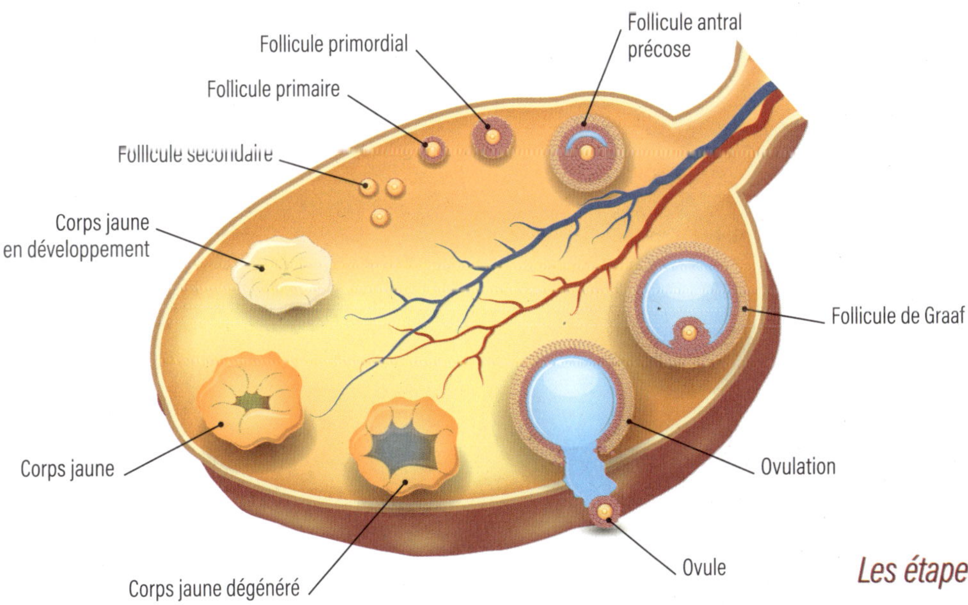

Les étapes du développement folliculaire

FOLLICULE OVARIEN, OVOCYTE ET OVULE

Rappelons que, avant même d'évoquer un ovule ou un ovocyte, on doit parler de « follicule ovarien », cette cellule fabriquée en grand nombre par chaque fœtus lors de son développement embryonnaire. À la naissance, chacune d'entre nous en aurait entre 300 000 et 400 000 - un nombre qui se divise ensuite par deux à la puberté.

« Ovule » et « ovocyte » sont deux termes ne signifiant pas tout à fait la même chose : l'un, « ovocyte », est utilisé lorsque l'ovaire ovule avant le phénomène de fécondation, l'autre, « ovule », correspond à une phase précise de la fécondation. On utilise donc souvent de façon inadaptée le terme « ovule ».

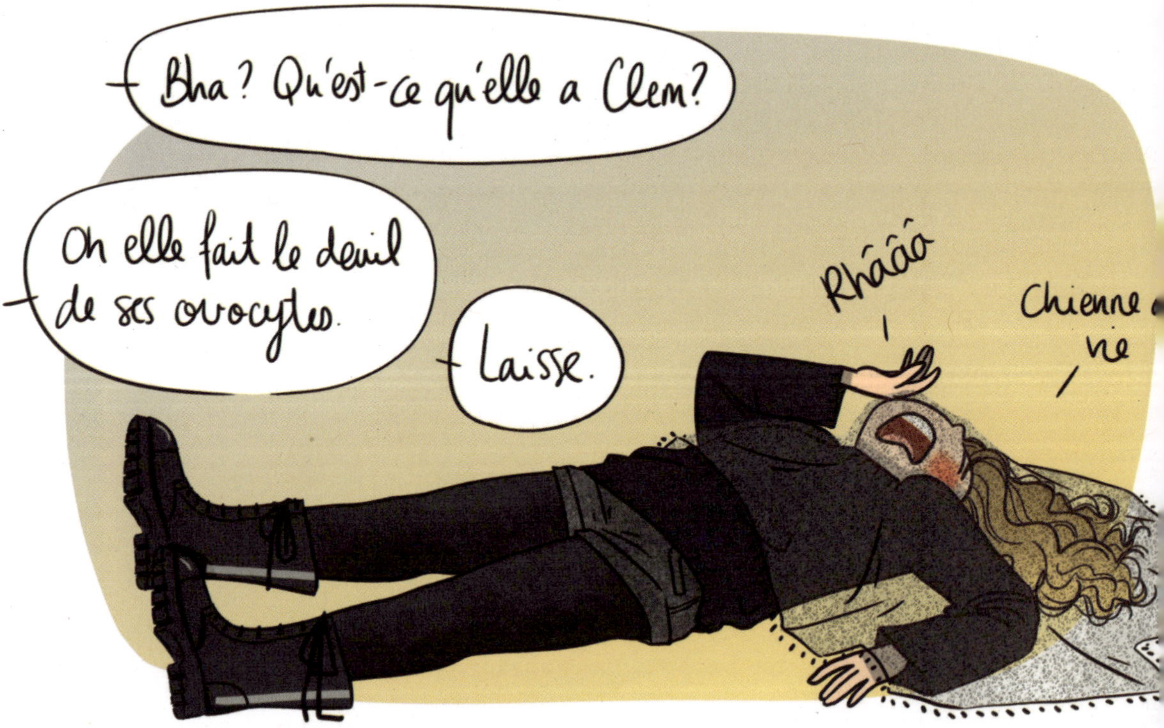
Bha ? Qu'est-ce qu'elle a Clem ?
Oh elle fait le deuil de ses ovocytes.
Laisse.
Rhâââ
Chienne de vie

Les jours autour de l'ovulation : la phase ovulatoire

Ça y est ! L'ovocyte star du cycle est prêt à être relâché dans l'utérus via les trompes de Fallope. Pour déclencher cette libération, l'ovaire s'appuie sur deux hormones : la LH et, de nouveau, la FSH, toutes deux sécrétées par l'hypophyse.

Une fois sorti de l'ovaire, l'ovocyte est attrapé par la trompe de Fallope grâce aux franges qui coiffent l'ovaire (voir p. 59). Pour maximiser les chances de fécondation, le col de l'utérus s'ouvre et se positionne à la verticale. La glaire cervicale s'éclaircit jusqu'à devenir translucide, et devient plus liquide et filandreuse. La sécrétion est d'ailleurs propre à chacune : certaines femmes observent plus facilement que d'autres l'apparition de glaires fertiles au moment de l'ovulation, que ce soit sur le papier toilette ou dans leurs sous-vêtements. C'est aussi une période où l'on peut ressentir une forte augmentation de sa libido.

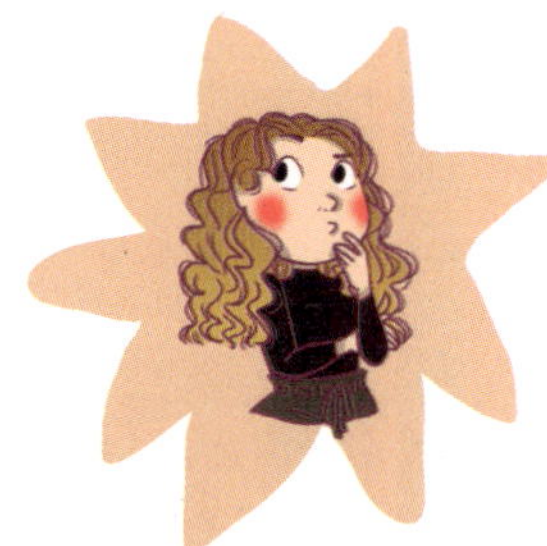

L'ovule est viable vingt-quatre heures après l'ovulation. Au-delà, il ne peut plus être fécondé et la quatrième phase du cycle, la période prémenstruelle, se met en place.

ÉVOLUTION DU COL EN FONCTION DE LA PÉRIODE MENSTRUELLE

- **Période de fertilité :** le col est haut et ouvert, à la verticale. À la palpation, on sent comme des lèvres entrouvertes et le col est mou.
- **Période post-ovulation (infertilité) :** le col est plus bas et fermé, positionné plus à l'horizontale. On ne sent plus d'ouverture, les lèvres sont fermées et le col est dur.

Du jour de l'ovulation aux premiers saignements menstruels suivants : la phase prémenstruelle (durée entre 12 et 16 jours)

Si la phase pré-ovulatoire peut varier, voire durer, tant qu'il n'y a pas d'ovulation, la phase prémenstruelle est plus rythmée et s'étale sur douze à seize jours après l'ovulation.

Durant cette période, le tissu sanguin continue de se développer : le corps sait qu'il y a eu une ovulation et l'endomètre s'épaissit pour permettre à l'ovule - s'il est fécondé - de s'y accrocher. Étant donné que le moment de la fécondation est terminé, le col de l'utérus se referme et la glaire cervicale s'épaissit jusqu'à former un bouchon muqueux. Celui-ci obstrue complètement le col par sa texture. La femme entre alors généralement dans une période de stérilité. Attention, parfois les cycles peuvent être irréguliers et une ovulation peut arriver à des moments imprévus. Il faut toujours penser à se protéger lors d'un rapport sexuel si vous ne voulez pas d'enfant.

L'hormone qui règne durant cette phase est la progestérone, sécrétée par le corps jaune se trouvant dans l'ovaire qui a ovulé. Elle a de nombreux effets, telle la congestion mammaire en prévision d'un possible allaitement. Certains troubles peuvent se manifester à ce moment-là du cycle, dont le syndrome prémenstruel.

Les troubles prémenstruels

Le syndrome prémenstruel (SPM)

Le SPM offre une multiplicité de visages, s'exprimant de manière unique chez chacune d'entre nous et avec une intensité variable. Il ne s'agit pas à proprement parler d'une maladie mais d'une accumulation de symptômes physiques et psychologiques liés à un phénomène physiologique (le cycle menstruel). Cependant, il est très inconfortable, voire handicapant.

Plusieurs études épidémiologiques menées sur la prévalence du syndrome prémenstruel[4], indiquent que : 80 à 90 % des femmes en âge de procréer présentent un SPM ;

4 Pearlstein T., Stone A.B., « Premenstrual syndrome », Psychiatr Clin North Am, 1998 ; 21:577-90. Bianchi-Demicheli F., « Le trouble dysphorique prémenstruel : diagnostic et stratégie thérapeutique », *Revue médicale suisse*, 2006.

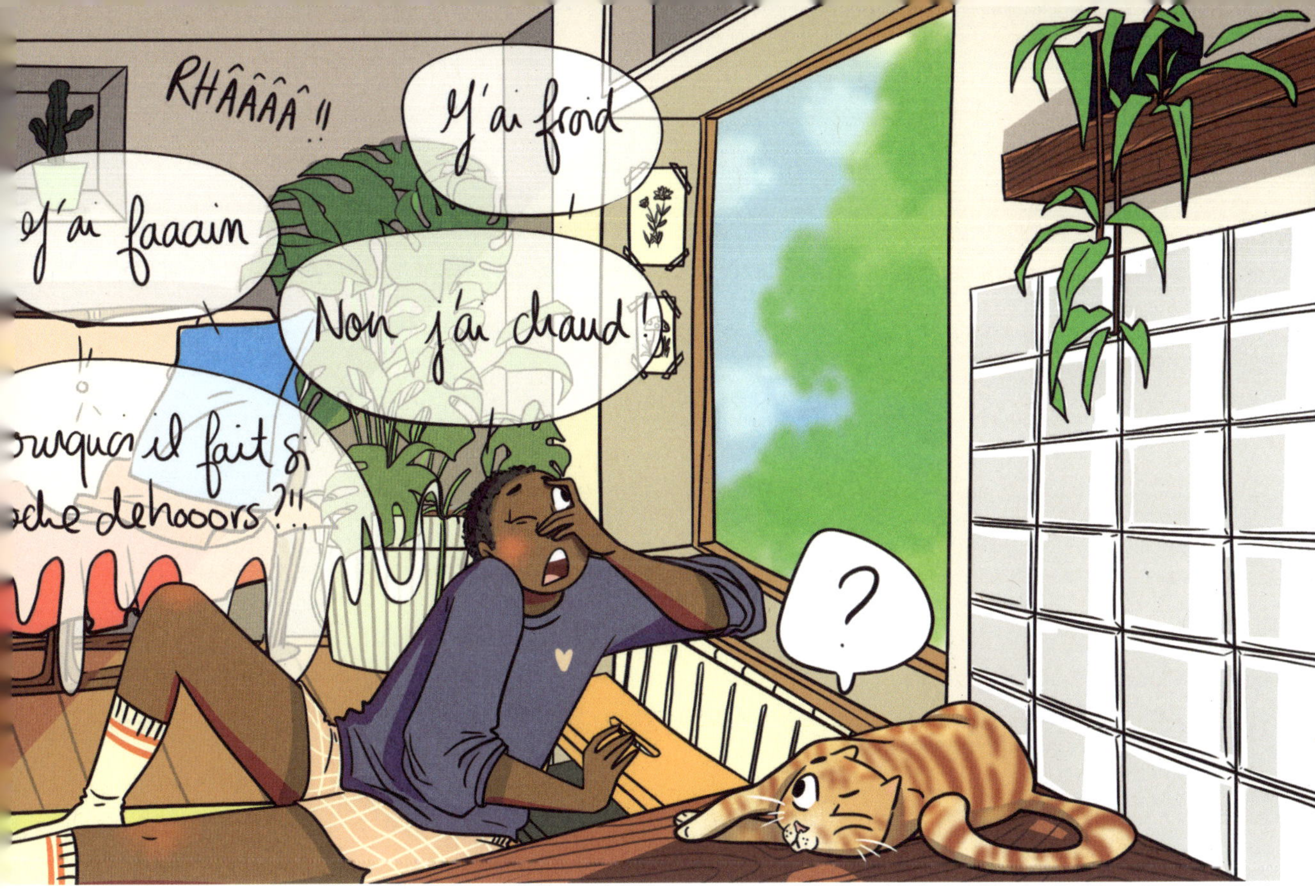
RHÂÂÂÂ !!
J'ai froid
J'ai faaain
Non j'ai chaud !
urquoi il fait si
che dehooors ?!!
?

- 50 % des femmes présentent une symptomatologie modérée ;
- 35 % des femmes souffriraient de symptômes perturbant leur vie sociale, professionnelle ou familiale ;
- 5 à 10 % des femmes souffriraient d'un syndrome prémenstruel sévère avec une perturbation grave de tous les aspects de la vie quotidienne.

Parmi la centaine de symptômes que l'on retrouve dans le SPM, les plus typiques sont : la congestion mammaire, les maux de tête, l'acné, l'envie de sucre, l'augmentation de l'appétit, les ballonnements, les douleurs abdominales, les troubles du sommeil, l'irritabilité, l'hypersensibilité et les troubles de l'humeur. Pour certaines personnes, les troubles peuvent être plus lourds et avoir un impact sur le quotidien.

Le trouble dysphorique prémenstruel (TDPM)

Cette forme sévère du SPM touche 2 % à 10 % des femmes présentant un SPM. Toutefois, peu de femmes abordent ce sujet tabou, frappé d'une incompréhension qui s'exprime malheureusement encore par des réactions réductrices, dégradantes et misogynes comme : « Bah, alors, t'as tes règles ou quoi ? » ou « Elle va bientôt avoir ses règles, celle-là. »

Les symptômes du TDPM sont 10 fois plus forts que ceux du SPM. La fatigue ressentie est extrême, au point d'empêcher celles qui en souffrent de sortir de leur lit. Les émotions, surtout la tristesse et la colère, sont exacerbées, conduisant à des pensées suicidaires, et parfois même à un passage à l'acte. Très souvent, ils provoquent un état dépressif qui peut amener ces femmes à prendre des antidépresseurs le temps de leur TDPM.

« Le trouble dysphorique prémenstruel, ou TDPM pour les intimes, est entré dans ma vie en décembre 2019, à l'âge de 37 ans, c'est-à-dire lorsqu'un diagnostic a enfin été posé sur mes maux. Après avoir appris à vivre avec un vaginisme causé par une endométriose qui, elle, m'a amenée à intégrer le petit monde de la PMA, j'ai dû apprendre à vivre avec le TDPM.

Cela faisait plusieurs mois que je notais scrupuleusement chaque étape de mon cycle, et qu'à chaque fois, la même courbe se dessinait : J 1 à J 4, les règles ; J 5 à J 10/13, tout allait bien, je retrouvais ma forme physique, mon énergie, je faisais des projets, je riais, faisais du sport. Et à partir de J 11/J 15 environ, je devenais une tout autre femme. Une femme plongée dans les ténèbres de la dépression, accablée par une fatigue physique réelle. Je perdais goût à la vie ; parfois, des idées suicidaires s'insinuaient dans ma tête. Je n'avais plus aucun contrôle sur mes sentiments, sur mes réactions. La violence verbale et physique apparaissaient, envers moi-même et envers les autres. Toute notion de joie et de bonheur m'était étrangère. Et cela durait jusqu'à mes règles. Je commençais à remonter à la surface vers J 3.

Ce constat fait, et avec l'intime conviction que quelque chose d'anormal se passait en moi, je me suis rendue chez un gynécologue parisien spécialisé en endométriose. Je pensais à l'époque que l'endométriose et les années de traitements hormonaux reçus pendant la PMA étaient la cause de mon état. Je lui ai exposé les faits comme je viens de vous les décrire et, dans la minute qui a suivi, il a prononcé ces mots : "Vous souffrez d'un trouble dysphorique prémenstruel."

« Toute notion de joie et de bonheur m'était étrangère. Et cela durait jusqu'à mes règles. Je commençais à remonter à la surface vers J 3. »

Pour m'aider à le comprendre de la façon le plus simple possible, le gynécologue m'a expliqué que la progestérone sécrétée au moment de l'ovulation "mangeait" ma sérotonine, la fameuse "hormone du bonheur". Voilà pourquoi je subissais cette descente aux enfers chaque mois à la même période de mon cycle.

Afin de m'aider à surmonter cet état dépressif chronique, et ne pouvant recevoir de traitement hormonal, il m'a été prescrit un antidépresseur (Prozac®), à hauteur de 20 mg par jour, à prendre de J 10 jusqu'aux premiers jours des règles. L'idée de prendre un antidépresseur a été un peu difficile à accepter. J'ai donc commencé le traitement en janvier 2020 et, dès le premier cycle, j'ai senti une différence. Quel soulagement ! J'ai pris ce traitement jusqu'en mai 2021.

Aujourd'hui, je suis passée à la prise de compléments alimentaires sur les conseils d'une sexologue qui connaît le TDPM et ses effets. Il s'agit de L-tyrosine, de safran et de rhodiole (pris ensemble, ces 3 éléments aident à lutter contre la fragilité de l'humeur et la surcharge émotionnelle). Depuis quelques mois, j'ai ajouté le L-Tryptophane. Il s'agit d'un acide aminé essentiel, précurseur de la sérotonine, qui joue sur l'irritabilité.

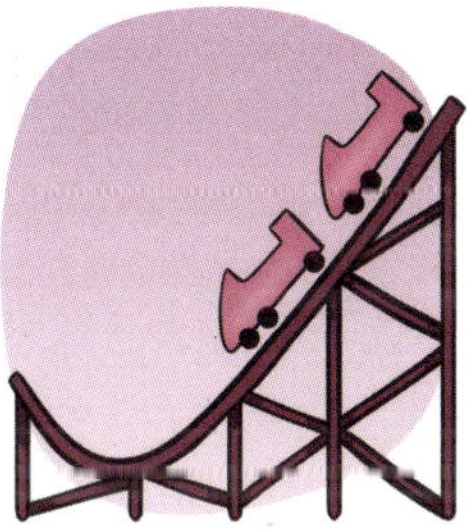

Aujourd'hui, deux ans après avoir été diagnostiquée, je tâtonne encore. Il y a quelques mois, lorsque j'ai décidé d'arrêter les antidépresseurs, je me sentais prête, je l'ai fait par envie et non par contrainte ou par peur de m'accoutumer au Prozac®. Cependant, ces derniers temps, j'ai ressenti une influence plus forte du TDPM sur mon organisme… Alors après discussion avec ma sexologue et quelques pistes trouvées dans des articles médicaux, j'ai réintégré les antidépresseurs mais d'une manière complètement différente. Chaque mois, à J 13 de mon cycle, c'est-à-dire pendant la phase lutéale précoce, je prends une dose unique de Prozac, soit 20 mg. Cela ne fait que deux mois, j'attends donc quelques cycles de plus pour savoir si cela m'aide…

En bref, pas de remède miracle pour cette pathologie, aujourd'hui très peu connue, comme beaucoup de pathologies féminines longtemps mises sur le compte de la folie ou de la fabulation ! »

Charlie K., 39 ans

Que vous soyez atteinte d'un SPM ou un TDPM, il faut en parler ! Ces troubles et variations de l'humeur qu'on pense souvent normaux, comme les règles douloureuses, peuvent être soulagés et ainsi vous permettre de vivre une vie plus légère. Gardez toujours à l'esprit que le SPM et le TDPM sont des événements « prémenstruels » qui s'estompent et disparaissent rapidement à l'arrivée des règles. Voici quelques informations utiles qui vous aideront, je l'espère, à mieux les appréhender :

- vous lirez beaucoup de conseils portant sur l'alimentation ou l'hygiène de vie pour diminuer ces symptômes : alimentation anti-inflammatoire, nécessité de limiter les excitants... Certes, tout cela peut vous aider, mais il ne faut pas pour autant qu'ils deviennent une source d'angoisse ou de pression supplémentaire. Fuyez les pensées du type « normalement, je devrais limiter les sucres » au moment où vous mangez une glace le soir. Elles créeront un sentiment de culpabilité qui pourrait vous pousser à manger un second pot.
- Les variations de l'appétit sont physiologiques. Lors de certaines phases de votre cycle, votre appétit sera habituel, parfois il diminuera, parfois il augmentera ! D'un coup, vous aurez envie de manger du sucre, du gras... Ces pulsions peuvent être liées aux fluctuations hormonales. La meilleure chose à faire est de s'écouter et de manger, car se retenir est le meilleur moyen de transformer une envie en obsession et d'avoir des regrets... Nous aborderons ce thème en détail dans la dernière partie (voir p. 242).
- Le compte Instagram @spmtamere est une mine d'or de témoignages de femmes souffrant de SPM et de TDPM. Parfois, quand on se sent seule et au fond du trou, on peut y trouver du réconfort.
- N'hésitez pas à consulter un·e naturopathe ou un·e phytothérapeute. Il existe de superbes plantes comme l'achillée millefeuille, le gattilier, la vigne rouge et d'autres encore qui peuvent rendre cette période plus confortable.
- Enfin, pourquoi ne pas essayer des thérapies holistiques comme l'acupuncture ou l'ostéopathie ?

L'influence des contraceptifs hormonaux sur le cycle menstruel

Nous venons de voir comment fonctionne le cycle menstruel naturel. Cependant, il est aussi important de parler des modifications liées à la prise de contraception hormonale, car elles concernent beaucoup de femmes. À l'heure actuelle, il en existe plusieurs types :

- les pilules progestative et œstroprogestative ;
- le stérilet hormonal (DIU) ;
- l'implant ;
- l'anneau ;
- le patch.

Cette partie a été co-rédigée avec la naturopathe Maëlle Kaddah et de la coach Florette Le-Brech. La première est spécialisée dans le cycle menstruel et la fertilité. La seconde est formée à la méthode de contraception naturelle Sensiplan®. Ensemble, elles ont fondé le média « Ma vie après la pilule » (ma-vie-apres.com) pour informer, conseiller et guider les femmes vers une vie plusaccord avec leur cycle menstruel au naturel.

Comment fonctionne le cycle sous contraception hormonale ?

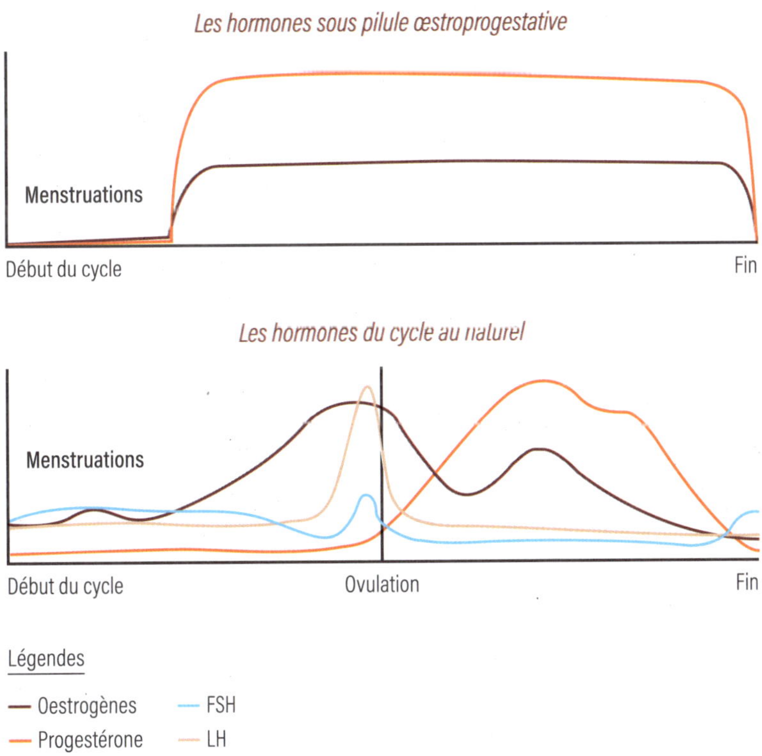

Fin du dialogue cerveau/ovaires

Lorsque nous prenons une contraception hormonale, nous ingérons des quantités d'hormones de synthèse nettement supérieures à ce que le corps produit naturellement au cours d'un cycle. Le cerveau, estimant alors que les taux hormonaux sont « saturés », n'envoie aucun message aux ovaires leur indiquant de produire des hormones. Le but étant d'empêcher une rencontre entre ovule et spermatozoïdes, la contraception supprime l'ovulation et/ou maintient la glaire cervicale imperméable. L'endomètre aussi est altéré et empêche la nidation d'un embryon. Le dialogue entre le cerveau et les ovaires est interrompu pendant toute la durée de prise de la pilule, il n'y a plus de fluctuation hormonale.

Les règles de privation

C'est ainsi que l'on désigne les menstruations qui se déclenchent malgré la prise de contraceptifs hormonaux. Les saignements qui apparaissent à la fin d'une plaquette de pilule ou pendant la prise de comprimés placebo n'ont aucune signification physiologique, car ils ne sont pas liés à la présence d'une ovulation lors de la phase précédente. Cela vaut également pour les saignements en cours de prise, notamment dans le cas des contraceptifs avec progestatifs seuls.

Par ailleurs, les signaux de fertilité (glaire cervicale, position du col de l'utérus) n'évoluent pas non plus, étant donné qu'il n'y a pas de fluctuation hormonale. L'endomètre ne se développe pas assez pour permettre la nidation d'un embryon.

LES DEUX TYPES DE PILULES	
Les PILULES ŒSTROPROGESTATIVES contiennent un œstrogène de synthèse et un progestatif de synthèse.	**Les PILULES MICRODOSÉES** ne contiennent que de la progestérone, il arrive donc que l'ovulation ait tout de même lieu. Pour être efficace, ce type de contraceptif mise sur d'autres éléments : absence de glaire et affinement de la paroi de l'endomètre.

Tous les contraceptifs hormonaux se valent-ils ?

Globalement, le fonctionnement des contraceptifs hormonaux est toujours le même, qu'il s'agisse d'un patch, d'un stérilet hormonal, d'une pilule ou d'un implant. Tous ont pour vocation de couper la connexion cerveau/ovaires en supprimant les fluctuations hormonales inhérentes au cycle menstruel au naturel.

Lorsque l'on porte un implant un patch ou un DIU (ou stérilet) hormonal, il peut ne pas y avoir de règles de privation, car la diffusion des hormones de synthèse se fait de façon ininterrompue dans le sang. Il arrive cependant que certaines femmes portant un DIU hormonal ou prenant la pilule continue aient de petits saignements (« spotting ») à certains moments, ou des règles anarchiques, car comme évoqué précédemment, avec ce type de contraceptifs l'ovulation n'est pas forcément interrompue. Si des règles apparaissent, celles-ci sont généralement plus faibles car l'endomètre se développe peu. En cas d'inquiétude, n'hésitez toutefois pas à consulter votre médecin.

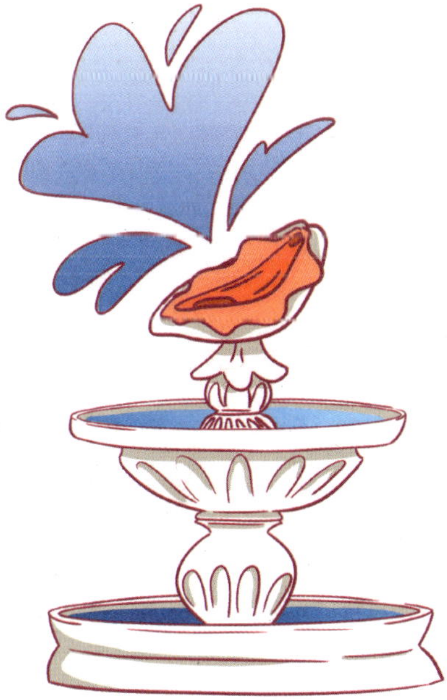

La ménopause

Qu'elle soit précoce ou non, l'arrivée de la ménopause peut être un moment difficile à vivre. Nous l'avons vu au début de ce chapitre, le symbolisme des menstruations est fort et l'idée qu'une femme ménopausée ait atteint sa date de péremption est malheureusement très ancrée. Or, cette étape ne marque pas une fin, c'est simplement un changement ! C'est une nouvelle manière de vivre. Les femmes atteintes d'endométriose peuvent se sentir libérées de la souffrance liée aux règles. Pour toutes celles qui ont vécu en pensant qu'avoir mal était normal, supportant le poids des douleurs, la ménopause sonne, enfin, la fin du combat !

Le sexe et la ménopaus

Selon une récente étude britannique portant sur 3 000 femmes de 42 à 52 ans en périménopause, la fréquence et la régularité des rapports sexuels influenceraient l'âge de la ménopause et la retarderaient. Comme une sorte d'adaptation du corps au comportement sexuel...

Les chiffres

- En moyenne, les femmes sont ménopausées entre 45 ans et 55 ans.
- En 2009, la ménopause concernait 11,5 millions de femmes en France. Il serait peut-être donc temps d'en parler ouvertement !
- Seulement 7 % des femmes entre 40 et 44 ans sont ménopausées. Éprouver un désir de grossesse à 44 ans n'a donc rien de bizarre !
- 83 % des femmes de 50 à 54 ans sont ménopausées.

Qu'est-ce que la ménopause ?

Phénomène naturel et vital, la ménopause protège les femmes d'une grossesse que leur corps ne serait plus capable de supporter et évite des malformations fœtales. Rien n'est fait au hasard dans le corps des humain·e·s !

En pratique, il s'agit de l'arrêt du fonctionnement ovulatoire : les musiciens décident de ne plus jouer leur partition malgré les sollicitations du chef d'orchestre... Les ovaires ne sécrètent plus d'œstrogènes, l'endomètre ne se développe plus et s'atrophie par manque de stimulation hormonale, les saignements s'arrêtent.

Le passage qui handicape bon nombre d'entre nous, c'est surtout la préménopause, dite aussi périménopause, ce moment où le corps amorce sa transition, s'adaptant à des taux hormonaux vacillants. Surgissent alors (ou non) des symptômes très connus : bouffées de chaleur, insomnie, fatigue, irritabilité, dépression, prise de poids, baisse de libido, sécheresse vaginale, tension mammaire...Toutes ces manifestations sont directement liées à la chute des œstrogènes ou à l'excès de leur sécrétion... C'est un peu les montagnes russes hormonales !

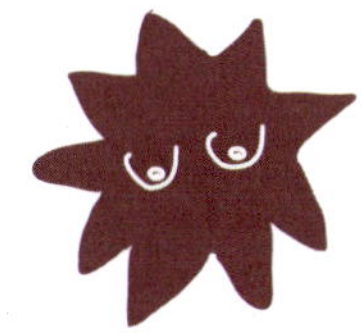

« La ménopause n'est pas une maladie, et le THM n'est ni obligatoire ni toujours nécessaire. »[5]

Traitement substitutif, ou pas ?

Les traitements hormonaux sont assez controversés : on les dit protecteurs de certaines maladies (ostéoporose, maladies cardiovasculaires), mais ils sont aussi des facteurs favorisant les cancers hormonodépendants, comme celui du sein. Un traitement hormonal de la ménopause (THM) doit toujours se discuter avec son médecin.

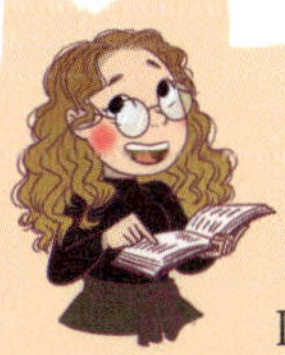

Manon l'ostéo

L'hygiène de vie, l'activité physique, l'alimentation et l'exposition au stress sont, comme toujours, des facteurs influant sur notre bon fonctionnement face à une telle transition. Mais il existe aussi des alternatives naturelles pour pallier la chute d'œstrogènes, en phytothérapie comme en homéopathie. Vous pouvez aussi vous tourner vers des médecines douces telles l'acupuncture ou la médecine chinoise pour calmer de possibles effets secondaires. Quel que soit votre choix, vous pouvez vous faire accompagner par un·e professionnel·le.

5 Dr Anne de Kervasdoué, *La Vie intime des femmes*, Odile Jacob, 2021.

La contraception hormonale, notre alliée fertilité ?

Un jour, au cours d'un échange avec une patiente de 30 ans, j'ai découvert avec stupeur qu'elle prenait la pilule depuis quelques années pour protéger sa réserve ovarienne et éviter une ménopause précoce. Parole de son gynécologue !

Manon l'ostéo

Si la contraception hormonale nous permettait de préserver notre stock d'ovocytes, nous ne serions jamais ménopausées ! Affirmer à une jeune femme de 28 ans, sans arguments cliniques ni imagerie ni examen biologique montrant un déficit ovarien, qu'il faut qu'elle protège sa réserve ovarienne en prenant une pilule est grave ! S'il avait pour but de la convaincre de prendre la pilule alors qu'elle ne souhaitait pas être sous contraception hormonale tout en souhaitant avoir plus tard des enfants, l'argument était puissant... mais totalement FAUX !

« La ménopause ne signifie donc pas que votre corps ne dispose plus suffisamment d'ovocytes, mais simplement que la fin de l'ovulation est programmée dans nos gènes, tout comme d'autres manifestations du vieillissement[6]. »

Lorsque l'on est confrontée à une réserve ovarienne faible, les meilleures solutions sont de lancer assez rapidement son projet de bébé ou de procéder à une congélation d'ovocytes. Des choix qui doivent nécessairement se discuter avec son médecin, son gynécologue ou en parcours PMA.

6 Martin Winckler, *C'est mon corps*, Iconoclaste, 2020, « La ménopause », p. 371.

Le cycle menstruel et les cycles de la vie et de la Terre

Comme nous l'avons vu précédemment, le cycle menstruel se divise en quatre phases[7], dont chacune a son importance. Chaque période pourrait être comparée aux saisons qui rythment l'année et notre cycle à l'évolution d'une plante au fil du temps.

Le cycle menstruel au fil des saisons

L'hiver

En hiver, la graine de notre plante est dans la terre, la vie est présente mais en sommeil. C'est une période de calme, de repos ; on dit que le temps ralentit, s'arrête. Certaines espèces animales hibernent. L'hiver correspond à la période menstruelle, les règles, une période où le calme est souvent nécessaire. Les hormones du cycle sont au plus bas, les ovaires sont au repos. Pour autant, l'ovocyte du prochain cycle est déjà présent à un stade folliculaire. La graine comme le futur ovule sont là : ils attendent le bon moment pour commencer à se développer.

C'est le temps du repli sur soi et de l'introspection, le moment de faire le ménage dans ses pensées avant de réattaquer... Dans la symbolique féminine de Miranda Gray développée dans son livre *Lune rouge*, cette période correspond à la phase de la vieille femme, de la sorcière, qui véhicule avec elle dans les contes l'idée de mort. D'ailleurs, la saison hivernale est souvent associée à cette notion de fin, précédant le renouveau du printemps.

7 Je me suis ici inspirée de deux livres : *Lune rouge : les forces du cycle féminin* de Miranda Gray aux éditions Macro, un beau voyage sous forme de conte qui invite à comprendre les énergies du cycle menstruel, et *Cycle féminin et contraceptions naturelles* d'Audrey Guillemaud aux éditions Hachette.

Le printemps

Le printemps est la saison où les graines deviennent de jeunes pousses et commencent à sortir de terre. Elles grandissent rapidement, soutenues par la montée de sève. Ce phénomène concerne aussi les arbres : en très peu de temps, les feuilles se déploient et les premières fleurs apparaissent. Une montée d'énergie qui s'observe également dans le monde animal : de nouveau, les oiseaux chantent, volent... La saison des amours est lancée !

Le printemps correspond à la phase pré-ovulatoire : l'ovocyte continue son développement folliculaire, il grossit et mature. Il est prêt à éclore... Pendant ce temps, le terrain utérin, qui s'est régénéré, se développe de nouveau. À l'instar de la montée de sève que connaissent les végétaux, il y a une croissance des vaisseaux qui tapissent la paroi interne de l'utérus : l'endomètre se forme.

Dans la symbolique féminine, cette période correspond à la phase de la jeune fille, pleine de vie, de joie et de spontanéité. Cette phase de notre cycle nous donne de l'énergie, on se lance dans de nouveaux projets.

L'été

Les fleurs ont été pollinisées et donnent leurs fruits, le soleil irradie, l'air est chaud. L'été, on s'épanouit...

Cette saison correspond à la période ovulatoire et donc de fertilité, et l'ovule au fruit de notre arbre. Après avoir germé pendant l'hiver puis être monté en fleur au printemps (croissance, maturation du follicule), il est enfin mûr : le follicule libère son ovocyte. Faisant suite à une forte montée hormonale durant la période pré-ovulatoire (le printemps), la période ovulatoire (l'été) correspond à l'apogée du cycle, son épanouissement et son aboutissement. On rayonne à l'image du soleil qui brille de mille feux en cette saison.

Les fleurs ont été pollinisées et donnent leurs fruits, le soleil irradie, l'air est chaud. L'été, on s'épanouit...

Dans la symbolique féminine, cette période correspond à la phase de la mère. Nous entrons dans la période de la maternité - terme à prendre au sens large et qui peut se traduire par une envie de s'ouvrir aux autres, de réunir ses proches autour de soi et de s'occuper des autres. Peut-être que ce sera le moment où vous déciderez de passer un coup de fil à un vieil ami. S'il y a fécondation, cette période se prolongera tout au long de la grossesse avant de s'estomper petit à petit, au retour du cycle menstruel.

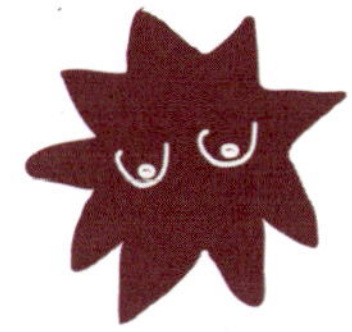

Parmi les quatre saisons que nous traversons, il existe deux saisons dites stables et deux autres de transition.

L'automne

L'automne signe la fin de la période de fertilité dans la nature : les fruits et les cultures ont été récoltés, il ne reste que les racines, les troncs des arbres... La nature ralentit, se préparant à s'endormir pour l'hiver. On constate ce même repli chez les végétaux et les animaux : les premiers cessent de pousser, voire se rétractent, les seconds préparent leurs réserves pour l'hiver.

Dans la symbolique féminine, cette période correspond à la phase de l'enchanteresse. L'ovulation est passée, nous ne sommes donc plus fertiles. Pourtant, l'énergie accumulée pour permettre le développement d'une vie ne disparaît pas. Bien au contraire, elle est disponible en nous, alimentant une grande créativité.

Phases stables, phases instables

Parmi les quatre saisons que nous traversons, il existe deux saisons dites stables et deux autres de transition. L'hiver et l'été sont les saisons de la stabilité, où l'on observe un calme ou une plénitude. Saisons de transition, le printemps et l'automne sont riches en variations, en changements, en croissance ou en décroissance...

Ces temps forts se retrouvent aussi dans notre cycle : les menstruations et l'ovulation correspondent à nos saisons stables, la phase pré-ovulatoire et la phase prémenstruelle aux saisons de transition - forte croissance pour la première (le printemps), lente décroissance pour la seconde (l'automne).

Le cycle lunaire

Tout comme il existe quatre saisons et quatre phases dans notre cycle menstruel, le cycle lunaire est marqué par quatre périodes :

- la nouvelle lune ;
- la lune montante (ascendante) ;
- la pleine lune ;
- la lune descendante.

La nouvelle lune, dite aussi lune noire, correspond à une période de calme, à la mort.

Après la nouvelle lune et l'absence de lumière, revoilà la lune. Elle est montante et la vie reprend ! Un phénomène bien connu des agriculteurs·rices qui constatent que les plantes poussent plus vite en période de lune ascendante... tout comme nos cheveux ou nos ongles. Les coefficients des marées augmentent, la mer étant également influencée par cet accroissement d'énergie, de magnétisme ! La lune montante correspond à notre période pré-ovulatoire et à la saison du printemps. Nous aussi, nous sommes influencées par cette montée d'énergie lunaire ! C'est le moment de se lancer dans un nouveau projet, qu'il soit mûrement réfléchi ou totalement improvisé. L'énergie et la joie d'une jeune fille pleine de vie et insouciante nous habitent.

Lors de la pleine lune, l'énergie éclôt et rayonne. La lune est si lumineuse qu'il fait presque jour en pleine nuit. Cette phase lunaire correspond à notre période ovulatoire et à la saison de l'été. Les coefficients des marées sont les plus hauts, les variations entre marées hautes et marées basses sont fortes. C'est aussi le moment où le risque de raz-de-marée est le plus élevé. Une envie de réunir, de protéger, d'aider peut nous animer. L'instinct protecteur est plus intense à cette période.

Et les hommes dans tout ça ?

La production des spermatozoïdes suit également un rythme cyclique qui dure entre 70 et 80 jours. Cette production est quotidienne : chaque jour, de futurs spermatozoïdes sont en cours de croissance, pendant que les gamètes matures se tiennent prêtes, elles, en cas d'éjaculation.

Quand arrive la lune descendante, décroissante, les cultures poussent nettement moins vite, la nature ralentit sa croissance. Les marées diminuent et les énergies lunaires nous invitent à lever le pied ! Cette phase lunaire correspond à la période prémenstruelle et à l'automne.

Tout comme notre cycle menstruel, le cycle lunaire nous rythme tous les mois, avec parfois une corrélation entre les deux. Leur durée est d'ailleurs assez proche : 29,5 jours pour un cycle lunaire et 28 en moyenne pour un cycle menstruel.

Sans chercher à tout prix à faire une analogie entre phases lunaires et menstruelles, il peut être intéressant d'observer leurs similitudes. N'oublions pas que tous les organismes de notre planète vivent au rythme des saisons et des lunes ! La vie sur Terre est réglée par des cycles, auxquels répondent ceux propres aux femmes et aux hommes. D'ailleurs, au-delà des conceptions mythologiques qui associent traditionnellement la lune à la femme et le soleil à l'homme, ces deux astres influent sur nous tous·tes !

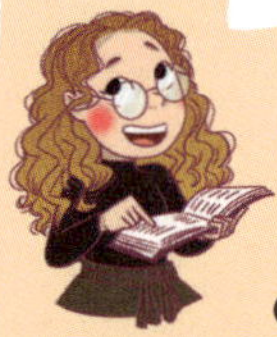

Manon l'ostéo

Cycle menstruel et énergies féminines, mon témoignage

En 2020, durant des vacances, je suis tombée par hasard dans une librairie sur le livre de Miranda Gray, *Lune rouge*. J'ai commencé à le lire par curiosité, sans chercher à me convaincre de possibles liens entre la lune, la nature et mes émotions de femme. D'ailleurs, je n'avais jamais pensé que l'on pouvait être cyclique (dans nos émotions, dans notre énergie à entreprendre, dans notre sociabilité...) au-delà de notre cycle menstruel. Enfin, on m'en avait déjà parlé, mais je n'y croyais pas...

Aujourd'hui, si je consacre une partie de cet ouvrage à ce sujet, c'est parce que, depuis plus de deux ans maintenant, je suis attentive à mes émotions, à mes envies subites, au surgissement d'une envie sexuelle ou d'une pulsion créative... Je les note et regarde la période de mon cycle que je traverse à cet instant. Et à chaque fois, ça ne loupe pas : il y a une corrélation entre ce que j'ai pu lire et ce que je vis a posteriori, c'est-à-dire sans chercher à retrouver ce que j'ai lu. Au-delà de sentir ces variations en moi, je remarque surtout que je ne subis plus les douleurs de mes règles ni ce besoin de moins en faire en période prémenstruelle... Comme si mon corps n'avait plus besoin de réagir de manière extrême maintenant que je lui prête plus d'attention.

Auparavant, mes règles arrivaient très souvent en pleine nuit, par de brutales contractions me réveillant et m'empêchant de retrouver le sommeil. Le meilleur moyen de diminuer ces douleurs était l'activité : marcher, aller travailler, faire du sport, être en mouvement. Or, ce besoin naturel d'activité était en totale contradiction avec le caractère nocturne du début de mes règles. Mais depuis au moins un an maintenant, elles débutent en journée, me permettant de diminuer mes douleurs de manière complètement naturelle. À chaque cycle, je remercie mon corps pour cela.

J'accepte également de diminuer mes activités les jours précédant mes règles. Je ne lutte plus contre ce besoin de ralentir, de moins en faire, d'être moins sociable, car je sais désormais que tout cela reviendra plus tard, lors du cycle suivant.

Les protections menstruelles

« La précarité menstruelle concerne près de 2 millions de femmes dont l'accès aux protections hygiéniques est difficile ou impossible pour des raisons avant tout financières[8]. »

Donner accès aux protections hygiéniques à tou·te·s est un véritable enjeu de société, auquel s'ajoutent les inégalités d'accès à des produits de qualité. Un combat doit être mené pour favoriser l'accès aux protections menstruelles à tout le monde !

Les protections traditionnelles : les serviettes et tampons jetables

Adolescentes, nous avons toutes acheté des serviettes Nana®, Always® ou des tampons Tampax®. On les utilisait sans trop se poser de questions. Une serviette qui sentait la rose ? On trouvait cela important, puisqu'on nous répète sans cesse que les règles ne sentent pas bon, mais ce n'est, une fois de plus, qu'un diktat supplémentaire pesant sur nous !

Petit historique

On s'en doute, avant les protections hygiéniques vendues dans le commerce, les femmes ont expérimenté de nombreux moyens pour recueillir le sang de leurs règles. Dans *Les Joies d'en bas*[9], les autrices relatent ainsi une anecdote se rapportant à une célèbre mathématicienne grecque : « Hypatie d'Alexandrie, qui vivait aux alentours de 400 après J.-C., aurait voulu décourager un admirateur trop insistant en lui jetant son chiffon sanglant

8 www.pas-de-calais.gouv.fr/Actualites/Actualites/Lutte-contre-la-precarite-menstruelle.

9 Nina Brochmann et Ellen Støkken Dahl, *Les Joies d'en bas*, Actes Sud, 2018, p. 89.

à la figure. » Dans la Grèce antique, les femmes auraient utilisé des petits bâtons de bois sur lesquels elles enroulaient des compresses. Au Moyen Âge, les femmes ne portaient pas de protections et laissaient le sang s'écouler et être absorbé par leur jupon. À cette époque, les règles étaient taboues, on leur attribuait un caractère maléfique et dangereux. C'est ainsi que le pape Innocent VIII les décrivait en 1488 : « Les maudites ont fustigé le produit de la terre, les raisins de la vigne, les fruits des arbres ainsi que vignobles, vergers, prairies, pâturages, maïs, blé et toutes autres céréales. Elles affligent les bêtes de maladies ; elles tuent la progéniture du bétail et empêchent les hommes d'exécuter l'acte sexuel et les femmes de concevoir. » Ce n'est qu'à la fin de la Première Guerre mondiale que commencera l'industrialisation des protections menstruelles.

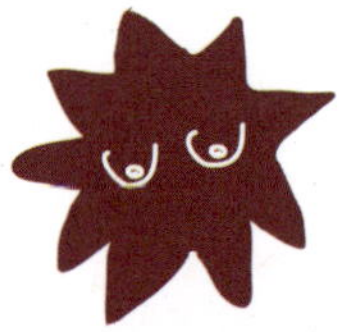

« En France et en Europe, les tampons, serviettes hygiéniques, protège-slips et coupes menstruelles ne relèvent d'aucune réglementation spécifique, que ce soit pour leur composition, leur fabrication ou leur utilisation[10]. »

Une composition plus que controversée

Aujourd'hui, les révélations faites sur la composition et les méthodes de production des protections hygiéniques sont loin de s'inscrire dans l'air du temps : hyperpolluantes, nocives, elles ne répondent pas à des normes de fabrication réglementées.

Les industriels du secteur n'ont en effet aucune obligation d'afficher la composition de leurs serviettes et tampons. Un vide juridique qui ne peut que les arranger lorsque l'on voit les ingrédients que l'on retrouve dans la grande majorité des produits vendus en supermarché :

- Elles sont composées à plus 90 % de dérivés de pétrole, donc de matière plastique (pas du tout sympa pour la planète) !
- Elles contiennent des traces de pesticides comme le glyphosate (classé cancérogène probable), le lindane et le quintozène qui sont interdits en Europe depuis 2000.

10 . Rapport de l'Anses (Agence nationale de sécurité sanitaire de l'alimentation, de l'environnement et du travail), novembre 2019.

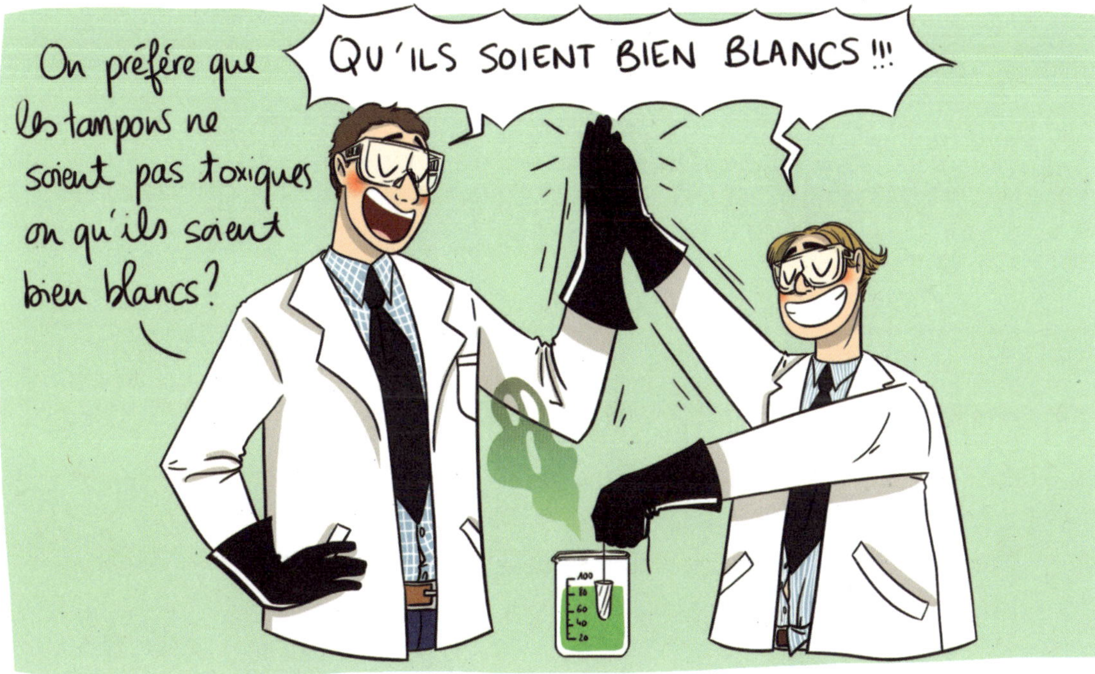
On préfère que les tampons ne soient pas toxiques ou qu'ils soient bien blancs ?
QU'ILS SOIENT BIEN BLANCS !!!

- Elles contiennent également des perturbateurs endocriniens du type phtalates, dioxines et furanes, HAP (hydrocarbures aromatiques polycycliques) et parfums.
- En outre, les serviettes et les tampons sont blanchis au chlore, vous savez, ce produit utilisé dans les piscines, qui tiraille et assèche notre peau… Dès lors, l'on comprend mieux pourquoi lorsque l'on retire un tampon pas complètement imbibé de sang, on a l'impression d'arracher notre muqueuse !

« Plus de 2 milliards de tampons et serviettes menstruelles sont jetés chaque année en France. […] Le plastique qu'elles contiennent met en moyenne 500 ans à se dégrader, alors que ces serviettes ou tampons n'ont servi que quelques heures.[11] »

11 . www.zerowastefrance.org/projet/zero-dechet-pour-les-regles-aussi/.

Les labels

En l'absence de réglementation, certaines marques de produits hygiéniques se tournent vers des labels indépendants pour faire estampiller leurs produits, leur assurant une reconnaissance de qualité tant au niveau de leur composition que dans leur mode de production.

L'Écolabel européen, que l'on retrouve sur certains paquets de serviettes périodiques, tampons hygiéniques, coussinets d'allaitement et couches pour bébé. Ce label permet de distinguer les produits de qualité les plus respectueux de l'environnement. Il garantit la réduction de leur impact environnemental tout au long du cycle de vie du produit (de sa création à sa dégradation), en réduisant l'utilisation de substances dangereuses et la réalisation de tests de qualité et de performance. Il s'agit du seul label écologique officiel utilisable dans tous les pays membres de l'Union européenne.

Le label GOTS[12] (Global organic textile standard) est attribué aux textiles biologiques respectant les valeurs écologiques et sociales suivantes : procédés de production et de transformation respectueux de l'environnement,

- respect et amélioration des conditions de travail ;
- promotion de l'utilisation de fibres biologiques ;
- interdiction d'intrants dangereux comme les métaux lourds toxiques, les solvants aromatiques, etc.[13]

Les produits textiles ayant reçu le label Oeko-Tex ne peuvent contenir aucun résidu de pesticides ou de métaux lourds tels que le plomb ou le cadmium. Cette certification présente néanmoins certaines limites :

- elle ne tient pas compte de normes d'émissions polluantes maximales dans l'air et l'eau lors de la production du textile.
- Les organismes génétiquement modifiés ne sont pas interdits, ni les processus de production nuisibles.

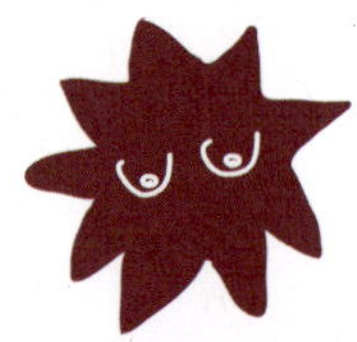

Les protections menstruelles en chiffres

En moyenne, une femme vit 13 cycles par an de 5 jours pendant 35 ans. En tout, elle va utiliser environ 5 900 protections menstruelles jetables (serviettes et tampons confondus), d'après un rapport de l'Anses.

12 www.labelinfo.be/fr/label/gots.

13 www.ecocert.com/fr-FR/certification/textile-biologique-gots.

- Elle ne s'intéresse pas à l'origine du textile et ne fait donc aucune distinction entre les tissus biologiques et ceux qui ne le sont pas.
- Elle ne prend pas en considération les conditions de travail.

Si le label Oeko-Tex, plutôt prisé, fleurit partout, il faut tout de même savoir que les meilleurs restent GOTS et Écolabel.

La cup, ou coupe menstruelle

Qu'est-ce que c'est ?

Ce dispositif en forme d'entonnoir se place dans le vagin, dont il épouse les parois, pour récolter le sang des règles. Appelé cup ou coupe menstruelle, cette coupelle ne date pas d'hier puisqu'elle a vu le jour dans les années 1930. Il existe plusieurs tailles et formes selon le flux, le nombre d'accouchements que l'on a vécus, etc.

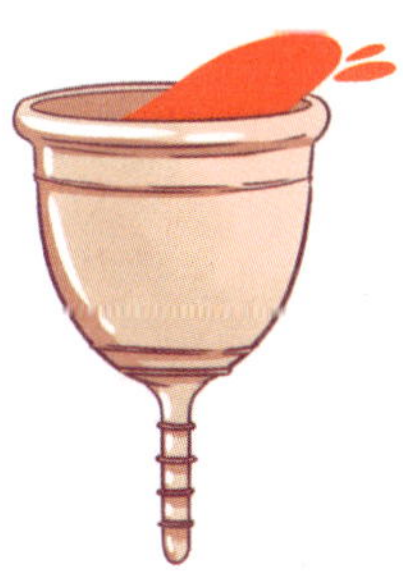

Avantages et inconvénients

La coupe menstruelle présente plusieurs avantages :

- pratique, elle permet de faire du sport, de la natation, notamment, sans aucune contrainte.
- Économique, sur le long terme, elle coûte moins de 25 € pour de nombreuses utilisations.
- Écologique, elle a une durée de vie de 5 à 10 ans. Ça en fait, des déchets en moins !

Cependant, ses inconvénients ne sont pas à négliger :

- Elle ne convient pas aux personnes mal à l'aise avec l'idée d'avoir quelque chose dans leur vagin. Il faut aussi être à l'aise avec la manipulation et la vue de son sang lors de la vidange de la cup.
- Elle doit être vidée toutes les 6 heures environ, et donc nécessite un accès à des sanitaires. Elle doit aussi être stérilisée régulièrement (à chaque début de cycle) et

nettoyée une fois par jour, ce qui n'est pas toujours évident pour tout le monde.

- Comme les tampons, elle présente un risque de choc toxique.

Le syndrome du choc toxique

Bien que rare, le SCT, ou syndrome du choc toxique, a tendance à nous hanter dès que l'on porte un peu trop longtemps un tampon ou une cup ! Néanmoins, en 2004, une vingtaine de femmes en France avaient été touchées. D'après les études scientifiques, 1 % à 20 % des femmes sont naturellement porteuses du staphylocoque doré, la bactérie responsable du SCT. Chez elles, le risque de le développer est plus élevé.

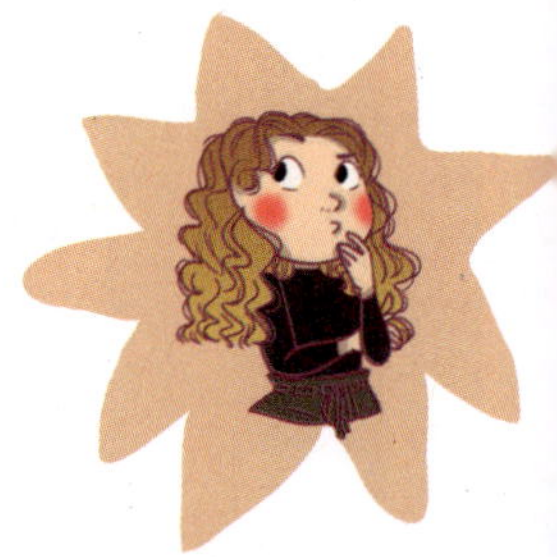

En voici les symptômes :

- fièvre, frissons, suées,
- nausées, vomissements, vertiges, courbatures.

Si vous les ressentez, retirez immédiatement votre tampon ou votre cup et rendez-vous à l'hôpital. Prise à temps, l'infection sera vite contrôlée et de graves complications seront évitées.

Pour ne pas vous exposer au risque, changez votre tampon ou votre cup toutes les 6 heures maximum. N'hésitez pas à programmer une alarme pour vous le rappeler. Si vous utilisez des tampons, préférez ceux destinés aux flux moyens : vous devrez ainsi les changer régulièrement. Enfin, la nuit, privilégiez une serviette lavable ou une culotte menstruelle - d'autant qu'elles sont extrêmement confortables !

Comment mettre et retirer une coupe menstruelle ?

Elle est toujours fournie avec une notice d'utilisation, référez-vous-y afin de l'insérer et de l'ôter correctement. Pour vous aider à bien la prendre en main, voici quelques conseils supplémentaires :

- avant de l'introduire, pliez-la en deux, insérez-la puis laissez-la s'ouvrir toute seule une fois en place.

- Vous pouvez la lubrifier au niveau de l'orifice vaginal si nécessaire. Renseignez-vous sur les produits les plus adaptés à votre corps et à votre utilisation.
- Si vous mettez un pied en hauteur (sur un lit par exemple) en laissant l'autre à terre, vous aurez un meilleur angle d'ouverture.
- Pour l'enlever, tirez sur la petite tige. Il est parfois délicat de passer l'orifice vaginal, les fibres du périnée pouvant être tendues ou douloureuses. Dans ce cas, allez chercher les bords de la cup, pincez-les pour réduire le diamètre, soufflez et décontractez-vous pour mieux vivre cette étape assez désagréable.

Les serviettes et culottes menstruelles lavables

Elles existaient avant qu'on les oublie à l'air de l'industrialisation, qui a mis en avant leurs versions jetables, moins contraignantes. Mais aujourd'hui, comme dans bien d'autres domaines, on a tendance à se tourner vers des solutions qui ont fait leurs preuves. Les protections menstruelles n'y échappent pas : tant mieux pour nous et notre écosystème !

Si vous souhaitez les acheter dans le commerce, je vous conseille de choisir une marque dont la qualité est reconnue par un label, le mieux étant le GOTS. Si vous passez par un·e ami·e qui coud culottes et serviettes, renseignez-vous au préalable sur les tissus utilisés. Toutefois, tout le monde n'a pas accès aux meilleures alternatives écologiques, qui peuvent parfois être chères au moment de l'achat. Le principal est de faire de son mieux, à son échelle de possibilité.

Avantages et inconvénients

Les protections lavables offrent de nombreux avantages :

- elles contiennent beaucoup moins de produits toxiques, de dérivés de la pétrochimie, et aucun parfum.
- Bien qu'un peu chères à l'achat, elles demeurent économiques au regard de leur durée d'utilisation (5 à 10 ans).
- Réutilisables, elles sont donc beaucoup plus écologiques. En outre, leur procédé de fabrication est moins polluant que des protections classiques.
- Elles sont aussi pratiques que confortables, tout particulièrement les culottes – une formidable invention !

Le seul inconvénient est qu'il vaut mieux être à l'aise avec son sang parce qu'il faut les nettoyer. Si c'est votre cas : des modèles noirs permettent de cacher la couleur rouge, et préférez la machine à laver plutôt que le lavage à la main.

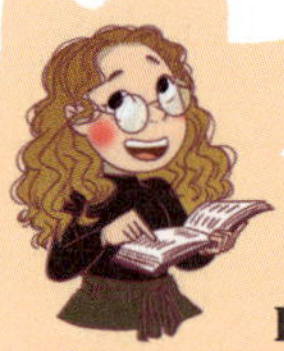

Manon l'ostéo

Le flux instinctif

C'est la méthode la plus naturelle, celle qui vous permettra de reprendre contact avec votre corps, de l'écouter. Elle consiste à contracter son périnée pour retenir son flux sanguin, de le libérer régulièrement aux toilettes, à la faveur d'une contraction utérine. Elle représente donc la « protection » la plus respectueuse de notre corps, de notre environnement et de notre porte-monnaie. L'inconvénient, c'est qu'il faut être 100 % disponible pour écouter son corps, avoir beaucoup de temps pour s'entraîner… et avoir des toilettes à proximité. Ce qui ne correspond pas toujours à nos modes de vie actuels. C'est aussi une méthode qui ne convient vraiment pas à tout le monde, il ne faut pas se culpabiliser de ne pas y arriver.

COMMENT CHOISIR SES PROTECTIONS MENSTRUELLES ?

Ce quiz a pour but de vous orienter vers le type de protections le plus adapté.

1. Êtes-vous à l'aise avec le fait de mettre quelque chose dans votre vagin ?

- ✸ Aucun souci.
- ✸ Si c'est petit et que c'est facile à mettre, d'accord.
- ✸ Non, pas à l'aise.

2. Êtes-vous à l'aise avec l'idée de toucher votre sang ?

- ✸ Je ne supporte pas la vue du sang.
- ✸ Pas très à l'aise.
- ✸ Complètement.

3. L'impact environnemental de vos protections est-il important pour vous ?

- ✸ Je n'y pense jamais.
- ✸ Oui, tout à fait.
- ✸ Ce n'est pas une priorité.

4. Avez-vous facilement accès à un lavabo dans la journée ?

- ✸ Oui, toujours.
- ✸ Parfois.
- ✸ Non, très peu.

✸ Si vous êtes à l'aise avec l'idée de mettre quelque chose dans votre vagin, que manipuler votre sang ne vous dérange pas et que l'impact environnemental de vos protections compte pour vous, choisissez la coupe menstruelle, à condition d'avoir accès à un lavabo.

✸ Si vous n'êtes pas à l'aise avec l'idée de mettre quelque chose dans votre vagin, mais que le sang ne vous dérange pas, optez pour les serviettes lavables et les culottes menstruelles.

✸ Si vous n'êtes pas à l'aise avec l'idée de mettre quelque chose dans votre vagin, ni avec votre sang, les serviettes jetables labellisées sont la meilleure option.

Les troubles du cycle menstruel

Les cycles anovulatoires ou l'aménorrhée

L'aménorrhée, qui signifie l'absence de règles, peut être physiologique mais elle est aussi parfois le signe d'un dysfonctionnement ou d'une pathologie. En outre, il arrive que le cycle menstruel soit déstabilisé de manière transitoire ou durablement. Qu'est-ce qui explique que nous ayons, ou non, nos règles ? Pourquoi certains cycles durent-ils des mois avant l'arrivée des règles ?

Tout d'abord, il existe deux types d'aménorrhée : celle dite « primaire », qui concerne les jeunes femmes n'ayant jamais eu de règles, et l'aménorrhée secondaire, qui survient alors que les menstruations sont déjà apparues. De nombreux événements peuvent déclencher une aménorrhée : une grossesse, une contraception hormonale, un accouchement, un allaitement, une IVG, des dérèglements hormonaux (hyperprolactinémie, SOPK), des TCA (troubles du comportement alimentaire), une forte activité physique, la périménopause…

Que se passe-t-il dans notre système gynécologique lors d'une aménorrhée ?

La présence ou l'absence de règles dépend avant tout de l'ovulation. Pas d'ovulation, pas de règles ! Rappelons que l'ovulation se joue lors de la phase folliculaire, qui suit les règles, et que cette phase peut être très longue tant que l'ovocyte mature n'est pas expulsé de l'ovaire.

Pourquoi restons-nous en phase folliculaire ?

Une stagnation peut s'expliquer par un manque de stimulation hormonale ou, au contraire, par une hyperstimulation hormonale : c'est le cas de l'hyperprolactinémie, par exemple, qui entraîne une production excessive de prolactine - hormone de la lactation produite dans l'hypophyse - en dehors d'un allaitement. Quand la prolactine est produite en excès, elle impacte le cycle menstruel en le rendant très irrégulier ou en entraînant une aménorhée.

Manque de stimulation

Il arrive que notre FSH ou nos œstrogènes soient trop bas pour permettre la croissance et la maturation d'un follicule. Quelle qu'en soit la raison, toute femme peut connaître une période d'aménorrhée à un moment dans sa vie. Lorsqu'elle se présente, la première chose à faire est d'exclure une grossesse. Si celle-ci n'est pas avérée et que l'aménorrhée perdure, par exemple plus de trois mois, il est intéressant de réaliser un bilan sanguin, avant de s'orienter vers d'autres examens secondaires.

Comme nous l'avons déjà vu, notre cycle menstruel est le reflet de notre état de santé global. Lorsqu'un cycle se met en pause de manière chronique (plus de 3 mois), c'est un signal que nous envoie notre corps. Il faut l'écouter et chercher à comprendre ce qui se passe sans pour autant se mettre la pression.

Les règles ne sont pas vitales, ne pas avoir ses règles n'est pas dangereux pour la santé !

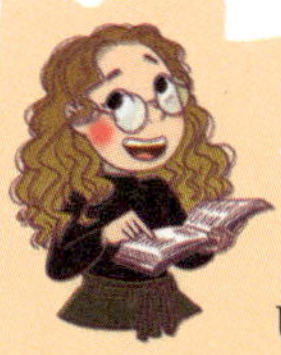

Manon l'ostéo

Une aménorrhée peut survenir spontanément. Je vous encourage à regarder ce qui s'est passé dans votre vie juste avant sa survenue : elle peut être en lien avec un choc psychologique, physique, une opération, une reprise d'activité physique intensive ou encore un changement alimentaire.

Voici le témoignage de Pauline, sujette aux aménorrhées par manque de stimulation hormonale exogène :

« J'ai eu mes premières règles à l'âge de 13 ans. Pendant trois bonnes années, elles étaient régulières et peu douloureuses. À mes 16-17 ans, mes cycles sont devenus plus irréguliers, jusqu'à se dérégler totalement. J'ai fini par ne plus avoir mes règles du tout, sans que je puisse identifier une cause particulière (pas de perte de poids brutale ou de changement d'alimentation radical, par exemple), même si l'on a compris plus tard que le facteur psychologique - des bouleversements dans ma vie personnelle - avait peut-être joué sur le dérèglement de mon cycle.

« Je suis allée consulter plusieurs professionnels pour évoquer avec eux mon aménorrhée. J'ai d'abo vu une gynécologue. El m'a fait faire quelques examens qui n'ont pas fait apparaître de problème physiologiqu particulier. »

Je suis allée consulter plusieurs professionnels pour évoquer avec eux mon aménorrhée. J'ai d'abord vu une gynécologue. Elle m'a fait faire quelques examens qui n'ont pas fait apparaître de problème physiologique particulier. Elle m'a donc réorientée vers une endocrinologue. Après de multiples examens, les médecins ont conclu qu'il n'y avait pas de problème physique évident permettant d'expliquer le phénomène (pas de kyste aux ovaires, par exemple), et que mon aménorrhée devait simplement être liée au fait que "mes ovaires étaient trop feignants" ou que "mes hormones n'étaient pas assez stimulées".

On m'a donc prescrit une pilule non contraceptive forte en œstrogènes et qui provoquait de "fausses règles" pour rétablir mes cycles sur une base normale. Je n'étais pas nécessairement convaincue par l'utilité de cette pilule, mais j'avais encore peu de regard critique sur la situation, et le fait de ne pas avoir de règles du tout me préoccupait. J'ai donc pris cette pilule tous les jours, pendant plusieurs années.

La pilule n'a pas eu d'effets secondaires indésirables. Je n'ai pas pris ou perdu de poids, je n'ai pas eu d'effets cutanés particulièrement visibles, et j'avais des règles tous les mois, en général peu douloureuses.

Lorsque j'ai commencé à avoir des relations sexuelles, je n'ai pas changé de pilule. Sachant que celle qu'on m'avait prescrite était non contraceptive, j'ai privilégié le préservatif comme moyen de contraception. Je me suis plusieurs fois posé cette question : comment pourrais-je savoir si un jour ma contraception échoue, puisque ma pilule me provoque de fausses règles, et que je continuerai donc à avoir mes règles, même si je suis enceinte ?

Face à ce questionnement, et grâce à une prise de recul sur la situation au fur et à mesure, j'ai décidé d'arrêter la pilule. Je me suis aussi rendu compte que provoquer l'apparition de règles qui n'étaient pas naturelles avait bien plus d'inconvénients que d'avantages. L'arrêt de la pilule m'a conduite à un retour à la situation précédente : l'absence de règles.

Cependant, lorsque j'ai fréquenté quelqu'un pendant quelques semaines, mes règles sont revenues durant cette période, comme par magie ! Lorsque la relation a cessé, j'ai à nouveau été aménorrhée. Conclusion : il semble donc bien qu'il s'agisse d'un manque de stimulation des hormones, comme me l'avaient expliqué les médecins. Pour autant, prendre une pilule "juste pour avoir des règles tous les mois" n'a pas été utile ni efficace pour régler le problème. Aujourd'hui, je préfère garder mon corps au naturel, avec ou sans mes règles ! »

Pauline, 26 ans

Aménorrhée et troubles du comportement alimentaire

Une aménorrhée est influencée par notre hygiène de vie ainsi que notre contexte psychologique et physique. Les troubles du comportement alimentaire (TCA) font partie des causes possibles.

Qu'est-ce que les TCA ?

Les troubles du comportement alimentaire entraînent des carences importantes, notamment en glucides et en lipides. Or, les lipides, pourtant essentiels au bon fonctionnement de nos systèmes hormonal, nerveux et cardiovasculaire, sont trop souvent montrés du doigt. Notre contexte social favorise le développement de TCA chez les personnes, le plus souvent des femmes, et les pousse à développer un rapport problématique à la nourriture. Alors que ces jeunes femmes ont justement besoin de lipides afin d'assurer la mise en route du cycle menstruel ! Nos hormones sexuelles - œstrogènes et progestérones - ont en effet besoin de gras, de cholestérol.

Les troubles du comportement alimentaire entraînent des carences importantes, notamment en glucides et en lipides. Or, les lipides, pourtant essentiels au bon fonctionnement de nos systèmes hormonal, nerveux et cardiovasculaire, sont trop souvent montrés du doigt.

C'est pourquoi, quand la réserve en lipides est insuffisante, le corps préfère mettre le cycle menstruel en pause. Dans ce contexte, le risque de grossesse serait trop dangereux, voire mortel. Une carence prolongée en lipides entraîne des aménorrhées à court terme, impactant directement la fertilité ; à moyen et long terme, ces carences favorisent l'ostéoporose et la résistance à l'insuline, favorisant ainsi l'apparition de diabète.

LES OMÉGA-3, CES LIPIDES QUI VOUS VEULENT DU BIEN

On les trouve principalement dans :

- l'huile de noix,
- les poissons gras (maquereau, sardine, saumon, thon...),
- les oléagineux (noix, amandes, noix de cajou, noisettes, etc.).

L'insuffisance ovarienne

L'insuffisance ovarienne concerne les femmes qui possèdent un stock ovarien nettement inférieur aux 100 000 à 200 000 follicules habituels. Elle entraîne une ménopause précoce, et avec elle des troubles de la fertilité assortis de possibles effets secondaires de la ménopause : risque d'ostéoporose (et donc fragilité osseuse conduisant à des fractures), exposition aux maladies cardiovasculaires...

En symptôme précoce, on retrouve des cycles très longs. Attention toutefois à ne pas faire de raccourci : ce n'est pas parce que vous avez des aménorrhées que cela signifie que vous êtes en insuffisance ovarienne ! Ce diagnostic doit être établi par un dosage sanguin.

Le syndrome des ovaires polykystiques (SOPK)

Encore trop méconnu mais fréquent, il touche actuellement 1 femme sur 10. C'est d'ailleurs la première cause d'infertilité féminine. Son nom porte à confusion : il a été établi dans les années 1930 lorsque l'on a observé ce que l'on croyait être des kystes sur les ovaires de certaines patientes. En réalité, il s'agissait d'une multitude de follicules ovariens qui n'étaient pas arrivés à maturité.

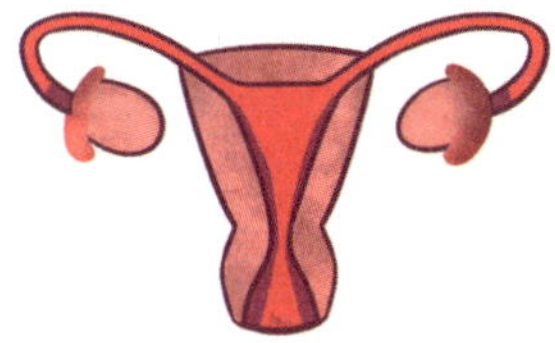

Au-delà de l'infertilité qu'il peut entraîner, le SOPK a d'autres effets : acné sur le visage, pilosité exacerbée à des endroits inhabituels (hirsutisme), chute de cheveux (alopécie), prise de poids non maîtrisée, ovulations irrégulières, exposition au diabète, augmentation du risque de fausse couche...

Pourquoi une infertilité ?

Le symptôme principal du SOPK est l'aménorrhée ou des cycles très, très longs... Or, comme nous l'avons vu précédemment, s'il n'y a pas de règles, il n'y a pas d'ovulation ou alors très irrégulière. Et sans ovulation, impossible d'avoir une sexualité fécondante. Voilà pourquoi de nombreuses femmes découvrent souvent un SOPK quand une grossesse se fait attendre.

Pourquoi cette accumulation de follicules ?

Un ovaire physiologique contient toujours plusieurs follicules à sa surface (entre 5 et 10). Dans le SOPK, le nombre de ces follicules est bien plus important. Cette présence surnuméraire est due à une surproduction de testostérone qui bloque leur maturation : les follicules s'accumulent mais n'arrivent jamais à maturation. Comme le précisent les autrices des *Joies d'en bas* : « Les kystes sont comme de petites vésicules remplies de liquide transparent, qui font ressembler les ovaires à des grappes de raisins. ».[14] Les femmes souffrant d'un SOPK produisent des hormones androgènes (testostérone) en quantité excessive, entraînant certains symptômes comme l'apparition de poils noirs sur le visage, la poitrine (appelé l'hirsutisme)...

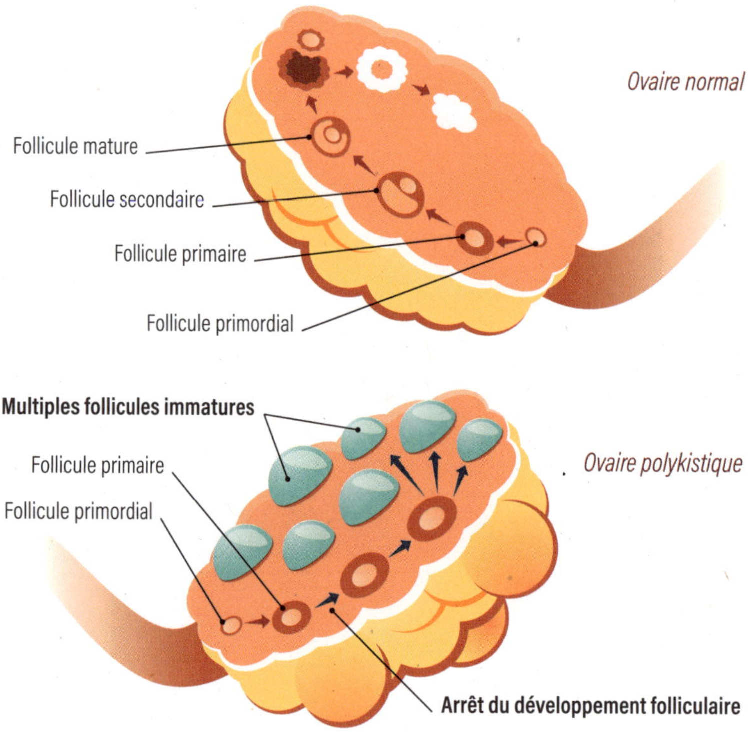

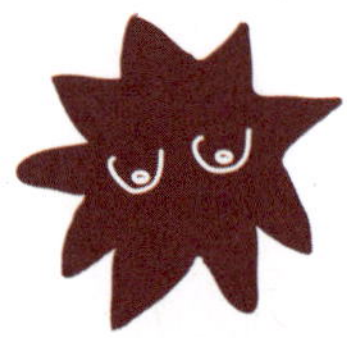

Les kystes fonctionnels
On retrouve souvent ce terme dans les comptes rendus des échographies pelviennes. Les kystes fonctionnels sont en lien avec l'activité ovarienne et correspondent à de gros follicules pré-ovulatoires n'ayant pas abouti à la libération d'un ovule. Ces kystes régressent spontanément en quelques semaines dans 90 % des cas.

Mais pourquoi produit-on trop de testostérone ?

Comme nombre de troubles féminins (j'insiste !), le SOPK a été mis en lumière tardivement, et on ne sait pas encore ce qui provoque cet excès. Toutefois, les scientifiques s'accordent à dire que les principaux facteurs sont :

- un déséquilibre hormonal d'origine central, c'est-à-dire au niveau de l'hypophyse, avec une modification de la sécrétion de LH par rapport à la FSH ;
- un déséquilibre hormonal d'origine ovarienne : les ovaires sécrètent trop d'androgènes, en particulier de testostérone ;

14 Nina Brochmann et Elle Stocken Dahl, *Les Joies d'en bas*, Actes sud, p. 296.

- un caractère héréditaire, donc génétique : « Le SOPK est caractérisé par une forte composante héréditaire : entre 60 à 70 % des filles nées de mères atteintes d'un SOPK développent des symptômes[15] » ;
- l'épigénétique.

L'ÉPIGÉNÉTIQUE, QUÈSACO ?

Cette discipline scientifique s'intéresse à l'action que peuvent avoir certains facteurs externes sur nos génétiques et sur l'incidence d'un grand nombre de maladies, comme le SOPK, l'endométriose, les cancers, les pathologies neurodégénératives (Parkinson, Alzheimer...) ou systémiques (diabète). C'est elle qui a mis en lumière le fait que certains éléments extérieurs sont capables de modifier transitoirement ou durablement notre ADN. Parmi eux, on trouve :

- l'environnement : où vit-on ? En ville, entouré·e de pollution carbonique ? À la campagne, au milieu de champs traités avec des pesticides ?
- notre mode de vie : en menant (ou en subissant, sans même parfois sans rendre compte) une vie à 100 à l'heure, où il faut être toujours plus productif·ve, plus rapide, nous nous exposons à des facteurs qui influencent notre ADN : le stress, la qualité de notre alimentation, le tabac...

Traiter le SOPK ?

Le SOPK est un syndrome qui peut évoluer spontanément vers la guérison, se maintenir ou se dégrader. Les symptômes qu'il entraîne, comme l'hirsutisme et l'alopécie, peuvent le rendre difficile à vivre. Longtemps, on a donné un traitement dénommé « Androcur » qui est très efficace sur ces symptômes, sauf que ce traitement présente un risque majoré de développer un méningiome. Le méningiome est une tumeur majoritairement bénigne qui se développe à partir des méninges. Ce risque augment principalement lorsque le traitement est pris au long cours et à forte dose. Dans la moitié des cas, le méningiome régresse à l'arrêt du

15 « Transmission du SOPK de mère en fille, l'épigénétique en cause », Inserm, février 2021.

traitement. Sauf qu'on note aussi quelques cas de méningiome qui se déclare lors d'une grossesse alors que le médicament avait été arrêté quelques années auparavant.

Depuis le 1er juillet 2019, une attestation d'information cosignée par le médecin prescripteur et la/le patiente est nécessaire pour toute délivrance pour les initiations de traitement. Une IRM cérébrale est aussi demandée avant de débuter le traitement, puis une IRM tous les 5 ans de suivi doit être aussi réalisée.

Autre traitement du SOPK contre le trouble de la fertilité qu'il peut entraîner : le drilling ovarien. Il s'agit de réaliser au laser sous coelioscopie des micro-perforations de la corticale des ovaires (l'enveloppe tissulaire des ovaires) dans le but de retrouver une fonction ovarienne normale.

Le SOPK peut aussi être soulagé par « l'hygiène de vie » : pratiquer une activité physique régulière, introduire plus d'aliments « simples » (non transformés) dans ses repas, consulter une naturopathe pour trouver des plantes équilibrantes...

L'infertilité ne signifie pas stérilité, la nuance est importante, un couple infertile peut réussir à avoir un bébé naturellement notamment grâce à la PMA Procréation Médicalement Assistée, un couple stérile ne le pourra pas.

Infertilité

L'infertilité c'est ¼ de cause mixte (femme et homme), ¼ de cause féminine et ¼ de cause masculine, et ¼ d'infertilité inexpliquée : les examens reviennent sans anomalies, on ne sait pas justifier médicalement la cause de cette infertilité.

L'infertilité est définie par une absence de grossesse pendant une période d'au moins douze moins de rapports sexuels non protégés. Quand elle est inexpliquée, cela peut-être intéressant de comprendre ce que représente pour vous la maternité, la parentalité. Peut-être qu'il y a des choses à creuser dans votre passé ou celui du partenaire, pourquoi ne pas vous faire aider en commençant une approche psychologique, psycho-émotionnelle, physique voire énergétique si vous y êtes sensible.

- Les causes d'infertilité féminine : le SOPK, l'insuffisance ovarienne, anomalie des trompes utérines, anomalie morphologique de l'utérus, l'endométriose et l'adénomyose.
- Les causes masculines : insuffisance testiculaire : anomalie de la quantité et de la qualité des spermatozoïdes, voir l'absence totale de spermatozoïdes.
- L'infertilité peut être d'origine centrale entraînant une altération de la production des hormones hypothalamo-hypophysaires chez les deux sexes.
- Le stress comme pour beaucoup de troubles à son rôle à jouer : « Les chances de fécondation seraient diminuées de près de 40 % chez les femmes présentant un niveau de stress élevé au moment de la fécondation. » d'après l'inserm.
- Le taux de masse grasse qu'il soit manquant ou en excès est aussi un facteur influençant la fertilité.

Une fois l'infertilité diagnostiquée commence le parcours PMA

Le projet de Loi bioéthique du 28-09-2021 donne accès à toutes les femmes à la PMA, sous quelques conditions quand même. L'avancée majeure, c'est le droit d'accès pour les couples lesbiens (elles devront signer une déclaration anticipée de volontés pour être reconnue comme parents) et les femmes célibataires. Le droit de congeler ses ovocytes à partir de 29 ans jusqu'à 37 ans.

Le don de sperme ne sera plus anonyme, une personne née d'un don pourra avoir accès à des données non identifiables du donneur ou à son identité, selon le choix du donneur.

Six procédures d'insémination artificielle sont remboursées par la Sécurité Sociale.

Deux types de procédé :

- **Insémination artificielle :** on aide la rencontre entre l'ovule et les spermatozoïdes en déposant du sperme directement dans l'utérus ou au niveau du col de l'utérus. En général, il est réalisé une stimulation ovarienne chez la femme pour potentialiser cette rencontre.

La FIV : la fécondation In Vitro

Le premier succès de FIV en France a donné naissance à Amandine en 1982. La FIV consiste à créer une rencontre entre le meilleur ovocyte et le meilleur spermatozoïde dans un autre milieu que la trompe utérine, dans une éprouvette en laboratoire. Une fois l'ovule fécondé, il est implanté dans l'utérus quarante-huit heures après.

Quatre procédures de FIV sont remboursées par la Sécurité Sociale.

La procédure de FIV n'a rien d'une balade de santé, entre prise de sang, injection quotidienne pour stimuler les ovaires, effets secondaires des stimulations hormonales, examens gynécologiques parfois douloureux, fatigue, stress, espoirs et parfois désespoir... Quand on sait que le stress réduit de 40 % les chances de fécondation, on peut vite comprendre que l'ambiance en FIV n'est pas forcément des plus favorables. Pourquoi ne pas prendre des moments pour soi lors de ces procédures éprouvantes : massage, méditation, soins énergétiques, balades...

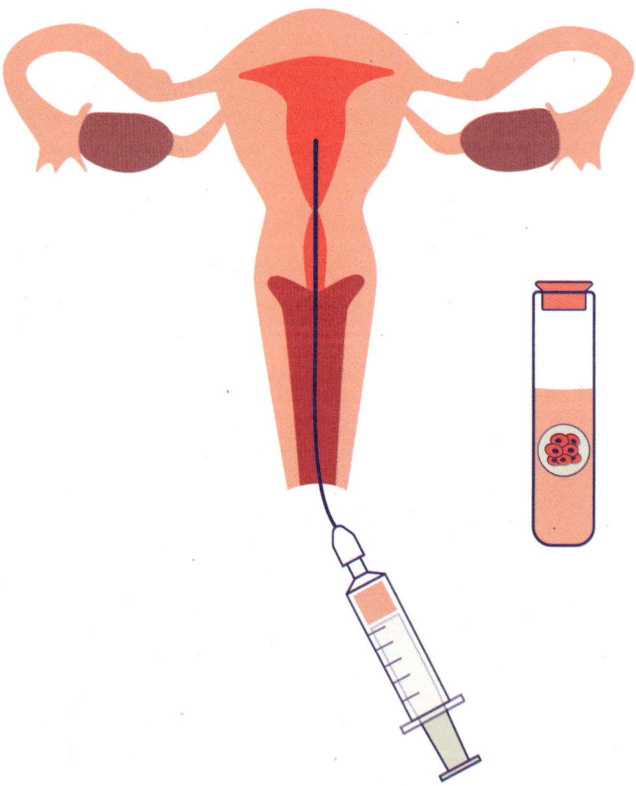

Les règles douloureuses : l'endométriose

Avoir mal pendant ses règles, ce n'est pas normal. Et pourtant, cela arrive souvent, plus de 1 femme sur 10 est touchée. Dans le jargon médical, on parle de « dysménorrhées ». Parfois, celles-ci trahissent un changement dans notre vie, un pic de stress, un choc… Mais elles peuvent aussi être le symptôme d'une maladie sous-jacente.

« L'ostéopathie est pour moi l'équivalent d'un puissant antalgique pour gérer la douleur des règles. Une seule séance n'importe quand dans le cycle et je suis presque garantie de pouvoir passer les règles suivantes sans avoir à prendre de médicaments. Ça n'élimine pas tout à 100 %, mais c'est vraiment la différence entre un cycle normal vécu en pleine conscience, et un cycle insupportable subit du début à la fin. Un suivi ostéopathique régulier est encore plus efficace pour gérer les douleurs sur le long terme. »

Maureen, 27 ans

Des cellules de l'endomètre ou presque (elles changeraient légèrement pour s'adapter au nouvel environnement qu'elles conquièrent) migrent en dehors de l'utérus. Une fois leur nouveau nid douillet trouvé, elles se mettent au rythme du cycle menstruel, elles saignent tous les mois à des endroits où le sang ne peut pas être éliminé facilement, ce qui entraîne de fortes douleurs, des kystes et des adhérences. Ces cellules endométriales aiment particulièrement l'environnement autour de l'utérus, il arrive quand même qu'elles décident de migrer encore plus loin : vers le diaphragme, le tube digestif et les poumons, par exemple.

En France, la théorie du reflux menstruel est retenue pour expliquer l'endométriose : le reflux est un phénomène physiologique qui a lieu chez toutes les femmes, et qui remonterait du sang contenant des cellules d'endomètre vers les trompes. Normalement, ces fragments sont ensuite détruits par le corps... Sauf chez les personnes atteintes d'endométriose. Ces cellules se développent alors à l'endroit où elles ont migré, surtout autour de l'utérus (dans la cavité abdomino-pelvienne) mais aussi dans d'autres régions, pouvant provoquer des pathologies sérieuses. C'est d'ailleurs ce qui est arrivé à l'une de mes patientes : comme silencieuse, son endométriose s'est principalement manifestée par de multiples pneumothorax. Alertés, les médecins ont fini par découvrir qu'elle avait touché son poumon droit.

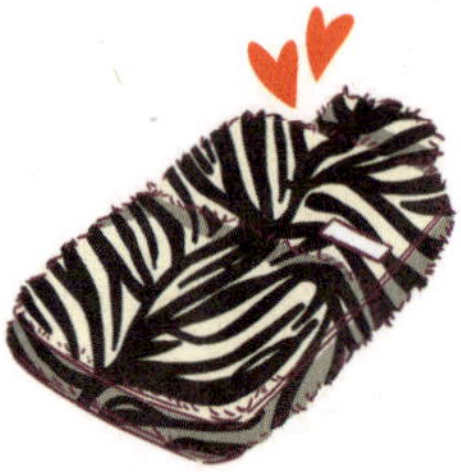

QUELQUES ASTUCES NATURELLES

Les infusions de feuilles de framboisier
Grâce à leur effet antispasmodique, elles permettent de soulager les douleurs des règles.

Les bouillottes sèches
La diffusion de la chaleur directement sur le bas du ventre favorise la décontraction du muscle utérin. Le site spécialisé lelabdelendo.com propose plusieurs modèles adaptés aux douleurs de règles.

L'activité physique
Le mouvement limite l'effet inflammatoire et congestif que les débuts de règles peuvent déclencher. Sans aller jusqu'à courir 10 km, on peut déjà marcher, danser sur de la musique chez soi ou faire une séance de yoga.

L'huile essentielle de basilic tropical
Elle est reconnue pour son action antispasmodique. Attention, comme toutes les huiles essentielles, elle doit être utilisée avec précaution. Commencez par un petit test cutané. Une fois que vous serez sûr·e de la supporter, vous pourrez l'appliquer en prenant soin de la diluer dans de l'huile végétale (d'amande douce, par exemple) à 10 % maximum.

Les trois types d'endométriose

Il existe trois types d'atteinte qui ne sont pas exclusifs les uns des autres : une même patiente peut tous les présenter.

- L'**endométriose superficielle**, ou antérieure, touche les zones devant l'utérus, c'est-à-dire le péritoine et/ou la vessie.
- Les **endométriomes** se retrouvent au niveau des ovaires sous la forme de kystes.
- L'**endométriose profonde**, ou postérieure, touche plusieurs structures (ligaments utéro-sacrés, cul-de-sac vaginal postérieur et tube digestif...). Il s'agit de l'atteinte la plus fréquente.

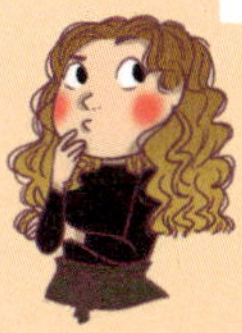

Manon l'ostéo

Une maladie « à la mode » ?

Non ! Une de mes patientes m'a rapporté ce genre de propos de la part de son gynécologue... Cette pathologie gynécologique, qui est bien réelle, a toujours touché les femmes... Et continuera malheureusement de les toucher. Aujourd'hui, on estime que plus de 10 % des femmes en âge de procréer sont concernées, soit au moins 3 millions en France et 190 millions dans le monde. Un chiffre qui est appelé à augmenter, on l'espère, puisque l'on sait désormais mieux la diagnostiquer.

L'errance médicale

Si elle existe dans tous les domaines de la santé, elle atteint des sommets dans la sphère gynécologique ! Concernant l'endométriose, elle est estimée en moyenne à sept ans. Ce qui signifie que certaines femmes mettront beaucoup plus de temps à obtenir le bon diagnostic, quand d'autres ne le sauront jamais. Sept années, c'est long ! Un véritable parcours de la combattante où s'enchaînent les rendez-vous médicaux dont on ressort sans réponses, presque toujours émaillé de violences médicales, physiques ou verbales. Quelquefois, ce sont sept ans à souffrir en silence, parce que « de toute façon, c'est normal ». Une souffrance qui chamboule tout sur son passage, provoquant de nombreuses douleurs qui rendent difficile le quotidien et qui peut nourrir des désillusions pour des couples souhaitant avoir un bébé. C'est donc beaucoup trop… Et pourtant, on est loin du record de lenteur, malheureusement !

Pourquoi tout ce temps ? Tout d'abord, parce qu'il y a encore bien trop de médecins et gynécologues qui ne connaissent pas l'endométriose ou qui la connaissent et estiment qu'il s'agit d'un phénomène de mode ou qui ne la considère pas comme problématique - et c'est pourtant leur métier. Il y a aussi le risque de mauvaise interprétation de l'imagerie. C'est notamment le cas des échographies endovaginales qui sont souvent prescrites en première intention, qui ne révéleront pas forcément une atteinte, qui sera pourtant visible ensuite à l'IRM pelvienne. Et même à l'IRM, certaines lésions sont presque invisibles… Dernier facteur, et non des moindres : le système de soins à deux vitesses. Lorsque l'on n'a pas les moyens de faire appel à un centre d'imagerie privé, il faut prendre rendez-vous dans un établissement public avec des délais qui se comptent en mois.

Le diagnostic

En premier lieu, il est établi de manière clinique, par la prise en compte des symptômes de la patiente, puis par imagerie grâce à l'échographie endovaginale - même si l'on a vu qu'elle n'était pas infaillible - et/ou une IRM pelvienne. Enfin, un bilan sanguin peut être nécessaire quand l'endométriose semble invisible aux imageries. Mais c'est toujours le recueil des données cliniques, c'est-à-dire les symptômes ressentis, qui prime. Les examens demeurent complémentaires. La gravité des atteintes ne correspond pas forcément à la sévérité des douleurs et des handicaps. En effet, certaines femmes auront de toutes petites lésions, peu étendues mais très douloureuses, alors que d'autres en auront un grand nombre sans quasiment en souffrir. C'est pour cela que la clinique prime sur les examens complémentaires.

Les symptômes

La douleur

C'est le premier symptôme évocateur, car c'est le plus fréquent. Et pourtant, les patientes ont du mal à exprimer le caractère inhabituel de leur douleur car on leur a toujours dit que souffrir était normal. De manière générale, exprimer sa douleur, son intensité et à quel point elle peut nous handicaper est difficile, par peur du jugement, des moqueries ou même de maltraitances et de violences. Pourtant, les dysménorrhées liées à cette maladie sont véritablement handicapantes : elles clouent au lit, peuvent entraîner des malaises, des vomissements, une incapacité à se lever, à marcher...

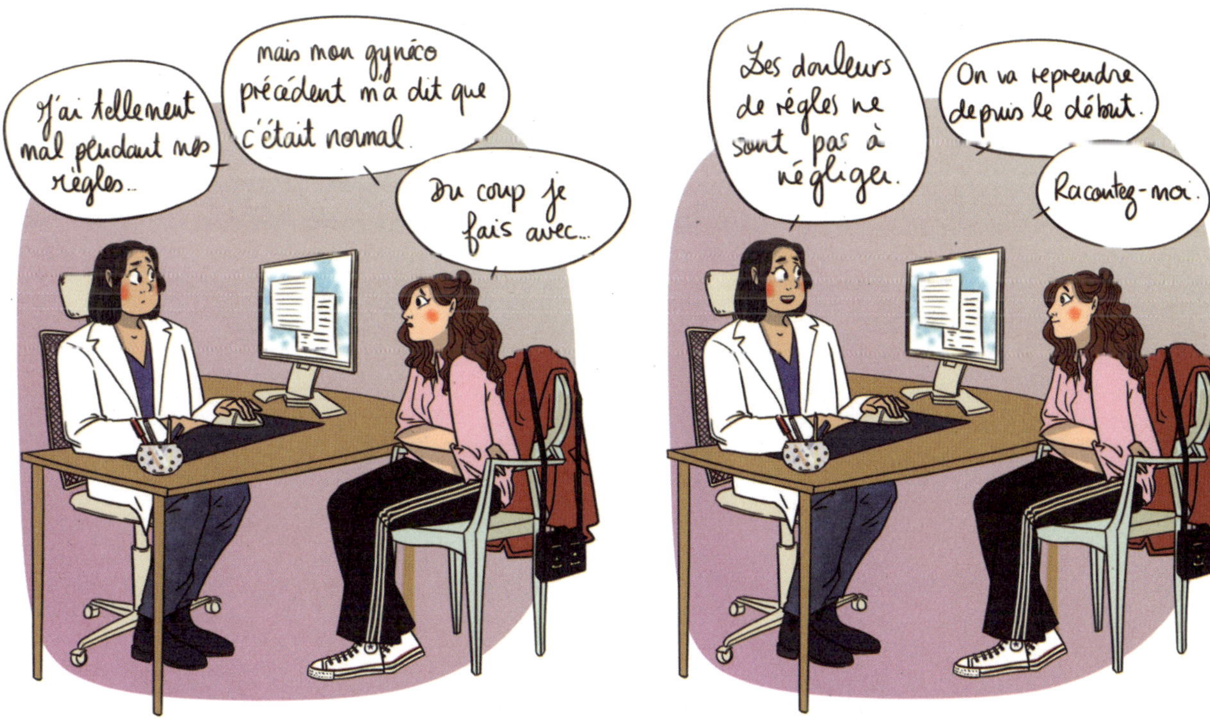
J'ai tellement mal pendant mes règles...
mais mon gynéco précédent m'a dit que c'était normal.
Du coup je fais avec...
Les douleurs de règles ne sont pas à négliger.
On va reprendre depuis le début.
Racontez-moi.

La douleur peut aussi se révéler à d'autres moments, notamment :

- lors de la pénétration vaginale. On l'appelle « dyspareunie ». La plus typique est celle dite « profonde », c'est-à-dire lorsqu'elle se manifeste quand un pénis ou un objet entre en contact avec le fond du vagin ou le col de l'utérus.
- Lors de la défécation. Ces douleurs, nommées « dyschésies » s'accompagnent souvent de diarrhée et ou de constipation.
- Au moment d'uriner. Celle que l'on appelle « dysurie » est assortie d'une difficulté à vider sa vessie.

Dysménorrhées, dyspareunie, dyschésie et dysurie forment ensemble les 4 D. Elles s'expriment de manière différente selon chacune, aussi bien en termes de localisation que de sensations. Voici quelques exemples :

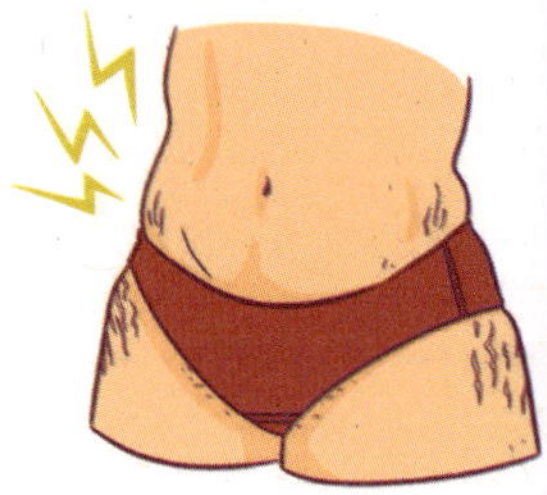

- au niveau du ventre, une impression d'être piquée par des millions d'aiguilles à la fois ou d'être lardée de coups de couteau.
- Les crampes abdominales sont telles qu'elles nécessitent parfois de passer des heures aux toilettes, à attendre que cela passe.
- Des douleurs irradiantes dans le dos ou les jambes avec parfois des fourmillements, des sensations de brûlures peuvent se manifester.

Les règles abondantes

Les règles abondantes, ou ménorragies, sont très fréquentes. Or, saigner abondamment doit toujours alerter, car en plus de l'inconfort que cela procure, cela peut entraîner des carences, la plus connue étant l'anémie (carence en fer), source de grande fatigue - aussi considérée comme un symptôme courant.

LE FIBROME UTÉRIN

Le fibrome utérin, qui touche environ 25 % des femmes de plus de 30 ans et près de 50 % des femmes de plus de 50 ans, est une autre cause de métrorragies (saignements apparaissant en dehors des règles) et/ou de douleur pelvienne, provoquant une sensation de pesanteur. Il est la première cause d'indication d'hystérectomie (ablation chirurgicale de l'utérus) chez les 18-45 ans.
Cette tumeur bénigne peut atteindre des tailles impressionnantes jusqu'à donner un petit ventre de femme enceinte. S'il n'est pas retiré, il s'atrophiera à la ménopause lorsque la sécrétion des œstrogènes s'arrêtera[16].

La fatigue

Une fatigue profonde, ou asthénie, fait partie des conséquences les plus invisibles de cette maladie. Une tâche qui semble anodine pour beaucoup (conduire, aller au restaurant avec des ami·e·s, préparer un repas, prendre une douche...) devient soudain un véritable défi.

Outre le désagrément qu'elle engendre, elle est également la source d'un isolement social. Difficile de faire comprendre à son entourage qu'il ne s'agit pas de flemme, que l'on ne cherche pas à éviter les autres...

L'adénomyose, sœur de l'endométriose

Il s'agit d'une version non délocalisée de l'endométriose. C'est dans l'utérus que le tissu endométrial se développe de manière anarchique infiltrant le myomètre, c'est-à-dire le muscle de la paroi utérine. Phénomène physiologique à partir de 40 ans, il ne doit toutefois pas être douloureux. Si tel est le cas, les symptômes sont les mêmes que ceux de l'endométriose : douleurs, règles hémorragiques, fatigue... Par ailleurs, une même femme peut conjointement être atteinte d'endométriose et d'adénomyose.

16 Dr Anne de Kervasdoué, *La Vie intime des femmes*, Odile Jacob, 2021.

Les causes

La piste de la génétique

En 2021, un gène responsable des formes d'atteintes sévères a été trouvé : NPSR1[17]. C'est lui qui serait à l'origine de l'apparition des lésions dès la vie fœtale, s'activant à la puberté. Néanmoins, il n'est pas présent chez toutes les patientes, et la gravité des atteintes ne correspond pas forcément à la sévérité des douleurs et des handicaps.

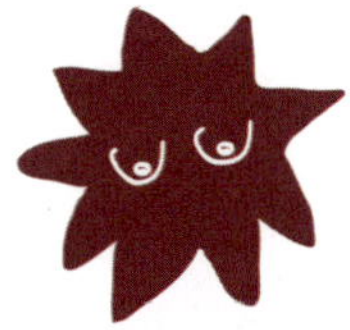

Certaines femmes auront de toutes petites lésions, peu étendues mais très douloureuses, alors que d'autres en auront un grand nombre sans quasiment en souffrir.

L'épigénétique

Comme pour le SOPK, l'épigénétique est aussi mise en cause : notre environnement, notre mode de vie et l'exposition au stress pourraient influencer l'apparition de l'endométriose.

Les antécédents de violences

Il existe une multitude de violences, qui vont bien au-delà de celles uniquement physiques. Adresser des propos dégradants, humiliants à quelqu'un, c'est faire preuve de violence verbale. Celle-ci va d'ailleurs souvent de pair avec les violences psychologiques. Quelle qu'en soit la forme, toutes les violences ont des conséquences sur nos corps psychique et physique.

À l'heure actuelle, l'épigénétique s'intéresse aux facteurs de maladies issues de l'environnement et du mode de vie, sans prendre en considération les antécédents de violences et leur incidence sur l'apparition de pathologies. Pourtant, on sait que les antécédents de violences sexuelles influencent l'apparition de pathologies digestives (colopathie fonctionnelle, syndrome de l'intestin irritable), de syndrome de douleurs musculo-squelettiques (fibromyalgie) ainsi que de dérèglements dans la sphère gynécologique.

17 Tapmeier T., Rahmioglu N. *et alii*, « Neuropeptide S receptor 1 is a nonhormonal treatment target in endometriosis », *Science Translational Medicine*, 25 août 2021, vol. 13, n° 608.

« [...] tout récemment, une grande étude de cohorte américaine (Nurse Health Study II), la plus fiable qui ait été réalisée, montre qu'avoir subi des violences sexuelles et physiques au cours de l'enfance entraîne un risque accru d'endométriose [...]. *Le Quotidien du médecin* du 10 janvier 2019 écrit que les femmes qui ont subi des violences sexuelles majeures ont un risque de 49 % d'avoir cette maladie[18]. »

En d'autres termes, cela signifie que presque 1 femme sur 2 ayant subi des violences sexuelles risque d'être atteinte d'endométriose. Attention, cela ne veut pas dire que toutes les femmes malades de l'endométriose ont subi des violences. Il serait toutefois intéressant de remonter les générations pour voir l'impact qu'ont pu avoir les violences subies par des femmes sur leur génétique et celle de leur descendance...

Les opérations de l'utérus

On découvre parfois des atteintes endométriales sur les cicatrices de césarienne chez des femmes ne présentant pas forcément d'endométriose avant.

La symbolique psychosomatique

Nous l'avons vu, l'endométriose est une maladie inflammatoire chronique invasive impactant fortement la vie des malades. Certaines approches prenant en compte la dimension psychosomatique de l'endométriose, telle que la gynécologie émotionnelle développée par Maud Renard (www.laoniora.com), tissent un lien entre, la notion de migration, de se sentir à sa place.

En se penchant sur la sphère sexuelle, la symbolique psychosomatique s'intéresse également à la notion d'invasion extérieure dans cet espace identitaire qu'est l'utérus. Si vous êtes intéressée par la gynécologie émotionnelle, Maud Renard y a consacré un livre, *Habiter son utérus, au cœur de la gynécologie émotionnelle*, Tana Éditions.

18 Dr Anne de Kervasdoué, *La Vie intime des femmes*, Odile Jacob, p. 532.

Les traitements

Les contraceptifs

Le traitement proposé aujourd'hui ne guérit pas mais permet de diminuer les symptômes, notamment les douleurs handicapantes que l'endométriose peut entraîner. Dans la grande majorité des cas, il s'agit d'une pilule progestative ne contenant pas d'œstrogènes de synthèse qui risqueraient de booster la maladie. Une multitude de dosages est possible afin de trouver la pilule qui calmera les douleurs sans souffrir des effets secondaires qu'elle peut entraîner, comme en témoigne Juliette.

« Aujourd'hui, j'ai 17 ans. Mon endométriose a été découverte en 2018, à 14 ans, lorsque j'étais en quatrième. Avant le diagnostic, j'avais des règles plutôt douloureuses. J'ai été réglée assez tôt, à l'âge de 10 ans, j'étais alors en CM2. Cela n'a pas été facile, j'étais la première de ma classe.

J'ai commencé le basket à 8 ans. Nous étions une bonne équipe, participant au championnat régional chez les benjamines. J'adorais l'ambiance, l'équipe et le challenge sportif. Mais lors des entraînements, des douleurs à la fesse sont apparues. Elles sont devenues de plus en plus fortes, puis se sont propagées dans ma hanche et irradiaient dans la jambe. Je ne pouvais plus jouer un match, les entraînements sont devenus impossibles car trop douloureux.

J'ai vu de nombreux médecins : généraliste, médecin du sport, podologue, spécialiste de la douleur… et même un acupuncteur. On a suspecté plusieurs choses : hernie discale, sciatique, tendinite des ischio-jambiers, mais les radios n'ont jamais confirmé aucun de ces diagnostics. J'ai alors fait énormément de kiné, ce qui me soulageait pour quelques jours. J'ai aussi fait des ondes de choc, utiles en cas de tendinite, mais qui, ici, se sont révélées tout sauf bénéfiques : les séances étaient longues et douloureuses.

Je n'ai pas pu faire de sport pendant au moins 4 ans. Cela a été très dur pour moi, car j'ai énormément besoin de me dépenser. Ça m'a mis un grand coup au moral.

Mes relations avec mes amies, au collège, sont devenues difficiles. Je devais gérer une douleur quasi permanente et j'avais perdu ma joie de vivre. Ce qui m'angoissait le plus et me révoltait, c'est que personne n'était capable de dire ce que j'avais. Je n'avais plus du tout confiance dans les médecins. Mes parents m'ont alors proposé de voir un psy : cela m'a aidée à mieux gérer ma douleur, en évitant surtout qu'elle n'envahisse totalement mon quotidien.

En 2018, suite à l'apparition de taches sur mon cou, sûrement liées aux hormones, mon médecin généraliste a suspecté un problème gynécologique et, après une échographie pelvienne suivie d'une IRM, mon endométriose profonde a été découverte.

J'ai été directement mise sous pilule en continu ; en quelques semaines, tout a changé. Mes douleurs ont quasiment disparu. J'ai testé 5 ou 6 pilules différentes pour trouver celle qui me correspondait le mieux. Aujourd'hui, je suis toujours sous pilule en continu et je prends des antidouleurs en cas de crise. Celles-ci apparaissent généralement tous les 3-4 mois : pendant quelques semaines, j'ai de fortes douleurs aux hanches et/ou au ventre. »

Juliette, 17 ans

D'autres types de traitements peuvent être proposés :

- la **ménopause artificielle** par injection d'analogues à LH-RH. Ces hormones hypothalamiques stoppent les sécrétions de LH directement au niveau de l'hypophyse. Malheureusement, ce traitement entraîne aussi les effets secondaires de la ménopause ;
- le **stérilet hormonal**.

Le traitement proposé aujourd'hui ne guérit pas mais permet de diminuer les symptômes, notamment les douleurs handicapantes que l'endométriose peut entraîner.

ALERTE SUR LE LUTÉRAN (ACÉTATE DE CHLORMADINONE) ET LUTÉNYL (ACÉTATE DE NOMÉGESTROL)

Ces deux traitements sont notamment donnés pour calmer les symptômes de l'endométriose mais aussi pour d'autres pathologies gynécologiques, or ils augmentent le risque de développer un méningiome. En dessous d'un an de traitement le risque est très faible, au-delà il est :

- multiplié par 12 au bout de 5 ans de traitement pour le Lutényl et autres génériques ;
- multiplié par 7 au bout de 3,5 ans de traitement pour le Lutéran et autres génériques.

« Il augmente en fonction de la dose, de la durée du traitement et de l'âge de la patiente. » d'après le rapport de l'ANSM (Agence nationale de sécurité du médicament et des produits de santé) du 29-12-2021.

À tout moment pendant le traitement, une imagerie cérébrale (par IRM) doit être réalisée, s'il y a présence de symptômes évocateurs de méningiome : maux de tête fréquents, vertiges, trouble de la mémoire, trouble de l'audition, nausées, convulsions, perte de l'odorat, trouble du langage, faiblesses et paralysie.

Sinon, une imagerie est demandée après la première année de traitement, puis 5 ans après la première imagerie, puis tous les 2 ans si le traitement est maintenu.

Les chirurgies

Il arrive que l'on opère l'endométriose sous cœlioscopie : trois petites incisions sont pratiquées dans l'abdomen, une de chaque côté du nombril et une autre dans le nombril. Au préalable, le ventre de la patiente est gonflé avec de l'oxygène pour mieux voir les organes - ce qui peut provoquer des douleurs postopératoires. Les chirurgien·ne·s interviennent à l'aide d'une caméra et deux bras robotisés.

S'il y a quelques années, ces opérations étaient pratiquées en vue d'établir un diagnostic, ce n'est plus le cas aujourd'hui. Une anesthésie n'est jamais anodine et l'efficacité d'une telle intervention n'est pas toujours garantie. La décision chirurgicale est désormais l'affaire d'un comité de médecins. Un projet de grossesse ou un traitement symptomatique peu ou pas efficace sont les principales raisons pour lesquelles une cœlioscopie peut être réalisée.

Certaines patientes demandent une hystérectomie afin de stopper de façon radicale l'avancée de la maladie.

Les autres solutions

En accompagnement des traitements conventionnels, d'autres parcours de soins peuvent être proposés afin de calmer les symptômes de l'endométriose. On trouve :

- Le TENS, un petit appareil muni d'électrodes que l'on pose sur les zones douloureuses. Ce dispositif médical est soumis à la prescription et donc remboursé. Il existe plusieurs programmes selon la zone anatomique, les douleurs ressenties...
- L'algologie, une discipline médicale qui s'intéresse à la prise en charge de la douleur.
- La kinésithérapie.
- L'ostéopathie.
- L'acupuncture, la réflexologie, l'hypnose et la méditation.
- La naturopathie par l'utilisation de plantes et d'huiles essentielles (voir p. 108).
- La nutrition suivie par une diététicienne ou nutritionniste.
- La sophrologie pour apprendre à maîtriser la douleur.
- L'activité physique.

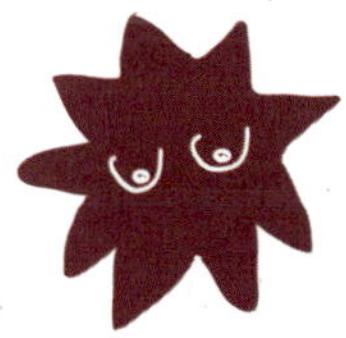

L'association RESENDO

Pour une prise en charge de qualité, je vous conseille de vous orienter vers les cabinets du réseau RESENDO (www.resendo.fr), une association montée par l'équipe médicale de l'hôpital Saint-Joseph, à Paris, spécialiste de la prise en charge de l'endométriose. L'association référence des praticiens sur l'ensemble du territoire national.

Voici le témoignage de l'une de mes patientes :

« J'étais allée voir une ostéopathe lorsqu'une tendinite avait été suspectée, au moment où mon endométriose a été diagnostiquée. La praticienne qui me suivait étant en congé de maternité, j'ai vu sa remplaçante, spécialisée en gynécologie. Elle est donc devenue mon ostéopathe attitrée et me suit depuis maintenant trois ans. Je vais régulièrement la voir, car elle m'est d'une grande aide. Tous les quatre mois, ces séances me permettent de me remettre droite, de détendre mes hanches, mon ventre, avec des bénéfices qui durent une à deux semaines pour mon dos. Mes hanches et mon ventre sont vraiment relâchés jusqu'à la crise suivante.

Les séances d'ostéo me permettent aussi d'être comprise. En effet, il est très rassurant de savoir que quelqu'un entend ma douleur et la reconnaît : oui, j'ai mal, et tout ça n'est pas dans ma tête. Le savoir me fait du bien au moral.

L'ostéopathe me permet aussi de mieux comprendre mes douleurs. Elle m'a, par exemple, montré une maquette du bassin pour m'indiquer précisément la zone touchée. Elle m'aide aussi à mettre plus facilement des mots sur ces douleurs. L'ostéopathie, en particulier Manon, m'aide vraiment, à la fois physiquement et psychologiquement, à gérer et à accepter les douleurs de l'endométriose. »

Juliette, 17 ans

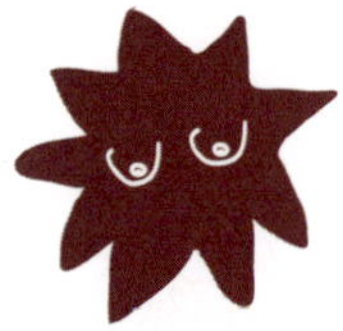

On a longtemps accusé l'endométriose de rendre stériles les femmes qui en souffraient, mais c'est faux !

Endométriose et fertilité

On a longtemps accusé l'endométriose de rendre stériles les femmes qui en souffraient, mais c'est faux ! Si une femme sur trois consultant pour un projet de grossesse non abouti souffre en effet de cette maladie, celle-ci n'empêche pas pour autant les grossesses spontanées, même en cas d'atteinte sévère. C'est l'histoire touchante de cette patiente :

« Le diagnostic de mon endométriose a été posé environ 6 ans après les premières douleurs. Dans mon cas, elles ne sont pas apparues dès les premières règles

mais quelques années plus tard et sont rapidement devenues atroces. J'en ai donc parlé à ma mère qui m'a proposé de voir une gynécologue pour me rassurer sur le bon fonctionnement de mon corps. La gynécologue en question m'a immédiatement apaisée en me disant que les douleurs étaient une façon pour mon corps de me montrer que je devenais "une femme" et elle m'a prescrit la pilule contraceptive pour soulager mes maux ainsi qu'une échographie endovaginale pour s'assurer quand même que tout était en ordre.

Par peur, je n'ai jamais réalisé cet examen et ma mère, voyant que la pilule me soulageait réellement, n'a pas insisté. J'ai donc pris la pilule sans me poser de questions pendant 5 ans, jusqu'au moment où j'en ai eu assez de bourrer mon corps d'hormones. Mes règles sont redevenues atrocement douloureuses mais je prenais sur moi en me disant que j'avais certainement une petite tolérance à la douleur ; jusqu'au jour où je me suis rendue aux urgences pliée en quatre, luttant tant bien que mal pour rester lucide : un kyste s'était rompu et avait causé une hémorragie interne. J'ai dû subir une opération d'urgence au cours de laquelle on m'a retiré une trompe de Fallope.

Étant un peu groggy, j'avoue ne pas avoir de souvenirs précis de ce qui s'est dit suivant l'opération. Je me rappelle tout de même avoir eu un échange avec le chirurgien au cours duquel il m'a annoncé avoir retiré ma trompe gauche et avoir vu quelques "adhésions" qu'il n'avait pas eu besoin de retirer. Il m'a suggéré de laisser mon corps se reposer des hormones que je lui avais imposées pendant cinq ans et m'a conseillé de ne pas reprendre de pilule contraceptive pour le moment. Conseil que j'ai suivi à la lettre.

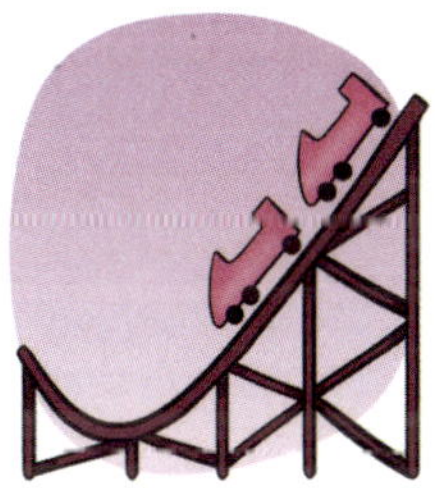

Après plusieurs mois de douleurs, je suis allée consulter un autre gynécologue qui, lui, a tout de suite mentionné l'endométriose. Il a avoué ne pas vraiment s'y connaître en la matière mais, étant donné que mes douleurs devenaient réellement handicapantes, il m'a demandé de réaliser quelques examens en vue de me réorienter si besoin vers un professionnel. Un mois plus tard, le diagnostic est tombé : endométriose sévère de stade 4.

En attendant mon rendez-vous avec le spécialiste qui allait me suivre, j'ai lu et échangé avec d'autres femmes atteintes de cette pathologie. Et voilà qu'à seulement 22 ans, je me voyais déjà condamnée à l'infertilité alors même que je ne m'étais ja-

mais interrogée à ce sujet. J'ai alors pensé que je n'aurais jamais la chance de porter la vie ou que le parcours pour y parvenir serait long et parsemé d'embûches.

J'en ai parlé au professionnel de santé désormais en charge de mon cas et, comme beaucoup, il m'a conseillé de ne pas trop retarder ma première grossesse vu la sévérité de mon atteinte. De façon à mettre toutes les chances de notre côté, mon conjoint et moi avons réalisé une série d'examens (spermogramme, analyse de réserve ovarienne, etc.) pour avoir une longueur d'avance au cas où la PMA s'avérerait être le chemin à emprunter.

J'avoue que je n'y croyais pas trop, je ne pensais pas du tout que je tomberais enceinte rapidement et j'appréhendais énormément le retour des cycles, et donc des règles, très probablement douloureuses. Par chance et à ma grande surprise, mon fils s'est manifesté deux petits mois seulement après l'arrêt de la pilule. Eh oui, une grossesse spontanée ! Je me sentais si chanceuse, si privilégiée de vivre une grossesse si simple et si agréable, moi qui avais toujours associé les termes "endométriose" et "infertilité". J'espérais que cette chance frappe à nouveau à ma porte et ce fut le cas trois ans plus tard avec la naissance de Sohan.

Finalement, l'endométriose n'est pas une fatalité. Mon histoire peut donner de l'espoir à celles qui souffrent et qui pensent devoir faire une croix sur leur désir de maternité - sans chercher à vendre du rêve à qui en veut. Il faut savoir qu'il y a plus de femmes atteintes de cette maladie qui tombent enceintes que l'on ne le croit. Certaines mères de famille ne savent même pas qu'elles sont touchées par l'endométriose tant on leur a répété que leurs douleurs étaient normales ; d'autres, dont je fais partie, ont adapté leur prise en charge de la maladie de façon à éviter un recours à la PMA ou encore à favoriser une grossesse, spontanée ou non. »

Ténin, 28 ans

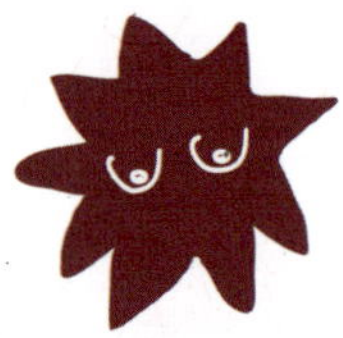

Dans un tiers des cas l'infertilité est féminine, dans un tiers des cas elle est masculine et dans le dernier tiers elle est mixte.

Bien sûr, si une femme sur trois souffrant d'infertilité est concernée par l'endométriose, c'est bien parce que cette maladie peut freiner une grossesse spontanée. Une opération peut alors être réalisée. Et si cela ne fonctionne pas, une prise en charge en PMA (procréation médicalement assistée) sera alors nécessaire.

« J'ai actuellement 32 ans et j'ai été diagnostiquée pour de l'endométriose il y a trois ans. Mes premières règles sont arrivées à 13 ans et ont été rapidement douloureuses avec des cycles très courts. Il y a dix-neuf ans, on ne parlait pas encore d'endométriose comme aujourd'hui ; ma mère me disait que c'était normal d'avoir des douleurs pendant les règles, alors je ne m'inquiétais pas.

Au fil des années, de nouvelles douleurs sont apparues sans que je comprenne réellement qu'elles étaient liées à mes cycles menstruels. En 2011, de grosses douleurs dans les jambes et dans le bas du dos ont commencé à être récurrentes sans que j'en connaisse l'origine. Mon médecin généraliste m'a fait passer des radios du dos, des examens veineux des jambes mais rien de très probant n'en est ressorti. Pourtant, dans un coin de ma tête, j'avais déjà fait le lien avec mes cycles menstruels... Je me suis habituée aux douleurs sans en chercher les origines.

Au fil des ans, les douleurs pendant mes règles se sont accentuées, les premiers jours étaient accompagnés de douleurs aiguës. Là encore, je me disais que c'était normal et que ça passerait rapidement.

En 2015, je tombe par hasard sur une émission à la télévision qui parle de l'endométriose. Je me renseigne aussitôt sur Internet et... je m'effondre. J'étais persuadée que j'avais cette maladie et que toutes mes douleurs (dos, jambes, ventre, etc.) y étaient liées.

Je prends donc rendez-vous avec une gynécologue pour en discuter qui me fait bien comprendre que c'est une maladie à la mode, que si mes grosses douleurs n'apparaissent que pendant les premiers jours, ça ne peut pas être de l'endométriose et que je n'ai qu'à prendre du paracétamol. Elle me propose néanmoins de réaliser une échographie pour me rassurer. L'examen ne montre rien à ce moment-là. Je me persuade donc que je me suis fait des idées...

Je continue à vivre avec mes douleurs jusqu'en novembre 2018, où de très fortes douleurs me conduisent aux urgences. Première visite, pas de diagnostic, uniquement des antidouleurs. Le lendemain, deuxième passage car j'ai de la fièvre, et toujours ces douleurs dans le ventre. Cette fois, les examens sont plus poussés et révèlent la présence de kystes sur les ovaires ainsi que, sûre-

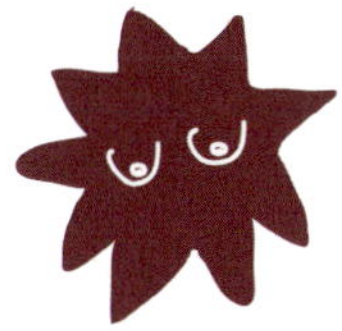

Mon médecin généraliste m'a fait passer des radios du dos, des examens veineux des jambes mais rien de très probant n'en est ressorti. Pourtant, dans un coin de ma tête, j'avais déjà fait le lien avec mes cycles menstruels... Je me suis habituée aux douleurs sans en chercher les origines.

ment, une infection des trompes. Je suis soignée à l'hôpital pour l'infection. Concernant l'endométriose, ils ne la prennent pas en charge là où je suis : on me conseille alors d'aller à Paris en me laissant me débrouiller pour trouver des médecins spécialisés.

Je souffre tous les jours pendant les mois de décembre 2018 et de janvier 2019. Je fais plusieurs séjours aux urgences. On me prescrit alors la pilule en attendant un rendez-vous avec un spécialiste.

En février 2019, je réussis à rencontrer une spécialiste de cette pathologie. IRM et échographies confirment l'atteinte profonde. Cette fois, elle me prescrit la pilule en continu, ce qui soulage ENFIN mes douleurs. Je n'envisage pas la chirurgie : la pilule me suffit et je n'ai pas envie de tomber enceinte.

Un an plus tard, mon compagnon et moi décidons de faire un bébé. Je reprends donc un rendez-vous chez la chirurgienne, qui me conseille de commencer à essayer naturellement. En mars 2020, j'arrête donc la pilule. Mais les douleurs quotidiennes reviennent dès le mois suivant. Elles m'épuisent et m'empêchent de dormir. Je décide donc de reprendre la pilule et de consulter la chirurgienne, qui m'oriente alors vers la PMA. Un dossier est constitué et de nouveaux examens sont réalisés.

Pour commencer la PMA, je dois faire retirer la trompe abîmée. L'opération est décidée en octobre 2020. Dans le même temps, elle permettra de réaliser un diagnostic plus précis. La chirurgienne ne veut pas retirer plus de lésions, car il y a un risque d'abîmer mes ovaires et de faire chuter mon taux de fertilité qui n'est déjà pas très haut. Cette intervention permet de confirmer une endométriose profonde des ovaires et de l'utérus ainsi qu'une atteinte digestive.

Novembre 2020, le parcours de PMA peut donc débuter et une première FIV est décidée. Les traitements de stimulation ovarienne commencent par des piqûres quotidiennes suivant un protocole défini. Pendant deux semaines, je me rends tous les 3-4 jours à l'hôpital pour vérifier la réponse aux traitements jusqu'à ce que les ovaires aient produit assez de follicules pour pouvoir prélever les ovules. Le prélèvement des ovules est réalisé sous anesthésie générale à cause de mon endométriose.

La première FIV n'est pas très concluante : seul un embryon de qualité moyenne a été créé et a pu être implanté dans mon utérus. Il ne s'est malheureusement pas accroché. Nous recommençons donc une nouvelle tentative de FIV en janvier 2021. Le traitement change, la méthode aussi. Les rendez-vous sont les mêmes ainsi que le prélèvement des ovules.

Cette nouvelle tentative est plus concluante : sept embryons sont créés. Une première tentative d'implantation est réalisée mais l'embryon ne s'enracine pas. Il était pourtant de bonne qualité. Les 6 autres ont été congelés.

Une nouvelle tentative d'implantation est réalisée en mai 2021 avec plusieurs prises hormonales et divers médicaments pour préparer le corps au transfert et à la nidification. Nous avions espoir sans trop y croire. La veille du test sanguin de grossesse, des douleurs de règles se faisaient sentir, je n'y croyais donc plus vraiment. Pourtant, le lendemain, le résultat du test s'est avéré positif, j'étais enfin enceinte !

Pour ma part, le parcours PMA s'est bien passé puisqu'il a abouti à une grossesse.

Le plus difficile à gérer a été la prise hormonale, qui est assez fatigante et plutôt contraignante, mais la simple idée d'avoir un bébé nous a encouragés à continuer.

Le parcours en PMA est épuisant psychologiquement, avec des moments d'espoir et de désespoir au cours des étapes. Toutefois, j'ai trouvé l'équipe médicale toujours bienveillante et rassurante malgré les douleurs et les échecs. »

Anne, 32 ans

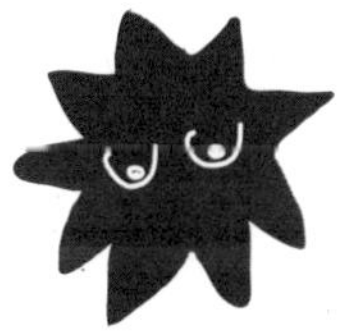

Il était important pour moi de partager avec vous ces deux témoignages de femmes en désir de grossesse et souffrant toutes deux d'endométriose.

Les cancers gynécologiques

Le cancer de l'endomètre

Il s'agit du deuxième cancer gynécologique le plus fréquent après celui du sein. Son principal symptôme est la perte de sang en dehors des règles s'il y en a toujours, ou des pertes de sang lorsque la ménopause est installée.

Saigner régulièrement ou abondamment en dehors des périodes de règles n'est jamais normal et nécessite des examens complémentaires.

Plusieurs facteurs de risques ont été établis :

- une exposition prolongée aux œstrogènes, qu'il s'agisse d'un traitement hormonal de la ménopause, d'une hormono-thérapie post-cancer du sein, d'une puberté précoce, d'une ménopause tardive ou d'une absence de grossesse ;
- l'excès de sucre, le diabète ;
- l'obésité et le surpoids ;
- l'âge : 9 femmes sur 10 sont ménopausées ;
- le syndrome de Lynch. Cette mutation génétique favorise l'apparition de cancers de l'endomètre, des ovaires, du côlon et du rectum.

Le traitement est majoritairement chirurgical et s'accompagne d'une radiothérapie, d'une chimiothérapie et d'une hormonothérapie.

Le cancer des ovaires

Plus rare que celui de l'endomètre, le cancer des ovaires touche aussi majoritairement les femmes ménopausées. Ses symptômes sont proches : saignements en dehors des règles, douleur pelvienne...

Les facteurs de risque sont :

- une prédisposition génétique (1 cas sur 10). Les antécédents familiaux de cancer gynécologique (dont le cancer du sein) sont un facteur favorisant ;
- une puberté précoce, une ménopause tardive ou encore le fait d'avoir eu beaucoup de cycles ovulatoires ;
- les protocoles de stimulation ovarienne en parcours fertilité ;
- un traitement hormonal de la ménopause.

Cela signifie que lorsqu'on prend une contraception hormonale qui stoppe l'ovulation, on est protégée du cancer des ovaires. La pilule a toute de même quelques mérites !

De plus, si l'on a l'impression que les cancers gynécologiques sont aujourd'hui plus nombreux qu'auparavant, c'est aussi parce que les femmes mouraient plus jeunes. Elles étaient donc exposées moins longtemps aux œstrogènes.

Les facteurs protecteurs du cancer des ovaires sont :

- les contraceptifs hormonaux qui bloquent l'ovulation ;
- les grossesses et l'allaitement, puisqu'ils stoppent pendant plusieurs mois le cycle menstruel ;
- l'hygiène de vie : comme pour le SOPK et l'endométriose, notre manière de vivre nous expose plus ou moins au risque de développer un cancer ;
- l'ablation des ovaires et des trompes.

Le traitement est majoritairement chirurgical. Comme tout cancer, cela reste une épreuve lourde, qui peut générer des symptômes secondaires liés aux traitements. Un accompagnement pluridisciplinaire entre thérapies physiques et psychologiques peut être d'une grande aide.

La vulve parfaite n'existe pas !

Avant toute chose, il ne faut pas confondre vulve et vagin, le deuxième étant un élément constituant du premier, parmi d'autres.

En guise d'introduction à cette partie, j'aimerais parler de ma propre expérience.

Lorsque j'avais 12-13 ans, je me souviens d'une conversation avec ma grande sœur au sujet de la vulve. Nous avons toujours été très complices, alors lorsque j'ai vu mon sexe changer à cet âge-là, j'ai ressenti le besoin de me confier à elle. Je me rappelle lui avoir dit que je ne pensais pas être normale, que je trouvais bizarre que ces « trucs-là » dépassent…

Eh bien, vous savez quoi ? Nous nous sommes montré nos vulves et nous sommes observées mutuellement, et cela m'a vraiment rassurée !

Pour autant, cette histoire de lèvres qui dépassent a continué de perturber ma confiance en moi. Arrivée au lycée, j'en entends de nouveau parler, je ne me prononce pas. Puis rebelote en école d'ostéo ! Un copain un peu blagueur nous taquine sur la taille de nos lèvres sans même savoir leur longueur… Et là, il a fallu faire face à ce complexe que je portais depuis l'adolescence sans que cela pose problème dans ma vie sexuelle - aucun de mes partenaires ne s'était permis un quelconque commentaire sur ma vulve et mes lèvres ! Ras la casquette de devoir mentir sur son corps pour penser rentrer dans une norme qui n'existe pas !

Comme nos seins, notre vulve est unique, même si, pour reprendre l'analogie avec notre recette de gâteau, les ingrédients de base sont les mêmes pour tout le monde.

À ce sujet, parlons un peu des termes « petites lèvres » et « grandes lèvres »… Cher comité scientifique, serait-il possible de changer cette nomenclature qui est un non-sens ?

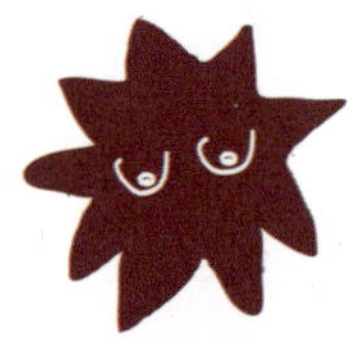

Le savais-tu ?

Les anglophones utilisent le terme outies *quand les lèvres internes dépassent largement des lèvres externes ; et* innies *lorsqu'au contrair[e] les lèvres internes sont cachées par les lèvres externes.*

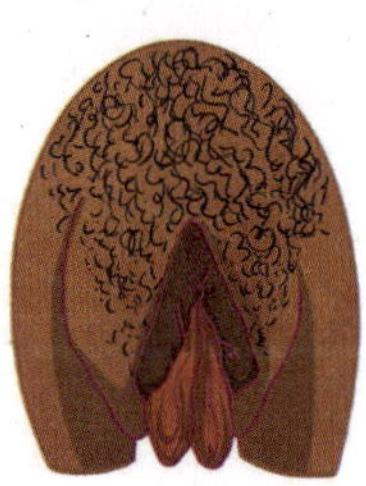

La nymphoplastie et ses dérives

Il arrive que les femmes ayant des lèvres internes très longues soient handicapées dans leur quotidien pour faire du sport, notamment du vélo et de l'équitation… Et une lèvre interne qui se coince, ça peut faire très mal ! Dans ce genre de cas, la nymphoplastie, c'est-à-dire la chirurgie des lèvres, peut-être une vraie libération. Attention cependant aux injonctions qui peuvent faire croire à certaines personnes que leur corps est une gêne alors que le problème est qu'il ne correspond pas aux attentes esthétiques irréalistes des hommes sur le corps des femmes.

Mais elle est aujourd'hui pratiquée à l'excès et davantage pour des raisons prétendument esthétiques - mais en réalité, de contrôle des corps - que de confort. Nos seins, nos lèvres, nos rides, et maintenant nos vulves… Aucun centimètre de notre corps n'échappe aux injonctions !

Pourtant, comme toutes les parties de notre corps, les lèvres sont utiles. Elles recouvrent nos orifices pour les protéger des agressions extérieures (poussière, bactéries…), comme des bras réconfortants autour de notre méat urinaire et notre vagin. Encore une fois, leur anatomie est variable et propre à chaque femme : il n'existe pas de forme plus propre, plus belle ou plus

Manon l'ostéo

Ce que l'on nomme « grandes » lèvres sont en fait les lèvres extérieures. Comme la peau, elles sont recouvertes de poils sous lesquels on trouve de la graisse, des glandes sudoripares et sébacées. Les « petites » lèvres sont internes et peuvent être petites, moyennes ou longues avec beaucoup de replis. Elles sont plus fragiles et plus fines, car elles sont la continuité de la muqueuse vulvaire. C'est ce qui les différencie des lèvres externes. Comme toutes les muqueuses, elles sécrètent du mucus que l'on retrouve en dépôt dans les replis. Qu'elles soient externes ou internes, les lèvres protègent la vulve.

excitante. On trouve aussi sur le marché de la vulve parfaite des sprays pailletés ou des colorants pour avoir une vulve plus rosée...

Objectif : un sexe d'enfant

Lorsque l'on fait disparaître ses lèvres internes, c'est effectivement une manière de revenir à l'anatomie d'une vulve de petite fille. Cette visée est assez analogue à une autre pratique on ne peut plus courante : l'épilation. On fait alors disparaître notre toison, troquant notre terrain de rugby pour un court de tennis ! Pourtant, notre vulve en a besoin pour se protéger des agressions extérieures. Un sexe épilé est davantage exposé au phénomène de macération, créant alors des conditions plus propices à une prolifération bactérienne - hello, mycoses !

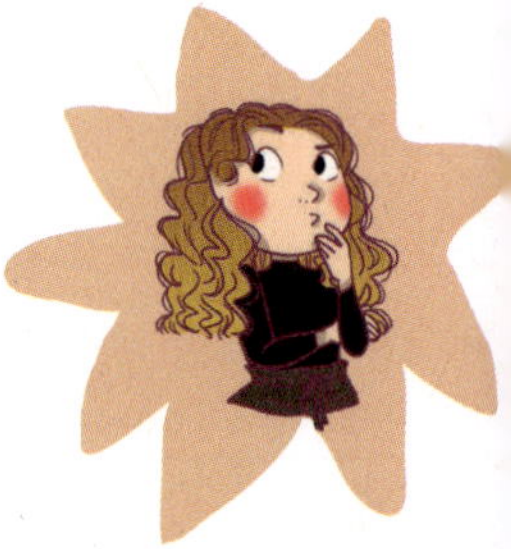

Par ailleurs, un sexe sans lèvres internes et sans poils n'est pas sans rappeler celui d'une enfant. Or, on peut se poser la question de l'association des vulves épilées intégralement et de l'enfance. La pornographie n'échappe d'ailleurs pas au phénomène, elle en est au contraire le porte-étendard... Le but n'est pas de blâmer ou de culpabiliser les femmes qui s'épilent, par choix ou par peur de commentaires désobligeants, mais plutôt les auteurs des injonctions qu'elles subissent. Il est néanmoins important de comprendre les enjeux qui se cachent derrière quelques bandes de cires...

L'hymen ou la virginité à tout prix

Regardons ce que dit notre société au sujet de la virginité. D'ailleurs, avez-vous remarqué que seule la virginité féminine est recherchée ? La masculine est loin d'être aussi valorisée, bien au contraire ! La vision médicale : le terme médical utilisé pour nommer la première pénétration sexuelle est "la défloration", il s'agit d'une comparaison d'une femme à une fleur, d'un végétal fragile et innocent à une femme qui vient justement de perdre toute son « innocence ».

Culture et religions

La virginité des femmes est un sujet qui fait couler de l'encre et des larmes dans beaucoup de cultures. Il existe par exemple ce mythe qu'il faudrait saigner pour prouver la perte de la virginité lors de la nuit de noces, d'ailleurs cette preuve était à montrer à la famille, jadis. Ce mythe se nomme Le drap nuptial : le rite du drap nuptial consiste aussi, le soir de la nuit de noces, à montrer le drap taché de sang après la déchirure de l'hymen, à la famille (souvent la mère, la belle-mère, le père...).

En 2017, *Le Monde Afrique* titrait : « Au Maroc, la virginité à tout prix : "Ils veulent du sang, alors on leur en donne"[19]. » Dans cet article, on découvre le témoignage d'une jeune femme Marocaine de 27 ans, qui a perdu sa virginité lors de ses études universitaires. Une fois fiancée, elle n'a jamais pu l'avouer à son futur mari. Alors, pour lui faire croire qu'elle était toujours vierge lors de leur nuit de noces, elle s'est procuré une capsule de sang artificiel qui éclate lors de la pénétration sexuelle. L'article rapporte également que, « conscients des techniques pour masquer un passé sexuel, certains conjoints traînent leur future femme chez un gynécologue pour demander un certificat de virginité. Ce certificat médico légal, qui n'est pas obligatoire pour sceller une union, permet initialement d'examiner une femme en cas de viol. »

Pourtant, les gynécologues le disent, le déchirement de l'hymen n'est pas du tout une preuve de virginité. Tandis que certaines femmes naissent sans, d'autres le rompent en pratiquant du sport et d'autres encore ne saigneront jamais.

Enfin, on voue un véritable culte à la pénétration (voir p. 145), la considérant comme le Saint-Graal de la sexualité. Or, de nombreuses femmes soumises à ce diktat de « pas de sexe avant le mariage » le pratiquent tout de même avant, à travers caresses, frottements par-dessus les vêtements, relations anales, fellations... La sexualité ne se résume pas à un unique acte de pénétration !

19 Ghalia Khadiri, « Au Maroc, la virginité à tout prix : "Ils veulent du sang, alors on leur en donne"», lemonde.fr, 24/09/2017.

Au fait, qu'est-ce que l'hymen ?

Pour briser le mythe, rien ne vaut une petite leçon d'anatomie. Situé au niveau de l'orifice vaginal, l'hymen est une fine membrane perméable normalement perforée pour laisser passer le sang des règles. On entend surtout parler d'elle pour « la première fois », sa rupture fait souvent peur pourtant dans de nombreux cas, elle est déjà partiellement ou complètement déchirée. Il arrive d'ailleurs qu'elle soit très élastique et n'ait jamais besoin de se déchirer. Si l'hymen n'est pas perméable, on s'en rend vite compte car les menstruations ne s'écoulent pas, s'accumulent dans le vagin, occasionnant des douleurs pelviennes. Une légère incision peut alors être réalisée sous anesthésie locale pour perforer délicatement l'hymen. Avec le temps, l'hymen ne disparaît pas. Il est d'ailleurs possible de l'observer en plaçant un miroir devant sa vulve : il forme comme une sorte de dentelle autour de l'orifice vaginal.

Le vagin

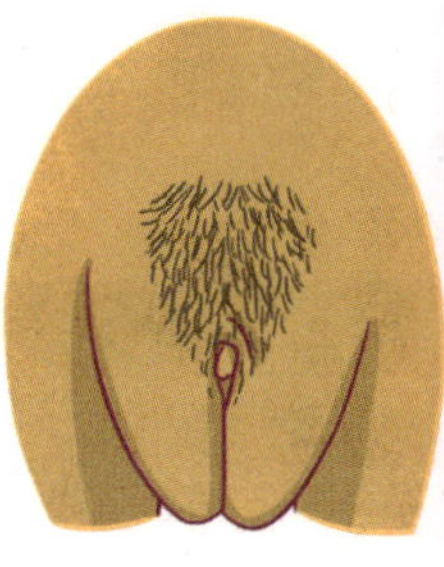

Issu du latin *vagina* (« gaine, enveloppe, fourreau »), il représente l'entrée de notre vulve. On a tendance à l'imaginer comme une sorte de conduit cylindrique, mais c'est une idée fausse ! En effet, il est plutôt aplati de manière transversale, présentant ainsi deux faces (antérieure et postérieure). Légèrement incliné vers l'arrière, il regarde vers notre anus. Il mesure en moyenne 6,3 cm de l'entrée au col de l'utérus. Celui-ci, d'une longueur moyenne de 3,6 cm, plonge dans le vagin. Une particularité anatomique très bien imagée dans l'ouvrage de Patrick Papazian et Caroline Michel : « Pour bien comprendre, prenez une bouteille de vin : son fond est creux, il forme une bosse à l'intérieur de la bouteille. Maintenant, retournez-la et imaginez que la bosse est le col de l'utérus et que l'intérieur de la bouteille est le vagin[20]." Sa texture est comparable à celle de l'intérieur de nos joues, à ceci près qu'elle présente des replis. C'est d'ailleurs grâce à eux que, lors de l'excitation, le vagin gagne un peu en longueur. Eh oui, notre vagin est extensible ! Imaginez-le comme une gaine ou un collant… Lors de l'accouchement, il bat des records et se dilate jusqu'à atteindre 10 à 12 cm de diamètre !

La vie du vagin

Lors de nos activités quotidiennes (en voiture, à l'école, au travail, en faisant du sport…), notre vagin est au repos. Ses parois sont collées l'une à l'autre tel un collant jamais porté. Il en va de même lors des règles.

C'est lorsque nous entrons en état d'excitation sexuelle que tout change : les parois se dilatent, la largeur augmente… Un peu plus profond, le vagin prend une forme de « poire à l'envers ». Mais que se passe-t-il exactement ? Les bras du clitoris, gonflés par un afflux de sang, resserrent légèrement l'orifice vaginal. Dans le même temps, le fond du vagin s'élargit et s'allonge afin d'accueillir et d'épouser parfaitement la forme de ce qui va le pénétrer… exactement comme le ferait un collant !

La flore vaginale

Comme les intestins, le vagin est constitué d'une flore. On le sait, les bactéries hébergées par notre système digestif ont un impact très important sur notre santé tant physique que mentale. Un déséquilibre de cette flore peut entraîner de nombreux troubles, comme un diabète, un syndrome de l'intestin irritable, mais aussi un état dépressif.

La flore vaginale a-t-elle elle aussi une influence sur notre santé globale ? Difficile à dire… Ce qui est certain, en revanche, c'est que si vous pensiez que votre vagin était un simple conduit vide, vous vous trompiez ! C'est un lieu surpeuplé, très apprécié par bon nombre de micro-organismes – dont 90 % sont des bactéries lactobacilles. Ces dernières se décomposent en trois types : *lactobacillus crispatus, lactobacillus gasseri* et *lactobacillus jensenii.* Leurs quantités, variables selon les individus, seraient influencées par l'hygiène de vie, la pratique sportive, la contraception, le stress…

20 Patrick Papazian et Caroline Michel, *Chouchoutez votre vagin*, Larousse, 2019, p. 26.

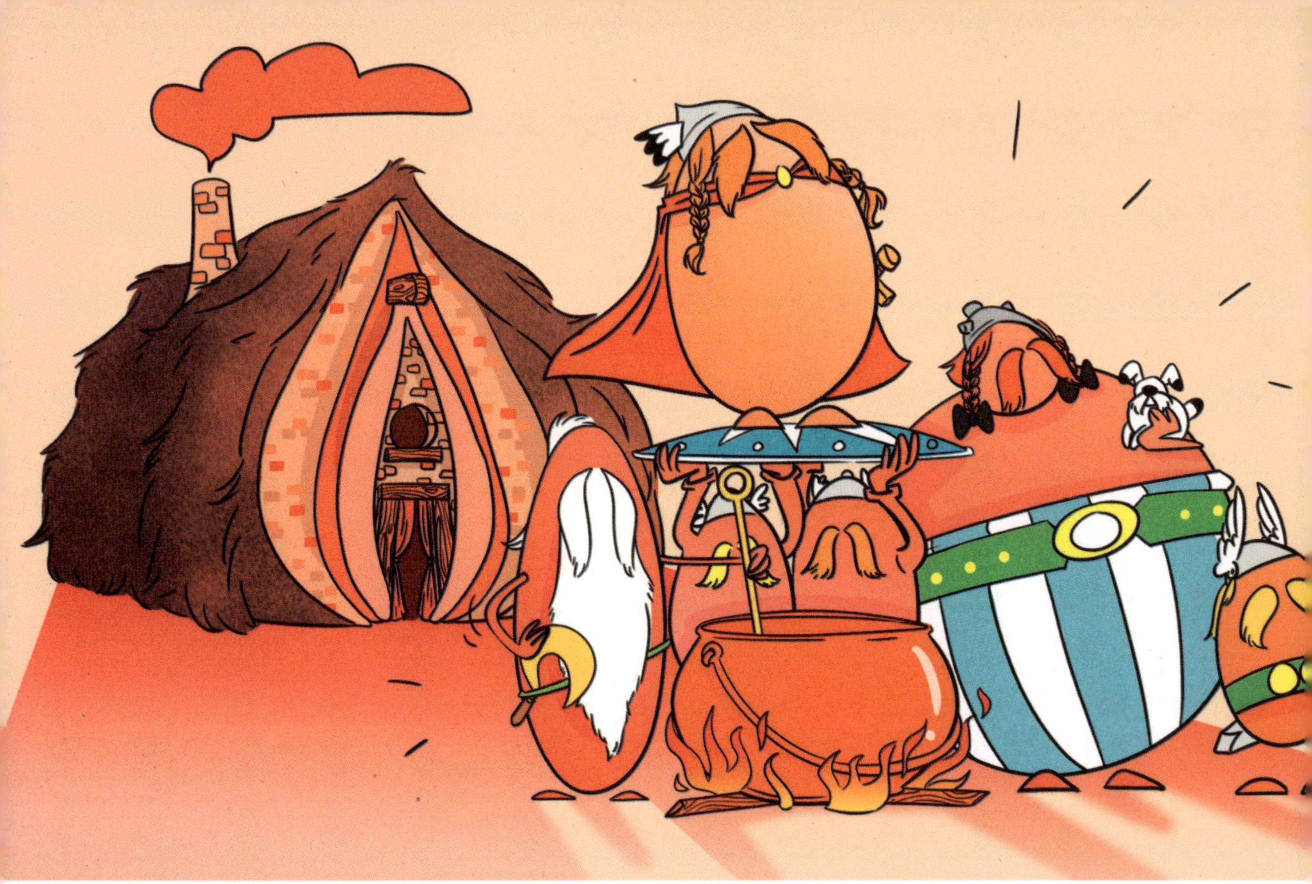

- La plus présente est *lactobacillus crispatus* - un nom qui n'est pas sans rappeler les amusants patronymes des Romains dans *Astérix* ! Et comme nos célèbres Gaulois, son rôle est de défendre de manière efficace ce territoire si convoité que représente notre vagin.
- *Lactobacillus gasseri*, elle, limite le développement des bactéries intruses en maintenant le milieu acide et en produisant des substances défensives. Une sorte de Panoramix !
- Enfin, *lactobacillus jensenii* représente le reste du village, agissant en véritable soutien de nos deux héros.

À la lumière de ces informations, vous saurez désormais faire le tri parmi les très nombreux probiotiques existant sur le marché. Pour que ceux-ci soient réputés efficaces, ils doivent contenir au moins deux des bactéries citées et en quantité suffisante. Nous n'avons d'ailleurs que peu de recul sur leur réelle action. Aussi, si vous souhaitez améliorer votre flore, je vous conseille de vous intéresser également à votre alimentation (voir p. 242).

Les pertes blanches

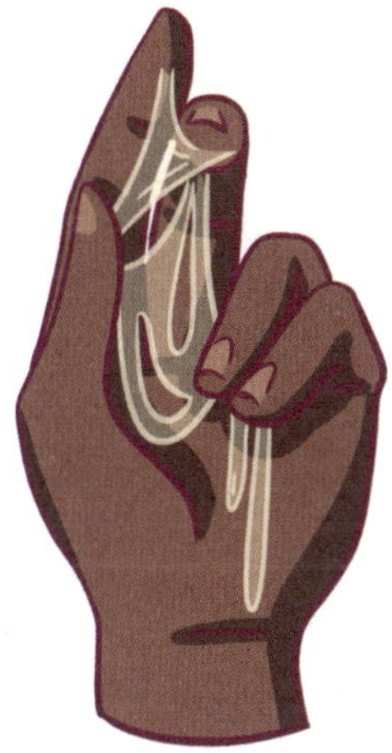

Appelées « leucorrhées » dans le langage médical, elles sont les traces de l'activité intense que vit notre vagin. Elles se composent de :

- cellules vaginales desquamées, restes de l'autonettoyage qu'accomplit chaque jour notre organe ;
- glaire cervicale, en particulier pendant la période ovulatoire ;
- lubrification naturelle produite par les glandes de Bartholin et de Skene.

Encore une fois, la production varie d'une femme à l'autre. Chez certaines, elles seront abondantes pendant tout le cycle, alors qu'elles resteront quasiment invisibles (sauf en période ovulatoire) chez d'autres. Certaines périodes ou événements de la vie peuvent toutefois les modifier :

- à la puberté. La mise en route du cycle entraîne parfois une abondance de pertes blanches. Parlons-en à nos ados !
- Pendant la période ovulatoire. La glaire cervicale présente au niveau du col de l'utérus devient presque liquide, filante. Elle glisse jusqu'à l'orifice vaginal et on peut donc la retrouver sur le papier toilette.
- Pendant la grossesse. Elles ont tendance à être plus abondantes du fait de l'augmentation d'œstrogènes.
- Avec un contraceptif hormonal. Dans ce cas, les pertes blanches diminuent nettement.
- À la ménopause. Les sécrétions vaginales se raréfiant d'une manière générale, les pertes blanches n'échappent pas à la règle. Cela peut d'ailleurs causer des problèmes de sécheresse intime.

Leur aspect évolue tout au long du cycle : parfois transparentes, translucides, filantes, opaques, elles sont généralement blanchâtres, tirant légèrement sur le jaune. Mais si leur couleur s'altère, tout comme leur odeur, et qu'elles s'accompagnent de démangeaisons, c'est qu'un déséquilibre s'est produit.

La mycose

Jusqu'ici tout allait bien, le vagin vivait sa meilleure vie et soudain gonflements, rougeurs et démangeaisons apparaissent... Alerte rouge, alerte rouge, la mycose est là !

Bon nombre d'entre nous ont été, sont ou seront touchées par cette atteinte de nature fongique. Très fréquente, elle n'est pas vraiment dangereuse... Mais ce qu'elle peut être inconfortable !

Son apparition est liée à un déséquilibre de la flore vaginale. Dans 85 à 90 %[21] des cas, l'un des hôtes a pris le dessus et il a un nom : *Candida Albicans*. Normalement, il vit au niveau de notre anus où il est très bien accepté ainsi que dans notre vagin (il représente 20 % du microbiote vaginal, jusqu'à 30 % pendant la grossesse). Les problèmes arrivent lorsqu'il se retrouve en trop grand nombre ...

Les symptômes

Le vagin et les lèvres internes sont rouges et gonflées et démangent énormément ! Une sensation de brûlure et des douleurs sont également présentes. Les pertes blanches peuvent devenir plus abondantes et grumeleuses. En revanche, elles doivent rester blanches et non odorantes. Cet état inflammatoire aigu est appelé vulvo-vaginite. Il ne signifie pas qu'il y a une infection mais traduit juste médicalement ce feu entre vos jambes.

Les facteurs favorisant les mycoses

- Une hygiène vulvo-vaginale excessive déséquilibrant la flore ;
- Le diabète qui favorise un taux de sucre élevé, ce dont les champignons raffolent (on en reparle juste après) ;
- Les contraceptifs œstroprogestatifs, qui influent sur le taux d'œstrogènes ;
- Les vêtements très serrés, qui sont de toute façon inconfortables ;

21 Dr Anne de Kervasdoué, *La Vie intime des femmes*, Odile Jacob, 2021.

- Les sous-vêtements en matière synthétique, qui maintiennent un milieu favorable à leur développement : milieu humide et chaud.
- Le chlore des piscines.
- Les sports de frottements comme le cyclisme : double peine : vêtements serrés, synthétiques au contact direct de la vulve + frottements.

D'autres éléments peuvent être déclencheurs :

- Le stress. C'est prouvé, il affaiblit notre système immunitaire et a la capacité de modifier le microbiote vaginal.
- La grossesse. La forte augmentation des œstrogènes est très appréciée par *Candida Albicans*.
- La phase prémenstruelle toujours en lien avec la production d'œstrogènes. Pourquoi le taux d'œstrogènes influe-t-il ? Ces hormones favorisent la charge en glycogène (sucre) des cellules de notre vagin, une substance très appréciée par les lactobacilles – c'est un peu leur potion magique ! Quand ce taux chute lors de la période prémenstruelle ou à la ménopause, nos bactéries protectrices, affaiblies, ne peuvent assurer une défense efficace. Quand il est trop élevé, c'est *Candida Albicans* qui se régale de ce taux de sucre élevé et se développe en conséquence. L'équilibre de la flore vaginale correspond à l'équilibre d'un funambule sur son fil ! Il en faut peu pour la déséquilibrer...

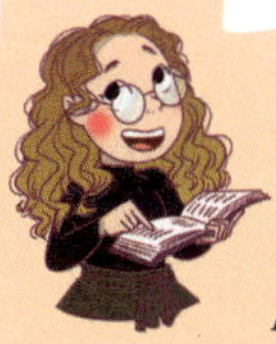

Manon l'ostéo

Avant toute chose, il est important de réaliser un prélèvement vaginal pour connaître l'origine du trouble. En cas de mycose avérée, on utilise alors des ovules antifongiques et une crème dédiée. Malgré ce traitement, il arrive parfois que la mycose récidive. Dans ce cas, il est intéressant d'en chercher les causes en analysant son contexte de vie, son environnement, son état émotionnel, les éventuels facteurs déclencheurs...

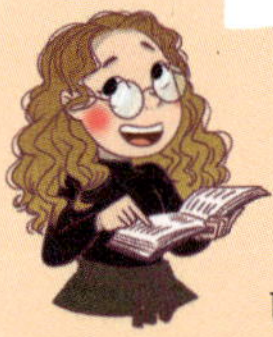

Manon l'ostéo

Une app au top

Connaissez-vous l'application vulvae ? Je la conseille régulièrement à mes patientes. Elle se présente sous la forme d'un calendrier dans lequel on peut noter quotidiennement son état de santé vulvaire. Zones douloureuses, gênes, types de sensations ressenties, type et intensité de la douleur, facteurs déclencheurs, symptômes associés… On peut également faire état d'observations d'ordre plus général, comme son état émotionnel. Il existe deux versions (gratuite et payante) selon les fonctionnalités que l'on souhaite.

Quelques astuces naturelles

Pour limiter au maximum le phénomène de macération, mieux vaut dormir sans culotte. Si vous allez à la piscine, évitez de porter trop longtemps votre maillot. Après votre douche, prenez bien le temps de sécher votre vulve en la tapotant avec une serviette.

Après un traitement antifongique, je vous conseille de faire une cure de probiotiques sous la forme de comprimés vaginaux ou par voie orale pour booster la reconstruction de votre flore - qui, dommage collatéral, sera encore plus affaiblie. N'hésitez pas également à y recourir lors de la prise d'antibiotiques, qui affaiblit tous les microbiotes de notre corps, qu'il soit intestinal, vaginal ou urinaire.

Vous pouvez aussi boire du kéfir[22], une boisson renforçant les flores tout comme le système immunitaire. Disponible dans le commerce, il peut aussi être préparé maison. Dans ce deuxième cas, vous aurez besoin de quelques grains - vous pouvez demander à un·e proche qui en confectionne ou bien les acheter en magasin bio.

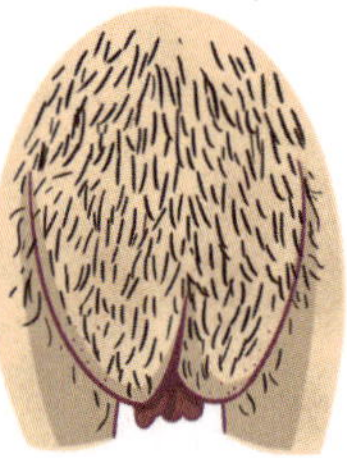

22 Juliette Krier, « Le kéfir, boisson miracle (et presque gratuite) », magazine.laruchequiditoui.fr, 20/09/2016.

RECETTE DU KÉFIR

Ingrédients :

- 2 grosses c. à s. de grains de kéfir (à manipuler avec des outils en bois ou plastique, pas de métal).
- ½ citron jaune
- 2 c. à s. de sucre brun
- 2 figues sèches coupées en 4
- 1 l d'eau de source

1. Mettez les grains de kéfir, puis tous les ingrédients dans l'ordre dans un bocal en verre. Couvrir d'un torchon Pressez les citrons pour en récupérer le jus, filtrez et mettre en bouteille en verre.
2. Laissez-le ensuite reposer vingt-quatre à quarante-huit heures à température ambiante en le plaçant à l'abri de la lumière directe du soleil. Lorsque la figue remonte, il est prêt !
3. Pressez les citrons pour en récupérer le jus.
4. Filtrez les kéfirs à l'aide d'une passoire, puis versez-le dans une bouteille en verre. Placez celle-ci au frais et conservez-la maximum 3 jours.
5. Pour en refaire, rien de plus simple : rincez les grains au fond du bocal et recommencez ! Si vous ne souhaitez pas en préparer tout de suite, vous pouvez les conserver au frais dans de l'eau sucrée. Le sucre nourrit les kéfirs !

La figue n'est là que pour apporter du goût et peut être remplacée par le fruit ou l'herbe, frais comme séché, qui vous fait plaisir ! Framboise, raisin, menthe, concombre...
Consommée bien fraîche, cette boisson a vraiment bon goût et peut être bue à tout moment de la journée, du matin à jeun jusqu'à l'apéro. Il est aussi possible d'en faire des cures en en buvant 1 à 2 l par jour.

Quelques recommandations : le kéfir est composé d'organismes vivants et peut donc mourir. L'eau utilisée pour le préparer ne doit pas être de l'eau du robinet, on préfère une eau de source, les fruits et les plantes bio et le sucre non raffiné (sucre roux ou brun). Attention également au nombre de grains, s'il y en a trop ils suffoquent ! Comme le kéfir emmagasine les substances nocives, ne fumez pas et n'utilisez pas de produits chimiques (par exemple d'entretien) à proximité. Des grains atrophiés et/ou visqueux et une odeur anormalement forte sont les signes que votre kéfir est mal en point. Dans ce cas, ne le consommez pas et jetez-le.

L'hygiène vaginale

Comme évoqué plus tôt, le vagin est fantastique : autonome, il s'autonettoie quotidiennement, et n'a donc pas besoin d'être savonné au risque de nombreux troubles. Son milieu est particulier, unique et y mettre des produits aux substances douteuses (parabens, colorants, parfums...) est tout simplement destructeur. La muqueuse qui le tapisse, tout comme celle du tube digestif, est fragile. Aussi, en ce qui concerne l'hygiène, voici ma règle d'or : ne jamais appliquer de produits dans son vagin qui ne soient comestibles. Attention, je ne dis pas l'inverse, on ne peut pas mettre tout ce que l'on mange dans son vagin !

La partie externe de la vulve peut se nettoyer une fois par jour, juste à l'eau, sans produit, sauf en cas de mycose. Les savons intimes sont-ils bons ? Je ne crois pas. Il s'agit surtout de produits issus du marketing destinés à nous faire consommer. D'ailleurs, il n'existe pas de produits d'hygiène intime pour les hommes...

Une odeur, quelle odeur ?

Soulevons un sujet tabou... Eh oui, la vulve sent ! Mais si les odeurs corporelles n'ont pas vraiment la cote, sachez que ce sont bien elles qui nous attirent vers une personne, ou, au contraire, nous repoussent sans que l'on sache vraiment pourquoi... Alors que sent la moul... euh... la vulve ? Vous voyez où je veux en venir... Qui n'a jamais eu cette conversation comparant l'odeur de la vulve à celle des fruits de mer ?

Bon, mettons les choses au clair : cette odeur, c'est avant tout celle de la vie ! Tout comme celle du pénis, d'ailleurs. Entend-on pour autant des commentaires dégradants à ce sujet ?

Notre vulve vit avec nous, elle transpire et émet donc des effluves, comme le reste de notre corps. Ceux-ci varient selon ce que l'on mange, exactement comme ceux de notre transpiration – et c'est la même chose pour le pénis. Les phases du cycle menstruel ainsi que la grossesse sont d'autres facteurs de changements.

Il existe un vrai marché du parfum intime, en particulier dans le secteur des produits liés à la sexualité : lubrifiants aux fruits des bois, goût chewing-gum, parfums et déodorants pour vulve... Je déconseille ces produits pour un usage quotidien. Encore une fois, je ne mettrai rien dans mon vagin ou sur ma vulve qui ne soit comestible !

Si vous avez un rendez-vous coquin et que votre odeur vous gêne, vous pouvez rincer votre vulve à l'eau douce et à la main avant. Vous pouvez même y appliquer un peu d'huile de coco, cela donnera un parfum à vos ébats... En revanche, ne vous parfumez surtout pas, l'alcool vous irriterait fortement !

La vaginose

Si l'odeur est vraiment trop forte et vous rappelle l'étal du poissonnier, c'est peut-être le signe qu'une vaginose bactérienne s'est installée. Tout aussi fréquente que la mycose, elle entraîne une modification des pertes, qui deviennent grisâtres. Il ne s'agit pas d'une infection sexuellement transmissible et elle est bénigne.

Là encore, il s'agit d'une conséquence d'un déséquilibre de la flore vaginale avec comme bactérie trouble-fête *Gardnerella vaginalis*, qui est présente dans la flore vaginale mais lorsqu'elle se déséquilibre, Gardnerella prolifère. La vaginose serait plus fréquente chez les femmes qui multiplient leurs partenaires, les différentes flores créant parfois un « mauvais mélange ». Elle peut aussi se déclencher lors des règles (ou juste après), car celles-ci entraînent un léger changement de pH, qui devient alors plus basique. Quoi qu'il en soit, une mauvaise odeur et une modification de vos pertes doivent vous conduire à consulter votre sage-femme ou votre gynécologue dans les plus brefs délais.

Les traitements de la vaginose

Deux approches possibles : antibiothérapie couplée à des probiotiques, ou uniquement probiotiques. Si on ne prend que des antibiotiques, on affaiblit l'élément perturbateur mais on affaiblit aussi toutes les autres bactéries, notamment notre village Gaulois. C'est la porte ouverte aux récidives, il est essentiel de soutenir la flore avec des probiotiques. Il faut favoriser les probiotiques vaginaux plutôt que ceux qui se prennent par voie buccale. On les place directement dans la flore que l'on veut renforcer.

pH et flore intime

Le pH idéal de la flore vaginal est acide autour de 3 et 4,5, quand il devient basique,
on s'expose à des agressions extérieures : vaginose, MST... Quand, à l'inverse il devient trop acide, on s'expose plutôt aux mycoses. C'est pour cela, que maintenir un pH propre à l'environnement vaginal est essentiel.
On évite donc les savons industriels, ou le savon de Marseille qui va avoir tendance à alcaliniser la flore vaginale (la rendre plus basique) tout comme le sperme, les produits parfumants, les lubrifiants industriels colorés...

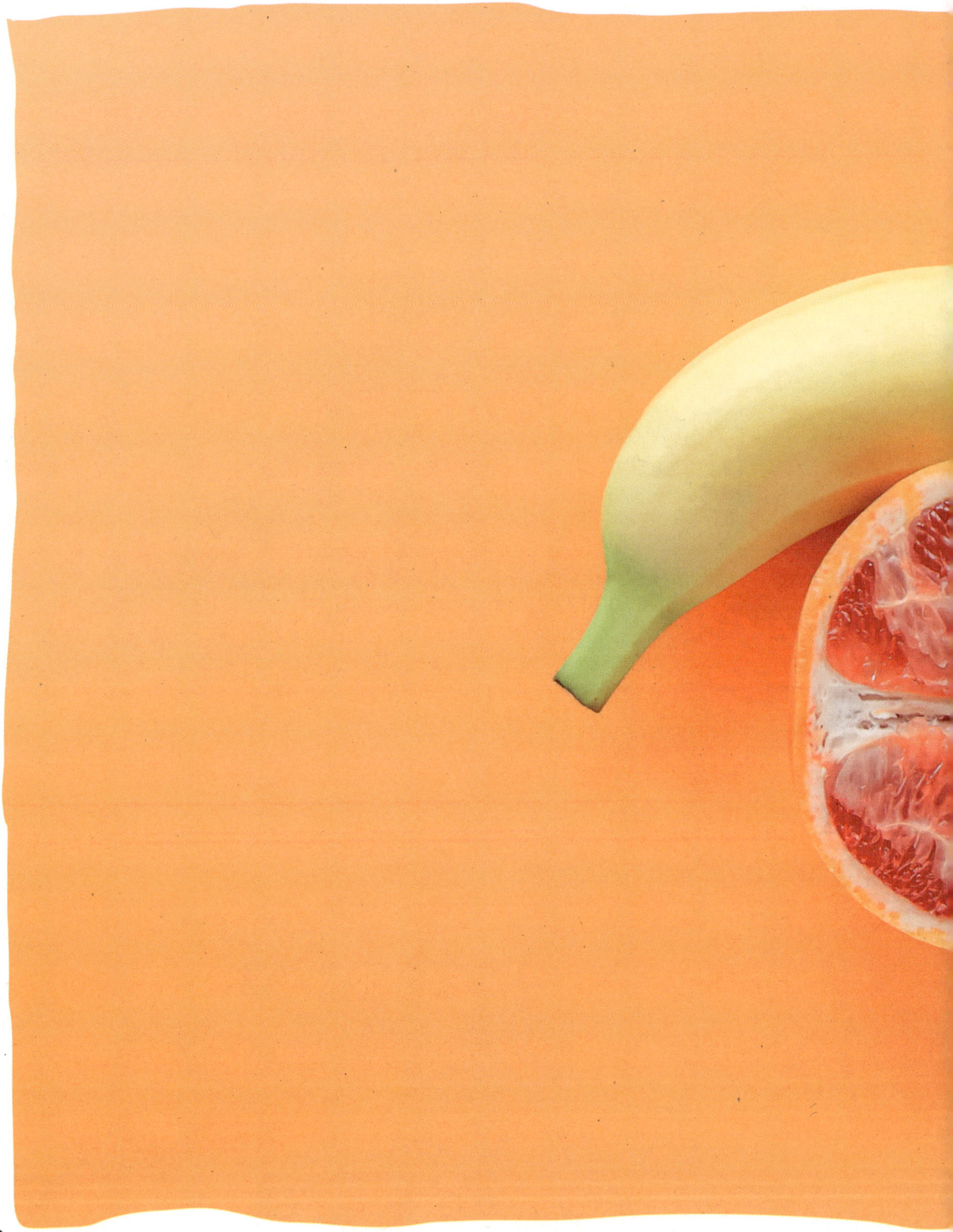

Chapitre 3

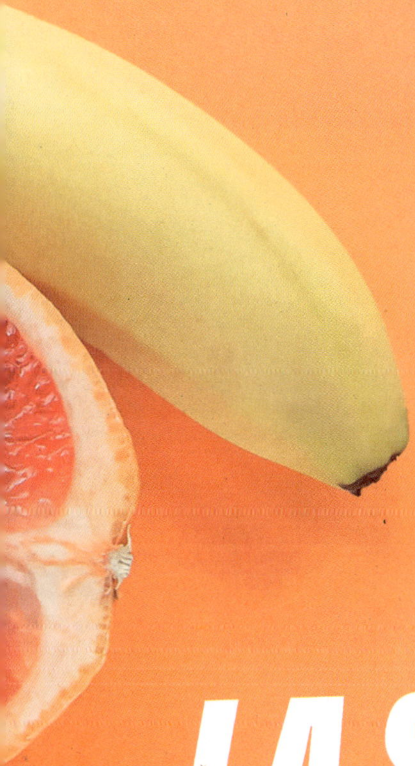

LA SEXUALITÉ

La société a dit…

1. … qu'une performance la sexualité sera.
2. … qu'être un bon coup il faudra.
3. … que ne pas avoir trop de partenaires une femme devra.
4. … qu'avoir beaucoup de partenaires un homme devra.
5. … que vierge une femme est tant que pénétration il n'y a pas.
6. … que, comme rapport sexuel, seule une pénétration vaginale par un phallus comptera.
7. … que satisfaire les besoins de l'homme la femme devra.
8. … qu'une robe échancrée, une jupe trop courte, un rouge à lèvres des appels au sexe seront.
9. … que, quand on fait l'amour, se plier à une chronologie établie (préliminaires, coït, éjaculation et fin) s'imposera.
10. … qu'être qualifié de « coït interrompu » seul le retrait de l'homme du sexe de la femme avant l'éjaculation pourra[1].
11. … que faire jouir une femme difficile ce sera, et que se satisfaire d'un rapport sans orgasme celle-ci pourra.
12. … que, en raison de son anatomie « trouée », en posture passive durant l'acte sexuel la femme sera.
13. … que jouir sans son partenaire une femme ne pourra pas et que sale une femme qui se masturbe sera.
14. … que du bruit une femme qui jouit fera.

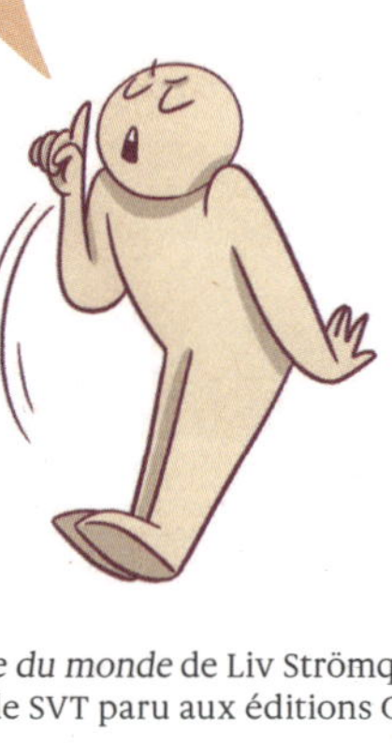

1 Référence tirée de la bande dessinée *L'Origine du monde* de Liv Strömquist (Rackham, 2016) citant les propos d'un manuel suédois de SVT paru aux éditions Gleerups en 2008.

Stop aux préjugés !

Bon, quand il s'agit de déconstruire les préjugés concernant la sexualité, le boulot ne manque pas ! Pourquoi tant d'idées reçues ont-elles la peau si dure ? Nous allons les examiner plus en détail dans ce chapitre.

Et la pénétration fut...

« Phallocentrée », voici un terme qui peut qualifier la sexualité telle qu'elle est pratiquée aujourd'hui, en France, la réduisant majoritairement à la pénétration vaginale par un pénis. Or, en 2021, 35 % des Françaises se déclaraient insatisfaites de leur vie sexuelle[2].

Les raisons sont-elles à chercher dans la définition actuelle de la sexualité qui, dans les grandes lignes, s'appuie sur les rapports hétérosexuels entre une femme et un homme ? C'est un premier aspect du problème, car bon nombre d'hommes et de femmes ne se reconnaissent pas dans cette approche. À cela s'ajoute la croyance qu'un rapport hétérosexuel doit nécessairement aboutir à une pénétration ! C'est la fameuse « congruence des deux sexes », faits pour s'emboîter. L'un peut contenir, l'autre peut être contenu, comme « le couteau dans son fourreau » ou « la clé dans la serrure ».

Pourtant, les interprétations que l'on fait de ce que la nature semble avoir prévu ne valent pas force de loi et, dans la grande majorité des cas, la sexualité n'est pas guidée par l'envie d'une fécondation. Concrètement, dans leur vie sexuelle, les humain·e·s sont plus souvent motivé·e·s par l'envie de l'autre, le plaisir qu'un rapport peut susciter plutôt que par le désir de grossesse. Donc pourquoi limiterions-nous les pratiques sexuelles à la pénétration vaginale ?

2 Étude Ifop pour The Poken Company, « Panorama de la sexualité des Européennes », 2021.

Les mythes de l'orgasme vaginal et de l'orgasme clitoridien

Lorsque l'on connaît l'anatomie du clitoris et sa physiologie (voir « Le clitoris », p. 163), il est plus facile de comprendre pourquoi il est faux de penser qu'il y a plusieurs types d'orgasmes : l'un clitoridien et l'autre vaginal. Quoi qu'il arrive, l'orgasme provient *toujours* du clitoris ! Cependant, la zone du clitoris (le gland, les bulbes) et la manière de la stimuler (stimulation externe, interne, vibration, pression, contact froid ou chaud...) peuvent, elles, varier. Certaines femmes préféreront ainsi la stimulation des bulbes alors que d'autres ressentiront une excitation lors de la stimulation du gland. Parfois, les deux zones seront réactives simultanément quand, à d'autres moments, l'une le sera plus que l'autre !

Pourquoi, alors, entend-on si souvent parler d'orgasme vaginal et d'orgasme clitoridien ? Il suffirait de poser la question à Sigmund Freud, inventeur de l'opposition entre orgasme vaginal et orgasme clitoridien. Selon le père de la psychanalyse, une jeune fille immature atteint l'orgasme par stimulation du clitoris alors que les femmes matures sexuellement doivent, elles, avoir un orgasme vaginal.

LE CLITORIS, MACHINE À PLAISIR ?

Le clitoris, seul organe humain uniquement dédié au plaisir, est un organe sensible. Quand cette sensibilité est excessive, sa stimulation provoque souffrance et douleur au lieu d'être une source de plaisir intense. On parle alors d'une hypersensibilité clitoridienne. Elle peut notamment être en lien avec des tensions situées au niveau des muscles du bassin.

De même, il arrive que le clitoris semble endormi. Cela survient parfois le temps d'un rapport sexuel, lorsqu'une pression trop forte est exercée dessus - il faut alors le laisser tranquille le temps que les sensations reviennent. Dans d'autres cas, le clitoris peut s'endormir de manière chronique, ce qui peut être dû à l'innervation même du clitoris.

La sexualité non pénétrative : en route vers une sexualité diversifiée

En finir avec les préliminaires

Quand je parle de sexualité non pénétrative, on pourrait croire que j'évoque les fameux préliminaires. Mais, contrairement à ce que leur nom, assez réducteur, indique, ils sont bien plus que ça ! Penchons-nous sur quelques définitions, communément admises, pour nous éclairer. Selon *Le Robert*, le terme « préliminaire » est un adjectif signifiant « qui précède, prépare (une autre chose considérée comme essentielle, plus importante) ». D'après Wikipédia, « on appelle préliminaires la phase de préparation intime faite de tendresse, d'échanges et de caresses diverses, au début des rapports sexuels et amenant les partenaires à un état d'excitation sexuelle. Il s'agit de donner du plaisir sans avoir pour but de parvenir immédiatement à l'orgasme, même si celui-ci est possible durant cette période ».

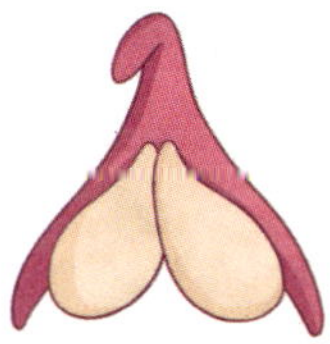

On le voit, ce terme de préliminaire entraîne plusieurs croyances limitantes. Il existerait ainsi une chronologie dans la sexualité, la pénétration étant « essentielle », considérée comme la conclusion du rapport. Or, beaucoup de personnes, surtout les femmes cisgenres hétérosexuelles, ne se reconnaissent pas dans ce schéma. Elles s'ennuient, ne sont pas épanouies. Comme toutes les croyances qui nous contraignent dans un cadre, celles sur la sexualité nous demandent de nous contenter d'une sexualité pénétrocentrée. Quand on ne peut y parvenir, nous la percevons comme défaillante. Arrive alors l'autodévaluation, la remise en question de soi, de ses capacités et, parfois, la culpabilisation par le partenaire, s'accompagnant bien souvent d'une perte de confiance en soi. Alors, pour le bien de tout le monde, finissons-en avec ces cases et déconstruisons ces mythes trop limitants !

En finir avec la chronologie

Il faudrait, paraît-il, respecter un certain ordre dans les pratiques sexuelles, une sorte de chronologie des actes censée nous conduire à LA pratique, celle qui assurerait aux partenaires (mais en fait, principalement aux hommes) l'orgasme. Selon ce schéma, un rapport sexuel hétérosexuel doit se dérouler de la manière suivante :

1. Échanges de baisers sur la bouche ; **2.** Caresses sur le corps habillé ; **3.** Frottements ; **4.** Déshabillage ; **5.** Stimulation buccale du sexe de son partenaire (fellation ou cunnilingus). À noter que le sexe oral n'est pas systématiquement réciproque, les hommes en bénéficiant plus souvent que les femmes ; **6.** Pénétration ; **7.** Éjaculation et orgasme masculin. Bonus si la partenaire jouit également. **8.** Fin du coït.

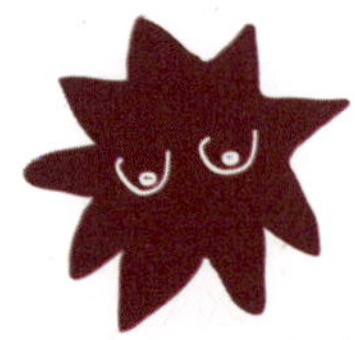

Et si l'on disait stop à tout cela ? La sexualité, c'est essayer de faire un cocktail réussi des pratiques et envies de chacun-e en respectant le consentement et les limites de toutes.

Alors, oui, lorsqu'on commence à avoir une vie sexuelle, on essaie de reproduire des choses qu'on a vues, qu'on a entendues ou qui nous ont été racontées. Comme toute nouvelle étape dans la vie (parler, écrire, courir, danser...), on s'exerce par imitation. Cependant, lorsqu'il existe un manque d'éducation sexuelle, une approche phallocentrée de la sexualité, on peut déplorer de retrouver cette chronologie des actes, qui ne fait qu'affirmer la domination de la pénétration sur le reste.

De l'importance de l'éducation sexuelle

Bien qu'obligatoire depuis 2001, l'éducation sexuelle scolaire est malheureusement loin d'être systématique dans les établissements de France. Selon une enquête du Haut Conseil à l'égalité entre les hommes et les femmes, réalisée en 2016, 25 % des écoles primaires ne proposent pas de séances d'éducation sexuelle, contre 4 % des collèges et 11 % des lycées[4].

Or, l'éducation à la sexualité est primordiale ! Pour tenter de faire évoluer notre société, nous devons dès à présent inculquer aux générations qui fréquentent actuellement l'école des notions d'importance comme :

- placer le consentement au centre du rapport sexuel : le sien et celui du/de la partenaire ;
- ne pas définir la chronologie d'un rapport avec un schéma à suivre ;
- réévaluer l'importance de la pénétration ;
- ne pas considérer l'orgasme masculin comme le but d'un rapport sexuel...

« La sexualité est la seule chose qu'on n'enseigne pas par l'exemple[5]. »

Si vous souhaitez en savoir plus sur l'éducation sexuelle chez les enfants, je vous conseille l'ouvrage de Charline Vermont, *Corps, amour, sexualité*, apportant des réponses aux questions fréquentes que se posent les 5-12 ans[6].

Manon l'ostéo

Quand la sexualité est un sujet tabou chez les parents

En récoltant des informations sur l'historique de vie de mes patientes, une chose revient régulièrement : le manque d'éducation sexuelle dans le cadre parental ou, plus largement, familial. La sexualité est un sujet tabou dans certaines familles, qui peut s'exprimer par une pression, voire du chantage exercés par les parents sur leurs enfants. « C'est sale », « Ne fais pas ça avec n'importe qui », « Ne déçois pas ta famille ! »... autant de propos répressifs qui ont un impact non négligeable sur leurs destinataires. Je n'en fais malheureusement le constat que trop régulièrement en cabinet...

On pourrait se dire que, dans une fratrie, c'est plus simple, mais, bien souvent, même entre frères et sœurs, le sujet de la sexualité est passé sous silence. Pourtant, ce n'est qu'en en parlant que l'on peut débloquer des situations, en évoquant comment on a vécu la pression parentale, en racontant ses peurs et ses doutes, etc. Des réponses peuvent découler de ces échanges. Lors de mes séances en cabinet, j'encourage souvent mes patientes à ouvrir la discussion au sujet de leur trouble sexo avec une figure parentale, une sœur, un frère ou une ami·e.

4 HCE, *Rapport relatif à l'éducation à la sexualité*, 2016.

5 Maïa Mazaurette, *Le Sexe selon Maïa*, Paris, La Martinière, 2020.

6 Charline Vermont, *Corps, amour, sexualité : les 100 questions que vos enfants vont vous poser*, Paris, Albin Michel, 2021.

En finir avec la prédominance de la pénétration

La pénétration : acte essentiel ?

Dans l'imaginaire collectif, avoir un rapport sexuel hétéro évoque bien souvent uniquement la pénétration. Tout le reste, tout ce qui gravite autour de cet acte, n'a plus aucune importance, ni les caresses, ni les baisers, ni les fellations ou cunnilingus... Voilà pourquoi on entend parfois qu'« une femme est vierge même si elle a expérimenté d'autres pratiques sexuelles ».

Manon l'ostéo

Une sexualité sans pénétration, c'est possible !

Je constate régulièrement dans mon cabinet à quel point la pénétration n'est pas essentielle à l'épanouissement sexuel. Certaines de mes patientes qui souffrent de troubles de la sexualité, comme celles atteintes de vaginisme[7], ont une sexualité avec leur partenaire ! Elles me la décrivent souvent comme quelque chose de beau, de bien à eux, qui les rend uniques. Même sans pénétration, elle est satisfaisante et épanouissante pour les deux.

Remettons les pendules à l'heure : il n'existe pas d'acte plus important que d'autres. La pénétration vaginale n'est absolument pas essentielle au plaisir, ni à la jouissance de deux partenaires.

Certes, vous pourrez me dire que c'est un peu facile d'asséner que « la pénétration n'est pas essentielle », mais qu'en pratique, il est bien difficile de se libérer de son poids. D'autant que notre approche sociétale de la sexualité a été façonnée par les

7 Le vaginisme est un trouble qui entraîne une impossibilité à la pénétration vaginale (voir p. 222).

visions patriarcales et misogynes du corps médical. On ne nous a donc pas facilité la tâche ! C'est Freud et Lacan qui ont véhiculé le terme de « phallocentrisme » pour expliquer le complexe d'Œdipe. La patience, la transmission dans la bienveillance et l'éducation de nos enfants sont nos meilleures armes pour venir à bout de ces idées dépassées de la sexualité.

Un rapport sexuel est bien plus complexe que quelques allers-retours mécaniques, surtout lorsque la pénétration ne procure pas de plaisir ! Ne pas ressentir de plaisir lors de la pénétration vaginale ne fait pas de nous des personnes frigides, comme on veut parfois nous le faire croire. Le plaisir féminin est vu comme compliqué, difficile à atteindre, et très peu d'efforts sont faits pour y remédier. Il se peut aussi que ce soit parce que le ou la partenaire s'y prend mal ! D'ailleurs, cette idée de frigidité, qui serait signe de pathologie, nous la devons là encore à notre ami Freud ! Nous l'avons vu, selon lui, une femme avec une sexualité mature doit avoir des orgasmes vaginaux. La frigidité est donc, à ses yeux, due à « des facteurs constitutionnels ou anatomiques » qui perturberaient la sexualité d'une femme.

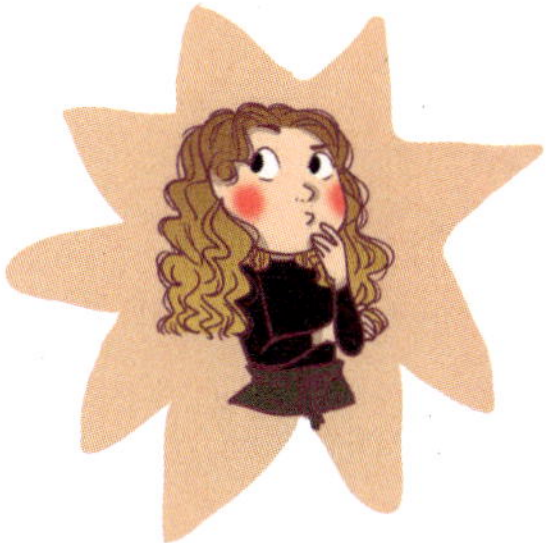

Mais il est une dimension que Freud n'a pas prise pas en compte, et qui est une évidence : la sensibilité, propre à chacun·e. Nous sommes simplement plus ou moins sensibles à certaines stimulations (par exemple, la pénétration vaginale) qu'à d'autres (stimulation du gland du clitoris). Bref, il y a autant de pratiques, de plaisirs sexuels que d'êtres humains sur Terre !

Pourquoi la pénétration peut-elle être insensible ?

D'un point de vue anatomique, la zone sensible du vagin se trouve au niveau de son orifice grâce à la proximité des bulbes du clitoris qui l'entourent. Dans la profondeur du vagin, cette sensibilité due au clitoris décroît, voire disparaît. Le reste du vagin n'est qu'une simple muqueuse... comme l'intérieur des joues ! Voilà pourquoi la pénétration vaginale peut être moins sensible : c'est une question d'innervation et de capacité sensitive.

La pénétration douloureuse

Il arrive parfois que la pénétration ne soit pas insensible mais douloureuse ; elle devient alors une corvée. Refuser une pénétration parce que cela fait mal est simple à dire mais beaucoup plus difficile à mettre en pratique face à un partenaire, au vu de la pression que certains peuvent exercer pour l'obtenir. Mais essayez de communiquer votre gêne et votre douleur. Vous pourrez parler ensemble d'autres moyens de vous donner mutuellement du plaisir. Essayons de démanteler le mythe de la femme qui doit subvenir aux besoins de l'homme à n'importe quel prix au regard de ce qu'on a appelé le « devoir conjugal ». Il s'agit d'une notion archaïque, qui était inscrite dans le Code pénal adopté en 1832 indiquant qu'« un mari qui se servirait de la force à l'égard de sa femme ne commettrait point le crime de viol... ».

Le sujet du devoir conjugal est d'ailleurs un sujet tabou. Les textes de lois ont évolué depuis 1832, pourtant, ils restent imprégnés d'une vision patriarcale et de dominance masculine. Le devoir conjugal sous-entend surtout le sujet du viol conjugal :

- il faudra attendre 1992 pour que le premier viol entre époux-épouses soit condamné[8] ;
- 1995 : la Cour européenne reconnaît le viol marital ;
- 2006 : la loi française stipule que « la présomption de consentement pour les personnes mariées ne vaut que jusqu'à preuve du contraire[9] ». La preuve du contraire étant souvent des preuves de violences physiques, ce qui n'est forcément le cas dans le cadre conjugal.

La notion de consentement manque encore de détails, la loi reconnaît les preuves physiques, or, dans le cadre intime, la victime ne présente pas forcément de traces de résistance. La loi française persiste donc à être du côté des agresseurs !

Que les choses soient claires : la douleur ne doit pas être mise sous silence pour le plaisir de l'autre ; la sexualité se partage à deux, elle ne se subit jamais. Au contraire, elle se fantasme, se discute, se partage par les mots, les gestes, les mises en scène... Elle est en constante évolution... comme nous, tout au long de notre vie !

8 Aline Leriche, « Petite histoire du viol conjugal et de la honte », *Le Sociographe* n° 27, 2008, pp. 85 à 94.

9 Chloé Leprince, « Devoir conjugal contre viol conjugal : histoire d'une reconnaissance laborieuse », radiofrance.fr, 3 septembre 2019.

La sexualité en solitaire : en route vers la masturbation

Faire connaissance avec son corps

À mes yeux, la sexualité en solitaire est essentielle, et ce pour plusieurs raisons. Elle vous permet :

- de connaître l'anatomie de votre corps, de l'explorer, pour savoir où se trouvent le gland de votre clitoris, votre méat urinaire, votre orifice vaginal, votre anus, etc. ;
- de comprendre votre corps et ce qui vous procure du plaisir. Qui, mieux que vous, peut savoir ce que vous aimez et comment ? Personne ! Tout comme en matière de glaces, vous avez des préférences (vous êtes plutôt vanille, chocolat ou citron ?), vous êtes la mieux placée pour expérimenter de nouvelles saveurs et connaître, à force d'expériences, celles que vous aimez le plus. Se connaître, c'est aussi avoir la capacité de guider l'autre lors de relations sexuelles ;
- d'être au centre de votre sexualité, de votre plaisir. Pas besoin de se concentrer sur quelqu'un d'autre... il n'y a que soi pour soi !

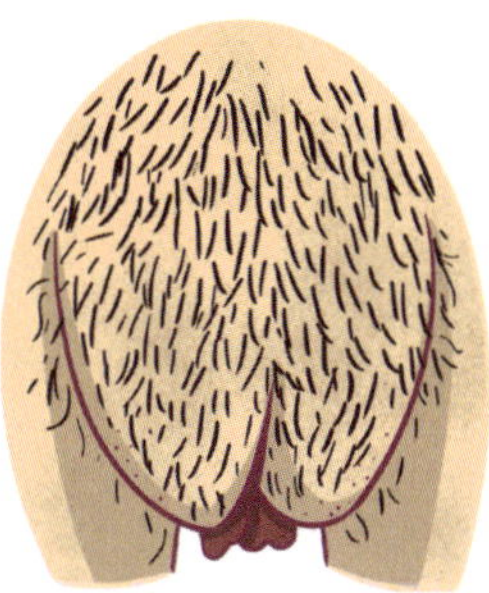

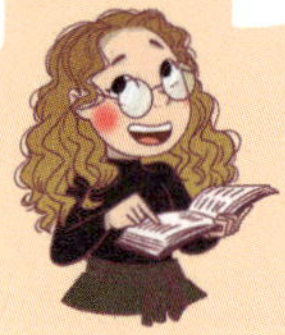

Manon l'ostéo

L'exercice du miroir

J'entends souvent mes patientes me dire qu'elles ne se caressent pas, qu'elles n'osent pas se toucher, ni s'aventurer à la découverte de leur corps. Parfois, elles me parlent même d'un dégoût pour leur vulve, d'autres fois, elles me confient ne pas s'imaginer jouir sans leur conjoint.

Sans leur mettre une quelconque pression, je leur explique les bienfaits de la sexualité en solitaire. Il ne s'agit pas de se faire jouir soi-même, mais simplement d'oser s'explorer. Dans ce cadre, l'exercice du miroir est un auxiliaire précieux.

En quoi consiste-t-il ? Tout simplement à regarder sa vulve dans un miroir. Comment le pratiquer ? Je conseille tout d'abord de créer une ambiance décontractée, avec une lumière indirecte, tamisée (évitez les lumières blanches), quelques bougies et un fond musical apaisant.

Ensuite, que fait-on ? Dans un premier temps, si se toucher est trop impressionnant, trop « dégoûtant », on se contente de se regarder. Puis, si l'envie d'aller plus loin surgit, on écarte les lèvres, on sent les différentes textures sous les doigts, les reliefs du gland, du méat urinaire, on découvre son orifice vaginal qui, bien souvent, quand on n'a pas accouché par voie basse, est comme fermé par les muqueuses.

L'exploration de sa vulve fait partie de l'éducation sexuelle. Être curieuse de se regarder n'est ni sale, ni dégradant. Ce n'est pas non plus une tromperie envers l'autre. C'est juste un rendez-vous avec soi-même.

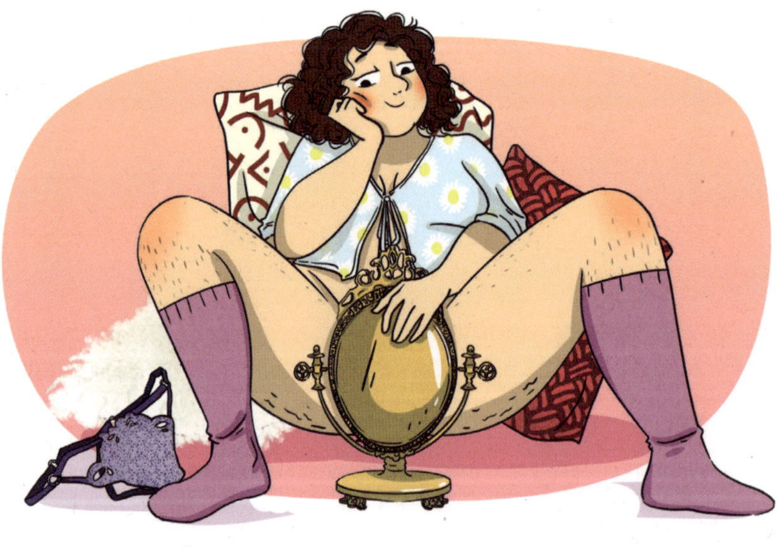

La masturbation féminine

La sexualité solitaire est une aventure qui commence jeune. Les premières découvertes débutent dans l'enfance ou à l'adolescence, souvent par inadvertance. Un frottement à travers les vêtements, contre un coussin, une couette ou le bord d'un canapé, par exemple, vient nous émoustiller.

Malheureusement, encore aujourd'hui, une petite fille qui se masturbe est souvent grondée par ses parents. Jugée problématique, malsaine, la masturbation infantile est signe de perversité… Alors que c'est pourtant bien tout l'inverse : une petite fille qui se masturbe est simplement en train de s'explorer. C'est là le début de son éducation sexuelle !

Même si depuis quelques années, avec l'essor des sextoys, la masturbation féminine fait parler, de manière générale, la masturbation féminine reste taboue, elle est encore perçue comme presque interdite, *a contrario* de la masturbation masculine, elle, qui est considérée comme normale et est plutôt acceptée. Pourquoi en est-on arrivé là ?

PETIT RETOUR EN ARRIÈRE…

- **Au Moyen Âge :** l'influence de l'Église entrave les pratiques sexuelles, la masturbation est interdite et diabolisée.
- **Au XVIIIe siècle,** les scientifiques se penchent sur le sujet de la sexualité et de la masturbation, féminine en particulier : « Je me suis proposé d'écrire sur des maladies produites par la masturbation, et non point du crime de la masturbation : n'est-ce pas d'ailleurs assez en prouver le crime que de démontrer qu'elle est un acte de suicide ? » Samuel Auguste Tissot (1728-1797), docteur en médecine, qui a écrit *L'Onanisme*, en 1760, tente ainsi de justifier médicalement les méfaits de la masturbation. Il la déplore, qu'elle soit masculine ou féminine, mais la féminine peut, selon lui, en plus, entraîner de nombreux problèmes de santé, elles rendraient par exemple les femmes laides. « Les femmes éprouvent non seulement les maux

[des hommes], mais elles ont des vapeurs hystériques affreuses, des jaunisses incurables, des crampes cruelles [...], des fureurs utérines qui leur ôtent la pudeur, la raison », affirme quant à lui Achille-Guillaume Le Bègue de Presle en 1763[10].

Le terme « nymphomanie » est créé dans la foulée. La sexualité féminine libre, hors mariage effraie, alors nos bons vieux scientifiques la classe comme une sexualité pathologique : « La nymphomanie, maladie étonnante par la simplicité de sa cause, qui pour l'ordinaire est l'inflammation lente des ovaires et de la matrice ; maladie dégradante par ses effets, qui transforment la fille la plus timide en une bacchante[11]. » On se rend bien compte ici que les scientifiques utilisent le même champ lexical pour définir la masturbation et la sexualité féminine. D'ailleurs, à cette époque, la seule manière de guérir de la nymphomanie serait de se marier : « Le mariage seul guérit la nymphomanie, surtout quand elle a pris sa source dans une violente passion pour l'objet qu'il est enfin permis de posséder », déclare ainsi Bienville, dans *La nymphomanie ou le traité de la fureur utérine*, en 1789.

- **À la fin du XIXe siècle**, en 1882 précisément, le Dr Démétrius Zambaco publie dans la revue *L'Encéphale* une solution miracle pour éteindre l'onanisme féminin : « brûler le clitoris au fer rouge ».

Ces quelques extraits sont tout à fait révélateurs de l'état d'esprit des discours scientifiques faisant moi depuis des siècles. Voilà pourquoi leur remise en question est si complexe et pourquoi, au XXIe siècle, nous en payons encore le prix.

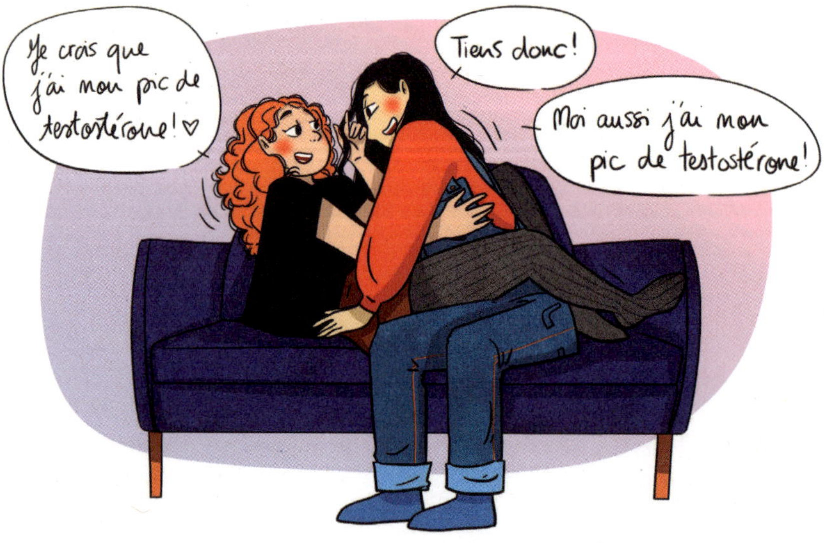
Je crois que j'ai mon pic de testostérone! ♡
Tiens donc!
Moi aussi j'ai mon pic de testostérone!

10 Alexandre Wenger, « Lire l'onanisme. Le discours médical sur la masturbation et la lecture féminines au XVIIIe siècle », Utopies sexuelles n° 22, 2005.

11 P.-J.-G. Cabanis, *Rapports du physique et du moral de l'homme*, tome 1, 1805.

Qu'est-ce que la libido ?

Vaste sujet de société que cette mystérieuse pulsion d'énergie qui vient du fond de nos tripes... Les magazines aiment s'en emparer, les laboratoires proposent moult compléments alimentaires pour la stimuler...

Mais, au fait, comment marche la libido ? L'un de nos objectifs vitaux en tant qu'être humain est de perpétuer l'espèce. C'est notre côté animal. Et pour le faire au mieux, notre corps nous en donne gentiment les moyens grâce à la libido !

La libido, c'est donc ce désir profond d'avoir envie de sexualité. Elle fonctionne un peu comme des montagnes russes avec des moments de fortes envies. C'est notamment le cas lors de la période ovulatoire : en augmentant notre libido, notre corps nous invite à nous reproduire en vue d'une fécondation. Le hasard (qui n'en est pas un) fait bien les choses ! On note en effet, lors de l'ovulation, un léger pic de testostérone produit par les ovaires. C'est cette hormone qui accroît notre libido. Chez l'homme, la production de testostérone est plus linéaire, ce qui pourrait expliquer une libido également plus constante.

DÉSIR SPONTANÉ ET DÉSIR RÉACTIF

La complexité de la libido s'explique aussi par la coexistence (ou non) de deux désirs. Le **désir spontané** est alimenté par des facteurs physiologiques (production de testostérone) et psychologiques (fantasmes, stimuli affectifs...). Parfois, ces stimulations sont absentes et le désir naît de l'excitation sexuelle provoquée par le/la partenaire : on parle alors de **désir réactif**.

Ça monte… et ça redescend !

Revenons à nos montagnes russes. Au moment du pic de libido, on se trouve en haut de la montée : la chute arrive ! Par nature, la libido n'est pas constante : son intensité varie et dépend d'un ensemble de facteurs autres que l'ovulation. À vrai dire, la libido, c'est une histoire d'énergie, en l'occurrence d'énergie sexuelle. Sauf que notre corps a une réserve d'énergie limitée et qu'il doit la répartir entre plusieurs de nos fonctions vitales comme le système cardiovasculaire, la digestion, l'activité cérébrale, etc. À ses yeux, la libido n'est qu'une « case bonus », qu'il alimente s'il reste encore assez d'énergie après avoir nourri nos autres systèmes. Du coup, il arrive que cette réserve soit à zéro avant d'atteindre la libido. Plus d'essence ! Impossible de remonter la prochaine pente.

Pourquoi la libido ne bénéficie plus de cette énergie ?

Le stress, l'anxiété, les préoccupations du quotidien, la maladie, les souffrances physiques, la fatigue, les traitements médicamenteux, la colère, la grossesse, les conséquences post-opératoires d'une intervention médicale, la monotonie de l'activité sexuelle… Voilà autant de facteurs qui peuvent expliquer la baisse d'énergie du corps et la chute de la libido. La liste est longue… et propre à chacun·e !

Toutefois, il est naturel de ne pas avoir envie tout le temps. La libido dépend de nombreux facteurs et fluctue de façon irrégulière. Tout n'est pas d'ordre pathologique. Vous pouvez vivre sereinement une baisse de libido, surtout si vous n'en souffrez pas.

Et quand on souffre de la baisse de libido ?

Quand on souffre de quelque chose, il faut en parler ! N'hésitez donc pas à aborder le sujet avec votre médecin généraliste, votre sage-femme ou votre gynécologue. L'échange avec ces praticien·ne·s vous amènera peut-être déjà à comprendre d'où vient ce manque d'énergie sexuelle. Si vous souhaitez aller plus loin, tournez-vous vers des professionnel·le·s spécialisé·e·s comme les sexologues et les sexothérapeutes : ils vous proposeront une approche thérapeutique qui pourra vous aider à retrouver de la libido.

Et, surtout, n'oublions pas que notre premier organe sexuel est... notre cerveau ! Le stimuler peut donc être une façon de réveiller notre libido. Quand on a du mal à avoir envie, rien de mieux que d'user de sa créativité, de son imagination, de discuter avec l'autre de ce manque de désir – en toute bienveillance, évidemment.

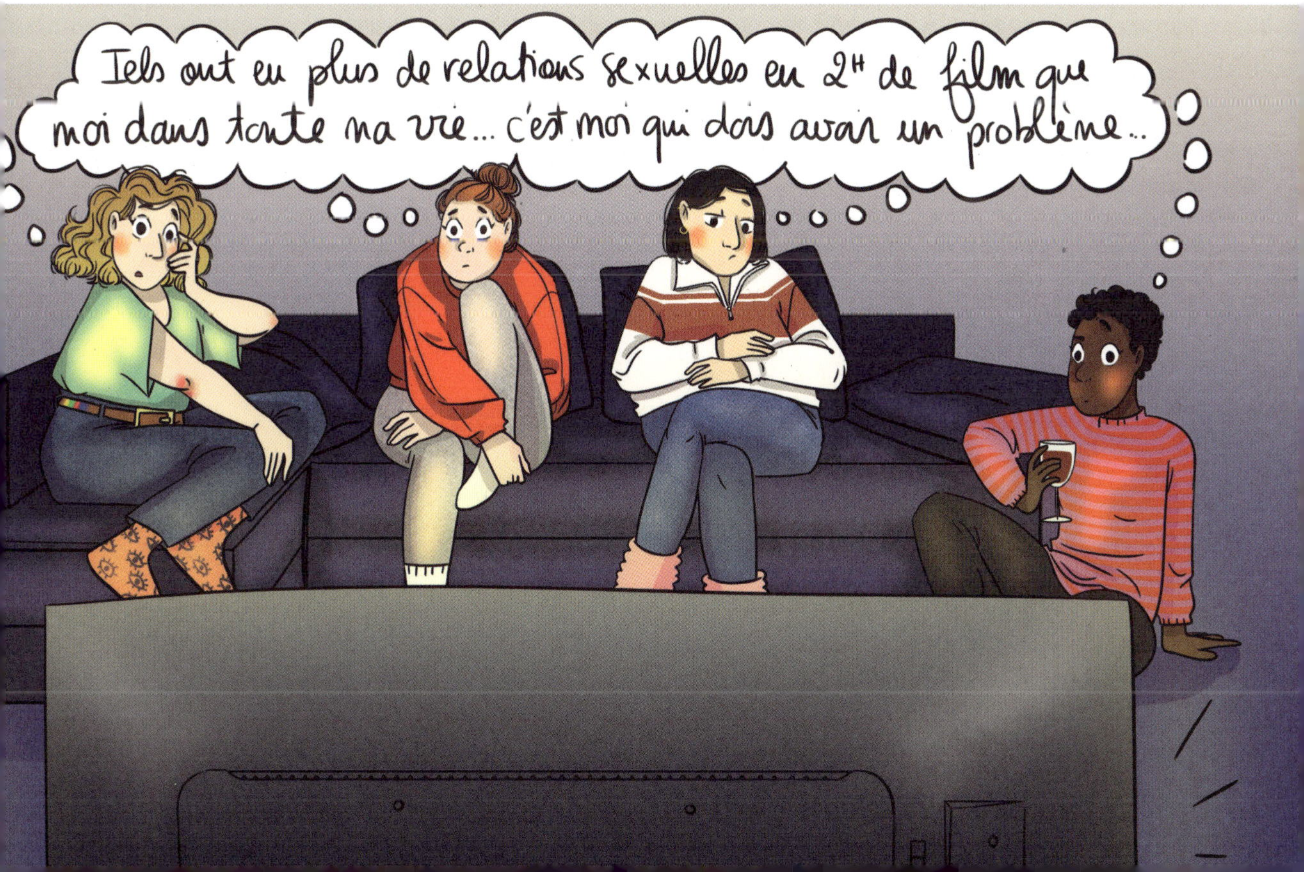
Iels ont eu plus de relations sexuelles en 2H de film que moi dans toute ma vie... c'est moi qui dois avoir un problème...

Le plaisir sexuel et l'orgasme

L'orgasme, un passage obligé ?

Faut-il avoir forcément un orgasme pour qu'un rapport sexuel soit réussi ? Si l'on posait cette question à des femmes et à des hommes, on obtiendrait (sans surprise) deux réponses bien différentes. Le plaisir sexuel féminin étant nié, il est devenu presque normal pour les femmes de ne pas avoir d'orgasme voire de ne pas ressentir de plaisir lors d'un rapport sexuel.

Il suffit de s'attarder sur la définition communément admise du « coït interrompu » : l'expression s'emploie lorsqu'un acte sexuel s'arrête avant l'éjaculation de... l'homme ! La finalité d'un rapport hétérosexuel, c'est donc l'éjaculation masculine ; la femme, elle, peut bien se passer d'orgasme. Oui et non !

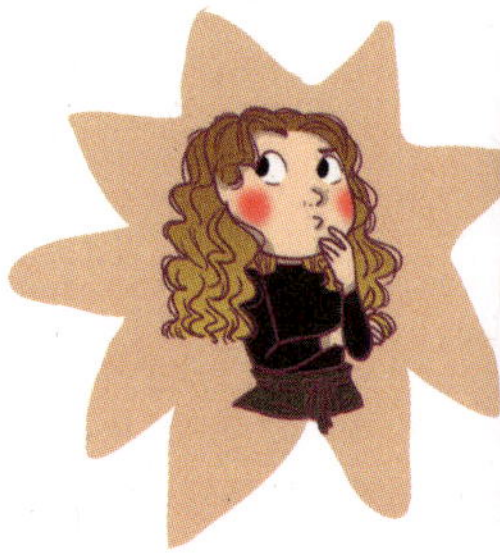

Il est tout à fait possible de se dire qu'on peut se passer d'orgasme ; ce dernier ne doit pas être un but, une performance à atteindre à tout prix. Cependant, il serait normal que les deux partenaires aient un même droit à l'orgasme. Si le plaisir sexuel est un vaste champ de sensations et d'émotions, procurées par différentes pratiques, caresses..., l'orgasme, lui, est quelque chose de mécanique, bien étudié par les scientifiques.

Les étapes du plaisir sexuel

Dans les années 1960, les sexologues américains William Masters et Virginia Johnson[12] ont analysé le cycle sexuel qu'hommes et femmes traversent lorsqu'ils font l'amour, et dont il ressort quatre étapes :

12 Le cabinet de curiosité féminine, « Virginia Johnson et William Masters, sur les traces du plaisir féminin ».

1. La phase d'**excitation**. Nourri par l'imagination, le désir est un processus mental qui peut susciter des réactions physiques : augmentation de la lubrification chez la femme, érection chez l'homme, accélération du rythme cardiaque...

2. La phase en **plateau** : le désir augmente et les deux sexes sont stimulés.

3. L'**orgasme**.

4. La phase de **résolution**. C'est le retour à l'état normal d'avant l'excitation. Il faut forcément passer par cette étape avant de pouvoir avoir un second orgasme... ou plus !

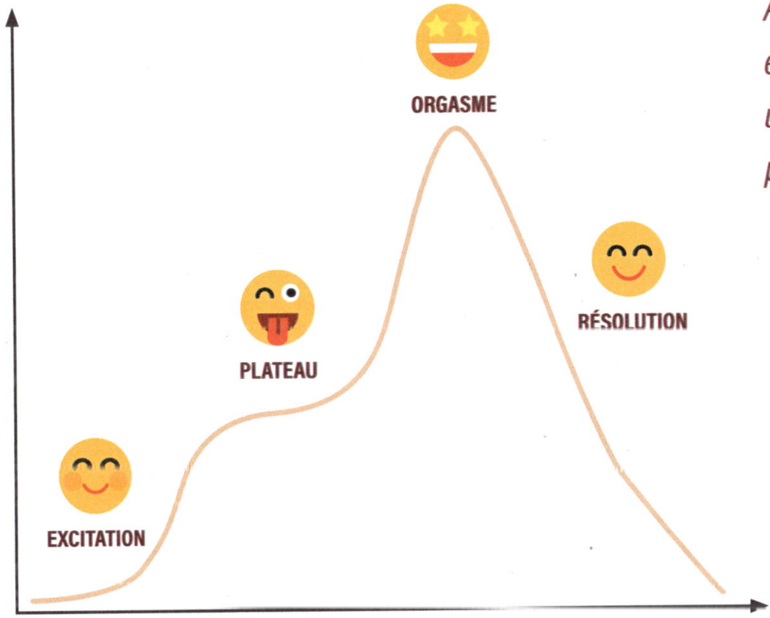

Avant, pendant et après l'orgasme : un plaisir en quatre phases

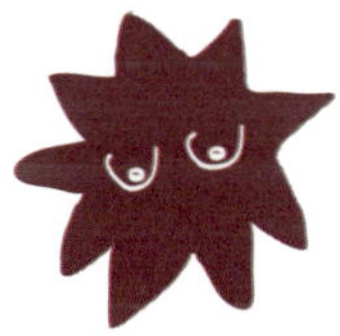

« Les femmes qui ont un désir réactif ont un intérêt réduit pour le sexe et prennent peu d'initiatives au lit, mais elles gardent la capacité d'avoir des rapports sexuels délicieux une fois qu'elles sont lancées[13]. »

Si ce schéma du déroulement du cycle sexuel prévaut généralement, notons toutefois que les personnes dont le désir est réactif ne vont pas forcément connaître le processus mental du désir. Elles passeront tout de suite à l'étape de l'excitation physique.

En outre, il arrive que l'orgasme ne soit pas vécu comme un plaisir. Parfois, il est dépourvu de toute sensation agréable, d'autres fois, il peut être douloureux ou se produire involontairement, pendant une pratique sportive, par exemple.

13 Nina Brochmann et Ellen Støkken Dahl, *Les Joies d'en bas*, Arles, Actes Sud, p. 146.

Manon l'ostéo

Le syndrome d'excitation génitale persistante

C'est une excitation clitoridienne non volontaire, qui peut survenir n'importe quand et parfois durer des heures, voire des jours. Il est important de préciser que cet état d'excitation physique ne correspond pas avec une excitation mentale, ni émotionnelle. On retrouve dans ce syndrome un trouble du tonus des muscles du périnée. La prise en charge de ce trouble du tonus périnéal fait d'ailleurs partie des traitements proposés actuellement. Les autres approches possibles sont la psychothérapie, pour notamment désamorcer le cercle vicieux de la peur et l'appréhension qu'entraîne ce syndrome. Il arrive aussi qu'on utilise des antidépresseurs pour leur action sur le système nerveux.

En pratique, ça donne quoi, un orgasme féminin ?

Lors d'un orgasme, les femmes peuvent ressentir des contractions des jambes incontrôlables, des sensations de décharges dans le bas du corps, un coup de chaud, une augmentation du rythme cardiaque et, surtout, une contraction rythmée du périnée, du vagin remontant jusqu'à l'utérus pendant plusieurs secondes ainsi qu'une augmentation des sécrétions vaginales.

Au niveau hormonal, l'orgasme libère une forte dose de dopamine, bien connue pour être l'hormone du plaisir et du bien-être.

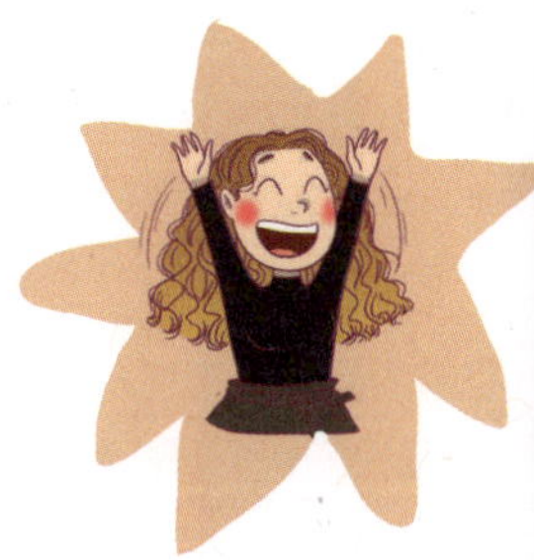

Le clitoris

Pour mieux comprendre ce qui se passe lors d'un orgasme au niveau de la vulve, il est temps d'évoquer l'un de ses principaux acteurs : le clitoris.

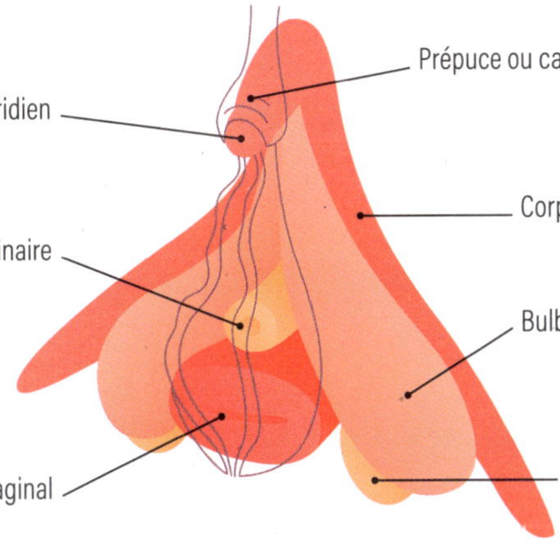

Anatomie du clitoris

Seul organe entièrement dédié au plaisir et à la jouissance sexuelle, le clitoris est doté d'un gland, sa zone la plus sensible. Ce petit bouton (qui n'est pas un joystick !) se trouve juste au-dessus du méat urinaire. C'est le point culminant de notre sensibilité, l'Everest sensoriel : plus de 8 000 terminaisons nerveuses y sont implantées sur quelques millimètres ! Recouvert d'un capuchon (le prépuce), comme le gland du pénis, le gland du clitoris se décalotte lors de l'excitation.

Sous le gland se trouve le corps du clitoris, qui fait la jonction entre le gland, les piliers et les bulbes. Les piliers, quant à eux, sont semblables aux racines d'un arbre : ils s'accrochent à l'os du bassin (la branche ischio-pubienne), y ancrant le clitoris. Puis, plus à l'intérieur, encerclant le méat urinaire et l'orifice vaginal, on trouve les bulbes.

Le gland du pénis

Il bénéficie lui aussi de plus de 8 000 terminaisons nerveuses. Sauf qu'entre notre étroit gland clitoridien et le gland masculin, la surface n'est pas la même. Les terminaisons nerveuses sont donc plus condensées sur le clitoris, ce qui le rend plus sensible.

CHASSE AUX SORCIÈRES ET CLITORIS

Dans sa bande dessinée *L'Origine du monde*, Liv Strömquist relate une histoire datant de 1593 au cours de laquelle le corps des femmes suspectées de sorcellerie est passé au crible par un bourreau. Or, lors de cette inspection, celui-ci découvre avec étonnement « un bout de chair d'environ un demi-pouce de long qui pointe comme une mamelle ». Cette étrange mamelle - le clitoris - est alors considérée comme le signe du Malin.

Féminin *vs* masculin ?

Au Moyen Âge, lorsqu'ils comparaient clitoris et pénis, les savants leur trouvaient des similitudes. Mais à partir du XIXe siècle, la donne a changé : en voulant opposer hommes et femmes, les scientifiques ont fait évoluer la perception du clitoris et du pénis. Cette opposition s'est d'ailleurs poursuivie durant le XXe siècle, comme l'illustre le succès du livre grand public de John Gray, paru en 1992, *Les hommes viennent de Mars et les femmes de Vénus*.

Face à l'appareil génital masculin qui, lui, est apparent, le sexe de la femme a été réduit à un « trou », un endroit vide, siège du néant, un « trou noir ». La définition que le *Larousse* donne du mot « trou » ne nous ouvre-t-elle pas de chouettes perspectives ?

TROU

***1.** Enfoncement, dépression, cavité, creux dans une surface.*

***2.** Vide, perforation qui traverse quelque chose de part en part.*

En réduisant le sexe d'une femme à un trou, à quelque chose d'interne, on a présupposé qu'il devait être rempli par le pénis d'un homme. Plate de l'extérieur, la vulve a été représentée sans éléments anatomiques particuliers, à l'instar de l'entrejambe des Barbie®.

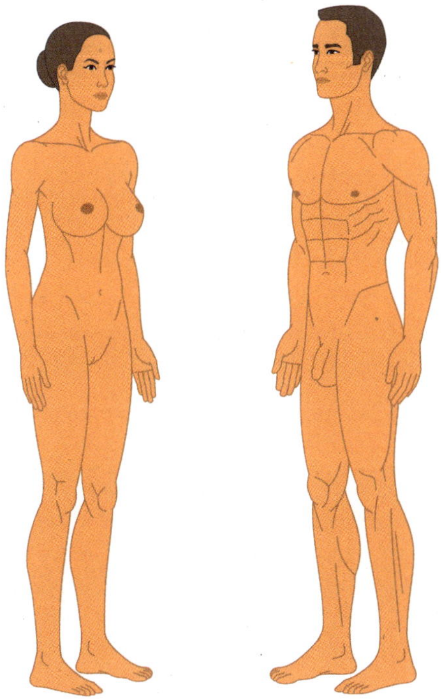

Dessins anatomiques d'homme et de femme. Il suffit de regarder ces représentations pour comprendre le problème. Quelqu'un pourrait-il signaler aux anatomistes qu'il manque quelques détails sur la vulve des femmes ?

Dans ces représentations de l'appareil sexuel féminin, issues du monde médical et qui ont infusé dans la société, il n'y a pas de place pour les organes féminins, et par là même pour le plaisir des femmes. Alors qu'en réalité, comme le dit Liv Strömquist, rappelons que la vulve ressemble plutôt à une « crête de coq à l'envers[14] ».

UN PEU D'HISTOIRE

C'est en 1559 qu'il prend le nom de clitoris grâce à l'anatomiste italien Realdo Colombo, qui l'a défini comme l'*Amor Veneris* (l'amour de Vénus) ! Au XVIe siècle, il a été reconnu et défini comme un organe du plaisir féminin, une reconnaissance permise par Realdo Colombo grâce à son livre *De re anatomica* ainsi que par d'autres savants de l'époque, dont Gabriele Falloppio.

14 Liv Strömquist, *L'Origine du monde*, Rackham, 2016.

Clitoris, pénis : même combat !

Et si, au lieu de toujours opposer les organes sexuels en pointant du doigt leurs différences, nous prenions plutôt le temps de regarder leurs similitudes ? Parce que des ressemblances, il y en a !

Si l'on retourne au stade embryonnaire, on constate que le clitoris et le pénis proviennent du même noyau et, jusqu'à la douzième semaine d'aménorrhée, il n'y a aucune différence entre les deux organes. On appelle cette partie : le tubercule génital. C'est par la suite que celui-ci se transforme en pénis ou en clitoris.

Au-delà de leur origine embryonnaire commune, on retrouve également des similitudes anatomiques et physiologiques. Clitoris et pénis :

- présentent un gland avec un capuchon ;
- possèdent deux bulbes caverneux et deux bulbes spongieux ;
- sont des organes érectiles ;
- se gorgent de sang et augmentent de taille.

Similitudes anatomiques entre le clitoris et le pénis

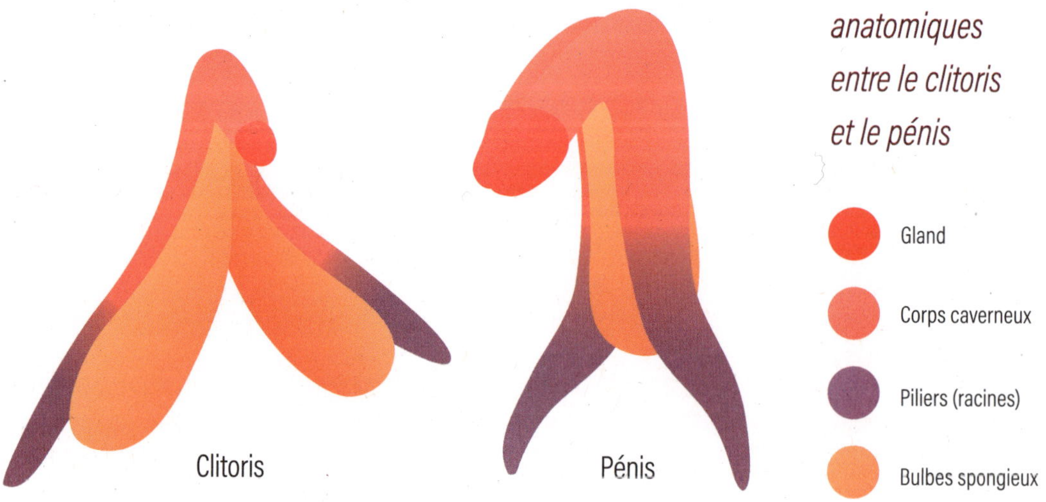

Lors de la phase d'excitation, le clitoris, comme le pénis, se gorge de sang, de même que toute la vulve, dont les lèvres gonflent et rougissent, créant un petit rembourrage qui permet de limiter les chocs lorsque les corps se rencontrent, parfois un peu brutalement.

De plus, sachez que d'autres parties que le gland réagissent à la stimulation, notamment les bras qui entourent l'orifice vaginal, c'est-à-dire les bulbes spongieux. À cet endroit, le nombre de terminaisons nerveuses est certes moins élevé que sur le gland, mais cela reste une zone érogène. Chez certaines femmes, la stimulation des bulbes spongieux serait d'ailleurs plus agréable que celle du gland du clitoris, parfois trop sensible.

Et alors, que se passe-t-il au moment de l'orgasme ?

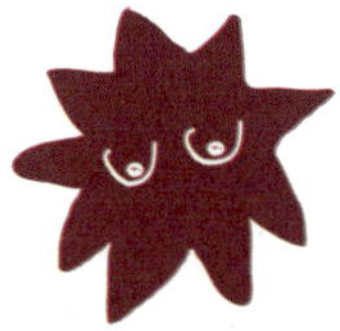

Au Moyen Âge, on encourageait fortement les hommes à faire jouir leur femme, car on considérait que l'orgasme facilitait la fécondation.

Rappelons qu'avant l'orgasme, il existe plus ou moins deux étapes selon les individus : le désir (processus mental) qui s'accompagne de l'excitation (processus physique), puis la phase de plateau. Ces deux étapes entraînent :

- une augmentation de la lubrification ;
- un allongement du vagin, qui s'élargit également dans sa partie la plus profonde tandis que l'orifice vaginal, lui, se rétrécit légèrement ;
- une augmentation de taille du clitoris et des lèvres internes qui se gorgent de sang et deviennent plus sombres. En réalité, le clitoris connaît une érection qui le fait doubler de taille.

L'orgasme se déclenche lorsqu'on atteint un certain seuil d'excitation grâce aux stimulations des différentes zones érogènes : seins, cou, gland du clitoris, vagin, anus... Puis, l'afflux sanguin chute, et le clitoris retrouve sa taille et sa couleur normales.

LES MUTILATIONS GÉNITALES FÉMININES

Définies comme « toutes les interventions aboutissant à l'ablation partielle ou totale des organes génitaux externes de la femme ou toute autre mutilation des organes génitaux féminins pratiquées pour des raisons non médicales », les mutilations génitales demeurent malheureusement d'actualité. Selon l'Unicef, 200 millions de femmes dans le monde ont été mutilées et ces actes barbares continuent de toucher, chaque année, 2 millions de femmes dans 31 pays. Ils sont, pour la moitié, réalisés en Égypte, en Éthiopie et en Indonésie[15]. En France, la Haute Autorité de Santé dénombrait, en 2019, 125 000 femmes adultes mutilées[16]. Aujourd'hui, on observe une médicalisation des mutilations génitales féminines.

Les différentes mutilations sont classées selon les catégories suivantes[17] :

- **Type I :** ablation partielle ou totale du gland clitoridien et/ou du prépuce (clitoridectomie).
- **Type II :** ablation partielle ou totale du gland clitoridien et des petites lèvres, avec ou sans excision des grandes lèvres (excision).
- **Type III :** rétrécissement de l'orifice vaginal avec recouvrement par l'ablation et l'accolement des petites lèvres et/ou des grandes lèvres, avec ou sans excision du clitoris (infibulation).
- **Type V :** autres gestes de mutilation sexuelle féminine pour des raisons non médicales (scarification, percement, étirement des petites lèvres, utilisation de substances caustiques en application vulvaire ou vaginale...).

La prise en charge de ces nombreuses victimes se fait par un accompagnement global qui propose une aide psychologique et une possible reconstruction physique. La chirurgie réparatrice du clitoris permet notamment de recréer un gland grâce aux parties restantes (les bulbes).

15 Définition des mutilations génitales féminines et chiffres issus de « Les mutilations génitales féminines », unicef.org.
16 HAS, « Prise en charge des mutilations sexuelles féminines par les professionnels de santé de premier recours », 2020.
17 *Ibid.*

Et le point G dans tout ça ?

Les mythes autour de la sexualité féminine semblent aussi nombreux que ceux tissés autour de l'orgasme ! L'un des plus connus est certainement celui du point G, qui a beaucoup fait parler de lui depuis qu'un médecin l'aurait découvert dans les années 1950.

Pourtant, les études scientifiques qui ont suivi n'ont jamais réussi à définir une structure propre au point G qui serait à l'origine de cet orgasme légendaire… Ou plutôt, elles n'ont fait que mettre en évidence le fait que la seule structure qui correspond à ce point est… le clitoris ! Le point G coïncide en effet avec l'angle qui divise les deux bras du clitoris. La stimulation de cette partie-là se faisant par voie vaginale, comme pour tout en matière de sexualité, certaines femmes y seront très sensibles, quand d'autres beaucoup moins.

Le mythique point G n'est finalement qu'une manière comme une autre de stimuler le clitoris !

POURQUOI LE POINT « G » ET PAS LE POINT « O » COMME « ORGASME » ?

Le nom de ce fameux point rend hommage à Ernst Gräfenberg. Il fut attribué en 1981 en référence à ce gynécologue allemand qui avait observé qu'en stimulant une certaine zone de la paroi antérieure du vagin, les femmes avaient des orgasmes puissants pouvant déclencher la libération d'une grande quantité de fluide.

Le squirt et l'éjaculation féminine

Qu'est-ce que c'est ?

Il semblerait qu'il existe deux sortes d'éjaculations féminines : l'une est très impressionnante, le squirt ou ce que l'on appelle communément les « femmes fontaines » ; l'autre peut, elle, passer inaperçue, c'est l'éjaculation féminine à proprement parler. Et si toutes deux mettent en scène des fluides, ceux-ci n'auraient pas la même origine.

Tout d'abord, il faut savoir que les femmes possèdent un équivalent de la prostate de part des similitudes histologiques enzymatiques, représenté par les glandes de Skene, qui se trouvent de part et d'autre de l'urètre, le conduit qui mène l'urine hors de la vessie. Elles sont beaucoup plus petites que la prostate : 2 à 5 grammes contre 30 grammes pour cette dernière.

Or, dans le cas des fameuses « femmes fontaines » ou du squirt, la quantité de fluide émise dépasse les capacités de production des glandes de Skene. Alors d'où provient tout ce liquide ? Grâce aux travaux des docteurs Pierre Desvaux et Samuel Salama, on sait désormais que ce fluide provient de la vessie. Lors de ce phénomène éjaculatoire, de l'urine très diluée est expulsée à grande vitesse, ce qui explique le parallèle généralement fait avec l'éjaculation masculine[18].

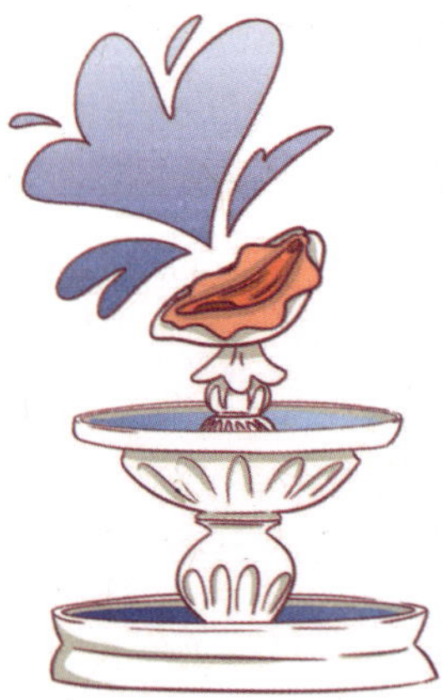

Tandis que, dans l'éjaculation féminine, ce sont justement les glandes de Skene qui produisent la sécrétion et uniquement elles. Émise en plus faible quantité, elle est parfois visible au moment de l'orgasme, mais peut aussi se confondre avec les sécrétions vaginales qui sont plus conséquentes à ce moment-là.

18 Dr Samuel Salama et Dr Pierre Desvaux, *Femmes fontaines & éjaculation féminine : mythes, controverses et réalités*, Paris, Le Cherche-Midi, 2020.

Les contraceptions

L'émancipation des femmes et la contraception

Avant d'aborder en détail les moyens contraceptifs qui sont aujourd'hui à notre disposition, penchons-nous tout d'abord sur l'impact sociétal qu'a eu l'arrivée de la pilule contraceptive dans les années 1960. Et demandons-nous plus particulièrement pourquoi on a parlé d'émancipation des femmes en lien avec la légalisation de cette pilule.

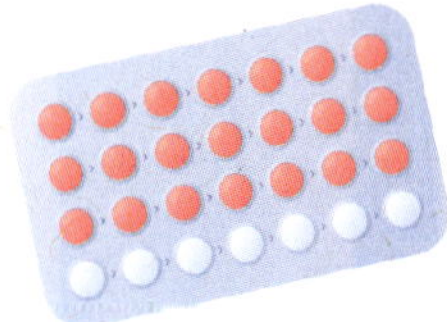

En effet, celle-ci n'était pas le premier moyen contraceptif dont disposait l'humanité. Il existait déjà le préservatif, le stérilet en cuivre, le retrait, l'observation du cycle… Et avant cela, nos ancêtres utilisaient des sortes de préservatifs en vessie de chèvre ou de porc. La différence, c'est que la contraception hormonale a permis aux femmes de contrôler leurs cycles. Cette révolution est devenue le symbole de l'émancipation et de la libération sexuelle des femmes.

En France, les pilules ont été légalisées en 1967 et remboursées par la Sécurité sociale à partir 1974[19].

Or, presque soixante ans plus tard, on s'interroge désormais sur l'impact de la contraception hormonale non seulement sur la santé des femmes qui l'utilisent mais aussi sur les comportements sociaux des hommes et des femmes. On ne peut nier que la charge de la contraception est quasi exclusivement une histoire de femmes. Les hommes ne s'y intéressent pas, mis à part pour le préservatif (qu'ils boudent d'ailleurs souvent sous prétexte qu'il

19 Institut national d'études démographiques, « La contraception en France », 2017.

entraîne un manque de confort ou de sensations), et encore. Une telle attitude laisse peu de choix aux femmes : prendre un risque en n'ayant aucune protection ou se diriger vers une contraception exclusivement féminine.

Je me demande - et je suis loin d'être la seule - si l'on peut vraiment parler de libération dans ce contexte où, par pression, la contraception est majoritairement féminine. Où est la liberté lorsqu'il faut penser tous les jours à la même heure à son petit médicament, à la pression d'un possible rapport fécondant en cas d'oubli ? Où se trouve-t-elle quand on entend que « la contraception, c'est une affaire de femmes » et que les effets secondaires impactant le quotidien des femmes sont minimisés ? Qu'il arrive que nos propres mères nous disent « tu as pensé à son plaisir ? », « s'il n'est pas satisfait, il ira voir ailleurs » pour nous convaincre d'opter pour la pilule plutôt que le préservatif ?

La contraception est frappée de sexisme. Pour s'en convaincre, il suffit de taper sur Internet : « la contraception en France ». Le deuxième résultat qui s'affiche est un article publié sur le site Santé Publique France intitulé : « Les Françaises et la contraception[20] ».

Les Françaises ? Titrer en employant le féminin, c'est exclure d'emblée les hommes du sujet de la contraception ! Un exemple qui ne fait que confirmer ce que l'on sait, voit et lit sans cesse : la contraception n'est qu'une des multiples charges mentales qu'il nous revient d'assumer, à nous, les superwomen du quotidien !

Cela est-il vraiment normal ? N'oublions pas que la fertilité d'une femme se résume à la durée de vie de son ovule, soit 24 heures par cycle. Certes, il existe une fenêtre de plusieurs jours avant (en lien avec la durée de vie des spermatozoïdes dans la cavité utérine, qui va jusqu'à 7 jours), mais la fertilité masculine, elle, est active 365 jours par an ! N'est-il pas temps de faire de la contraception une histoire d'hommes et de femmes ?

La recherche avance (enfin)

Une pilule masculine non hormonale en serait presque au stac des essais cliniques sur les hommes. Elle serait efficace à 99 % et permettrait de diminuer fortement la production de spermatozoïdes sans interagir avec le système hormonal, et donc d'éviter les effets secondaires sous-jacents.

20 Santé publique France, « Les Françaises et la contraception : premières données du Baromètre santé ».

21 France Inter « Contraception masculine, non hormonale efficace à 99% sur les souris », 24 mars 2022.

La contraception nous concerne tou-te-s

Des hommes qui estiment ou supposent que la femme avec qui ils sont sur le point d'avoir un rapport sexuel est sous pilule, qu'il n'y a même pas besoin de poser la question, oui, ça existe ! Plusieurs choses sont à relever à propos de cela :

1. Il peut arriver que l'individu masculin commence une pénétration non protégée SANS demander l'accord de sa partenaire. Il faut alors pointer du doigt l'absence du consentement - consentement qui ne se limite pas à « oui, je veux bien », mais concerne aussi les conditions du rapport sexuel : comment, avec quoi, etc.
2. L'absence de prise en compte des IST et MST (infections et maladies sexuellement transmissibles).

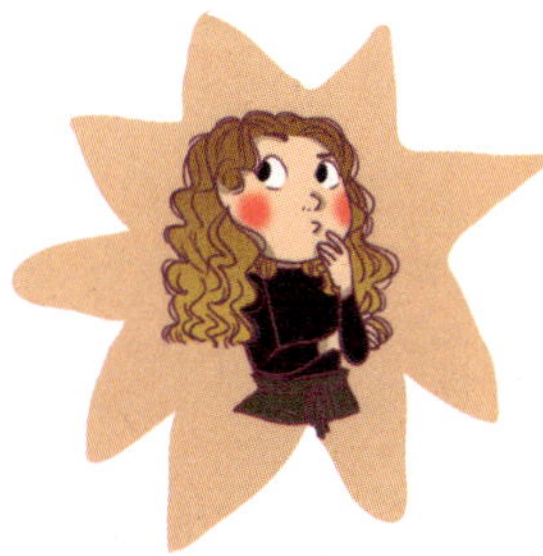

C'est une question de domination masculine et de pouvoir. Les hommes savent qu'ils sont dans une position dominante, ils n'ont donc pas à s'embarrasser de communication et de consentement. Ce qui est sûr, c'est que rendre le sujet de la sexualité tabou est dangereux. Lorsqu'on n'ose pas en parler, on se retrouve au moment voulu face à des interrogations, des désaccords, des pressions... qui, malheureusement, obligent et contraignent, font fi du consentement éclairé des femmes, du simple « O.-K., on ne met pas de capote » à « je cède à la pression d'un désir de sexualité alors que je n'en ai pas envie », il n'y a qu'un pas. N'oublions jamais que les violences sexuelles chez les couples existent, que les rapports non consentis y sont plus fréquents qu'on ne le pense...

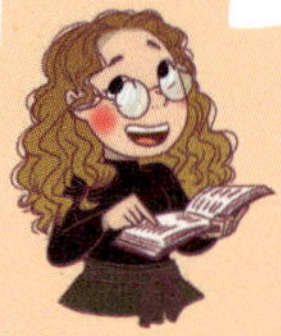

Voilà pourquoi je souhaite vous confier une check-list des choses à vérifier lorsqu'on rencontre un·e nouveau·elle partenaire. Il est nécessaire :

- d'obtenir le **consentement** de chacun·e. Non, ça veut dire **non**, et pas « ah, si, peut-être que »... 18,9 % des femmes et 5,4 % des hommes de 18-69 ans déclarent avoir déjà été confronté·e·s à des rapports forcés ou à des tentatives de rapports forcés[22]. À noter que pour qu'un consentement soit valable, il doit être éclairé (c'est-à-dire que tout le monde doit avoir toutes les informations avant de donner son consentement) et révocable (on peut le retirer).
- de parler ensemble de la **contraception** avant les premiers rapports. Rappelons à cette occasion qu'il peut tout à fait y avoir des rapports sans pénétration : cela s'appelle quand même faire l'amour !
- d'évoquer les **IST** et **MST** également avant les premiers rapports, histoire de ne pas avoir de mauvaises surprises. Il ne faut jamais prendre à la légère les IST et MST, elles peuvent avoir de graves conséquences à long terme et elles peuvent se transmettre à tout moment du rapport, pas uniquement lors d'une pénétration.

22 Santé Pulique France, « Genre et sexualité », Baromètre santé 2016.

Le poids de la contraception

Florilège des situations que l'on rencontre couramment, les témoignages ci-dessous montrent combien le partenaire pèse sur le choix de la contraception. Attention, certains de ces témoignages peuvent être durs à lire et contiennent des récits de violences.

« Voici mon retour d'expérience issu de plusieurs relations : à partir du moment où la relation a été officialisée comme exclusive, la protection ne concernait plus mon partenaire, il avait fait "sa part des choses" concernant les MST et IST. C'était donc à moi de me débrouiller pour ne pas tomber enceinte. »

« Le garçon ne voulait pas mettre de préservatif, pour les sensations, et il s'est permis de me conseiller et de m'expliquer toutes les contraceptions féminines et laquelle il préférait. Ce n'était pourtant pas une relation sérieuse mais, apparemment, il connaissait mieux que moi la contraception féminine et ses effets sur mon corps, et il se permettait même de choisir à ma place ! Évidemment, nous ne nous sommes jamais revus. »

« Dans une précédente relation, mon mec refusait de mettre un préservatif, justement pour une question de sensation ; si j'oubliais ma pilule, je devais prendre la pilule du lendemain. En y repensant, c'était un enfer sur le plan de l'épanouissement sexuel... À présent, j'ai un DIU que je supporte très bien et qui m'a libérée de cette charge mentale de la contraception ! Mon compagnon actuel est davantage investi et à l'écoute. »

« Pour moi, pas de contraception depuis l'accouchement, et pas de pression pour la reprise des rapports, qui viennent avec le temps et l'allaitement qui diminue. Pas envie de reprendre une pilule après 15 ans d'utilisation, un mari qui n'a absolument rien contre le préservatif sur les périodes à risques. Moi, je retrouve beaucoup plus de sensations

hormonales depuis le retour naturel des cycles. La grossesse, l'allaitement, le retour des cycles naturels et le slow sex = les meilleurs moments de la vie. »

« Dans ma dernière relation, quand elle a commencé, on pratiquait le retrait, jusqu'à une fois où il ne s'est pas retenu et j'ai dû prendre la pilule du lendemain. À partir de là, j'ai mis des anneaux contraceptifs. C'est moi qui allais les chercher et les payer systématiquement, sauf une fois où je lui ai demandé d'y aller, parce que j'avais d'autres choses à faire et envie qu'il s'implique. Après un an, j'ai décidé d'arrêter la contraception et lui ai demandé de se renseigner sur la contraception masculine, voire d'essayer. Il a dit "peut-être" mais n'a jamais rien entrepris de sérieux. On a repris le retrait, ce n'est pas une pratique que j'aime mais vu qu'il ne voulait pas se mettre vraiment à la contraception masculine, c'est la seule solution qui restait - hors préservatif, mais aucun de nous, et moi en particulier, n'en voulait. »

« La charge de la contraception est réelle au sein du couple mais, mon Dieu, ce qu'elle est présente dans le corps médical ! J'en ai fait la désagréable expérience début 2020 après une période très compliquée avec mon endométriose. Les douleurs étaient devenues atroces et, suite à des pertes de connaissance assez flippantes, mon petit ami m'a emmenée aux urgences. Nous nous fréquentions depuis peu et j'avais arrêté ma pilule plusieurs mois auparavant. Le médecin qui m'a reçue m'a directement parlé de la pilule. Je lui ai dit que je ne souhaitais plus la prendre, parce que je ne la supportais plus et que je voulais laisser mon corps se libérer un peu après presque 10 ans non-stop avec ce moyen de contraception. Il m'a traitée comme une enfant de 10 ans alors que j'en avais près de 24, me faisant des rappels sur le risque de grossesse, la nécessité d'avoir une pilule pour mon endo. Je n'ai même pas pu me justifier ou expliquer quoi que ce soit tellement j'étais sidérée. »

La contraception au masculin

Le préservatif externe

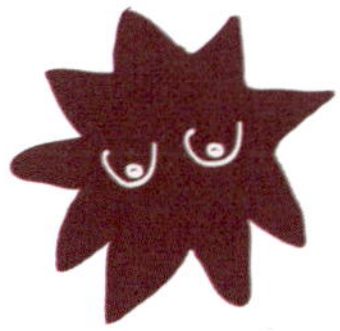

Puisque la contraception[23] est l'affaire de TOU·TE·S, commençons par les contraceptifs masculins.

C'est certainement le plus connu, le plus facile d'accès, économique et adaptable des contraceptifs masculins. Comme il existe plein de marques et donc tout un tas de préservatifs différents - et là, je ne parle ni de goût, ni de couleurs, mais de taille, de texture, de finesse... -, quelques règles sont à connaître pour s'y retrouver et l'utiliser correctement.

- On **mesure la taille du pénis** pour choisir un préservatif adapté. Comme pour les chaussures, c'est quand même plus confortable de porter quelque chose à sa taille ! Trop petit, le préservatif risque de craquer, trop grand de glisser. Ce n'est pas hyperpratique de tenir sa chaussure quand on essaie de courir... Pour ce faire, on mesure la longueur du pénis et sa largeur à l'endroit le plus large.
- On **utilise un lubrifiant**. Le liquide séminal, qui assure normalement la lubrification, est retenu dans le préservatif. Il faut donc aider la pénétration avec un peu de lubrifiant. Notez que l'on peut en utiliser quand on veut, même quand on ne met pas de préservatif !
- On **évite de déchirer l'emballage** avec les dents pour ne pas endommager le préservatif. Attention également aux coups d'ongles !
- On **déroule le préservatif dans le bon sens**. Quand on souffle dedans, c'est plus facile ! Il faut prendre garde à ce que le rebord soit à l'extérieur et non à l'intérieur quand on déroule le préservatif.
- On le **place correctement** : pincez le réservoir et déroulez le tapis rouge... euh, le préservatif.

23 Le site de Santé Publique France fournit de nombreuses informations sur les différents moyens de contraception. N'hésitez pas à le consulter !

Le préservatif est le seul moyen contraceptif qui protège aussi des IST (infections sexuellement transmissibles), dont le VIH. Néanmoins, il n'est pas le plus efficace pour protéger une fécondation. En théorie, s'il est utilisé de manière correcte et régulière il entraînera 2 grossesses par an pour 100 femmes. En pratique, il monte à 13 grossesses pour 100 femmes par an d'après l'OMS. Ce qui montre encore une fois l'importance d'avoir un préservatif ajusté, manipulé correctement et associé au bon lubrifiant.

LE LUBRIFIANT

Pourquoi ?

- Pour augmenter la qualité du glissement, limiter les frottements irritants et faciliter la pénétration. Il ne s'utilise pas qu'en usage interne, il peut être très utile pour les caresses de la vulve ou du pénis.
- Pour plus de plaisir en solo, en duo ou à plus encore !
- À utiliser aussi en base neutre en soin vulvaire pour appliquer vos huiles essentielles favorites, notamment l'huile essentielle de tea tree, une alliée naturelle contre les infections vulvaires.

Quel lubrifiant ?

- Si les rapports sont protégés avec un contraceptif en latex, utilisez un lubrifiant à base d'eau. Je vous recommande le lubrifiant naturel à base d'eau de My Lubie. Sinon, sur le site Passage du désir, vous trouverez toute une catégorie de lubrifiants biologiques à base d'eau.
- Si les rapports se font sans protection, utilisez directement des huiles végétales. À mon sens, les meilleures sont :
    - l'huile de coco : elle possède une texture solide qui fond au contact de la peau. Son odeur très agréable est un petit plus ;
    - l'huile de jojoba a deux points forts : son odeur neutre et sa texture légère ;
    - l'huile d'onagre présente une texture plus grasse et donc une meilleure tenue. Elle est aussi dotée d'un pouvoir cicatrisant et assouplissant. Pas mal quand on est sujet·te aux fissures !

On évite les lubrifiants de grande distribution qui sont agressifs pour les muqueuses, d'autant plus s'ils sont parfumés.

À quel moment ?

- Quand on utilise un préservatif.
- Quand l'envie est là mais que la lubrification naturelle ne suffit pas. Il ne faut pas se sentir coupable de quoi que ce soit, ni se dévaloriser : utilisez un petit lub' et profitez de l'instant !
- Quand on souffre de sécheresse vaginale.
- Quand on utilise des sextoys.
- Quand on pratique la pénétration anale.
- Quand vous en avez envie/besoin !

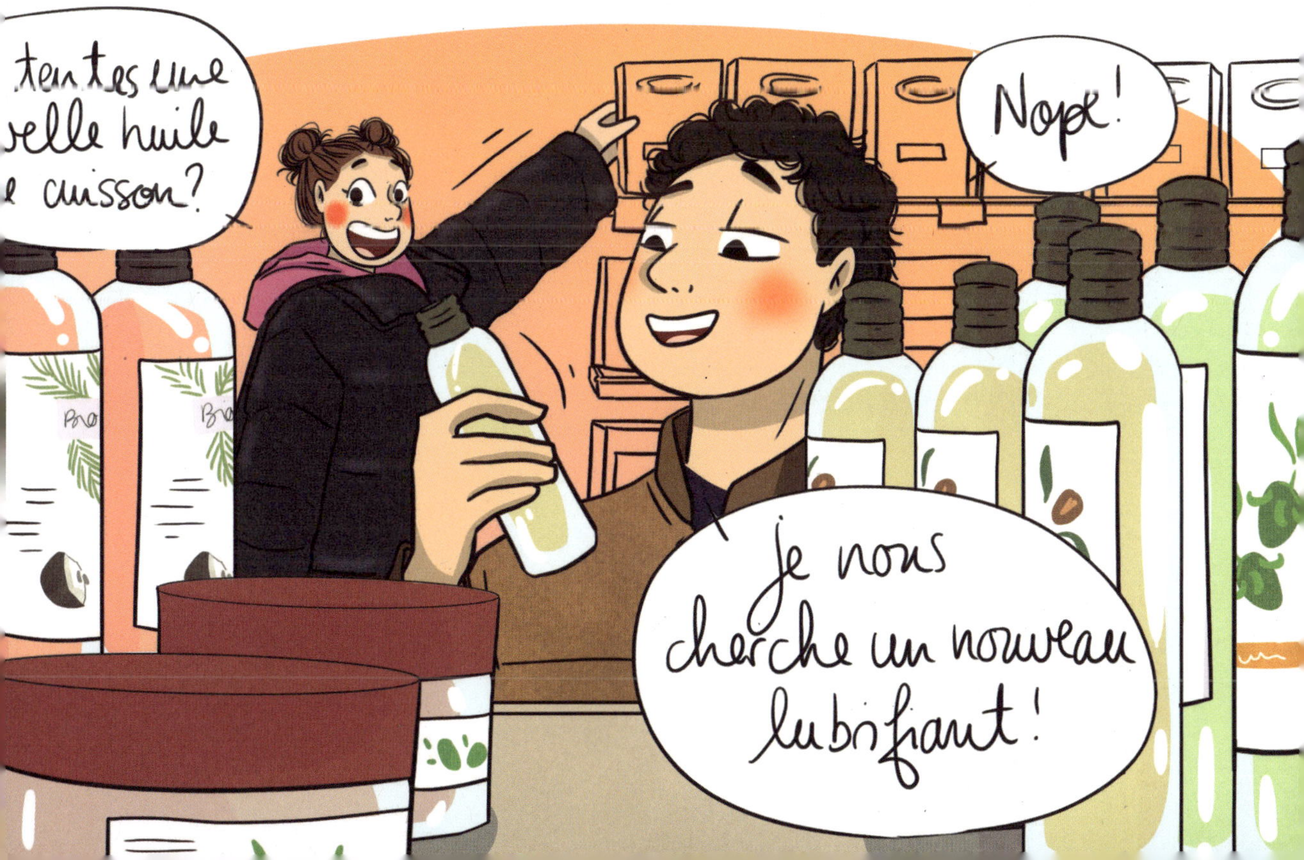

...tentes une ...velle huile ...e cuisson ?
Nope !
Je nous cherche un nouveau lubrifiant !

La vasectomie[24]

C'est une contraception masculine semblable à la ligature des trompes pour les femmes, sauf que, contrairement à cette dernière, elle est réversible. Ce moyen contraceptif est beaucoup plus utilisé chez nos voisins anglo-saxons que chez nous : plus de 20 % des hommes au Royaume Uni et au Canada ont franchi le cap[25].

L'opération consiste à sectionner les canaux déférents. Ces derniers relient les testicules à la prostate, et permettent aux spermatozoïdes matures de quitter les testicules pour être acheminés jusqu'à celle-ci. Sectionner ces canaux empêche les spermatozoïdes de continuer leur voyage vers la prostate, le sperme ne contiendra alors plus de spermatozoïdes. Cette méthode de contraception est très efficace, ses indices théorique et pratique de grossesses pour 100 femmes par an avoisine les 0,1 % d'après l'OMS[26]. Il faut néanmoins attendre environ trois mois avant que le sperme ne contienne plus du tout de spermatozoïdes. En outre, la vasectomie n'a aucune conséquence sur l'érection, l'éjaculation ou le plaisir.

Les méthodes thermiques

Le slip chauffant[27]

Le principe du slip chauffant est de créer une légère augmentation de la température des testicules, par action mécanique en les remontant plus près du corps, ce qui impacte fortement la qualité et la quantité des spermatozoïdes, entraînant une infertilité réversible. Pour un fonctionnement optimum, le slip doit être porté au moins 15 heures par jour et, de préférence, la journée. Il faut aussi faire vérifier régulièrement son efficacité chez un·e professionnel·le de la santé.

24 Haute Autorité de Santé, « Stérilisation à visée contraceptive chez l'homme et chez la femme », *Recommandation de bonne pratique*, 2019.

25 Quare, « Contraception masculine : où en est-on ? ».

26 OMS, « Planification familiale/contraception », 2020.

27 https://www.contraceptionmasculine.fr/la-methode-thermique/.

Le traitement hormonal

Il s'agit d'injections hebdomadaires de testostérone. Ce taux élevé de testostérone dans le sang fait croire à l'hypothalamus (le même chef d'orchestre que pour le cycle menstruel) qu'il y a suffisamment de spermatozoïdes de produits, et va donc en diminuer la fabrication. Cette méthode serait efficace après 3 mois d'injections et utilisable sur 18 mois. Bien que validé par l'OMS, ce moyen contraceptif reste très peu utilisé en France.

La contraception au féminin

Les contraceptifs hormonaux

La pilule, l'implant, le stérilet hormonal, l'anneau, le patch ou encore les injections sont autant de méthodes contraceptives hormonales que peuvent utiliser les femmes. Dans cette grande famille, on distingue deux catégories :

- les **contraceptifs combinés**, qui utilisent deux hormones de synthèse : de l'œstrogène et de la progestérone. Les plus connus d'entre eux sont certainement les pilules œstroprogestatives ;
- les **contraceptifs simples**[28] (microdosés), qui contiennent seulement un progestatif de synthèse.

Parmi les contraceptifs combinés, on compte :

- la **pilule œstroprogestative**, dont voici quelques exemples : Jasmine, Minerva, Minidril, Optidril, Leeloo Gé, Ludéal Gé...
- le **patch contraceptif**[29], qui se colle sur la peau. Il délivre une combinaison de deux hormones de synthèse en continu et se renouvelle chaque semaine pendant trois semaines. Ensuite, soit on ne met pas de patch pen-

28 Fil Santé Jeunes, « Tableau des pilules ».

29 Ameli, « Contraception hormonale : pilule, patch, anneau vaginal, implant, injection intramusculaire », 2021.

dant la quatrième et dernière semaine, soit on enchaîne directement sur un nouveau cycle de trois semaines.

- l'anneau vaginal, qui s'insère dans le vagin comme un tampon ou une cup. Une fois placé, il faut le laisser pendant trois semaines. À la quatrième semaine, il faut le retirer pour déclencher une hémorragie de privation ou le laisser en place pour éviter l'apparition de saignements (comme pour la pilule ou le patch). L'anneau fonctionne par diffusion d'hormones œstroprogestatives à travers la paroi vaginale. Il peut se retirer jusqu'à trois heures par jour, pendant les rapports sexuels notamment.

Les contraceptifs progestatifs regroupent :

- la **pilule microprogestative** du type Cérazette, Slinda, Visanne... Elle ne présente aucun risque thrombo-embolique, donc on la propose volontiers aux fumeuses.
- l'**implant** : cela ressemble à une petite allumette en plastique qui est placée au niveau du biceps du bras avec lequel vous n'écrivez pas. Une fois installé, il diffuse en continu un progestatif de synthèse pendant trois ans. Très pratique, il s'oublie facilement : adieu la charge mentale liée au comprimé quotidien à prendre ! Il faut tout de même penser à le renouveler et à surveiller qu'il est toujours là. Il provoque fréquemment une aménorrhée et peut aussi déclencher des spottings (de légers saignements) de manière anarchique, fréquents ou ponctuels. C'est d'ailleurs souvent la cause de l'abandon de ce contraceptif. Un des hics de l'implant, c'est qu'il décide parfois de migrer (trois cas de migration sur 100 000 poses[30]) et de se loger dans des endroits inappropriés : au mieux dans une autre partie du bras, au pire dans les poumons ou le cœur, ce qui nécessite alors une opération.
- Le **stérilet hormonal**, qui diffuse localement un progestatif de synthèse. Il en existe plusieurs types ; c'est leur taille et leur dosage en hormones qui les distinguent.

30 Juju la gygy, *Le Guide gynéco joyeux et décomplexé*, « La vie en bulles », Paris, First, 2021.

- Les **injections** : tous les trois mois, un progestatif est injecté par voie intramusculaire.

Qu'est-ce que ça fait sur le cycle menstruel ?

Les contraceptifs combinés, qui contiennent à la fois des œstrogènes et un progestatif de synthèse, ont un double niveau d'action :

- Ils agissent sur le chef d'orchestre, l'hypophyse, qui inhibe la sécrétion de FSH et LH, les deux hormones nécessaires au développement de l'ovule et à l'ovulation. C'est pour cela qu'on dit qu'une pilule « bloque l'ovulation ».
- Ils ont un effet sur l'utérus et son col : la glaire cervicale reste toujours épaisse, opaque, empêchant le passage des spermatozoïdes, et l'endomètre ne peut pas se développer suffisamment pour former un nid douillet.

Selon les contraceptifs, le dosage hormonal varie. C'est ce dernier qui est important et qui nécessite parfois de changer de contraceptif pour trouver celui qui est le plus adapté.

La prise d'un contraceptif combiné se fait sur 21 jours + 7 jours de pause ou de comprimés placebos (certaines pilules proposent une formule de 24 jours assortis de 4 jours de placebo). Cette pause entraîne l'apparition de saignements, que l'on confond généralement avec les règles – ce qui ne peut être le cas puisqu'il n'y a pas eu d'ovulation. En réalité, il s'agit d'hémorragies de privation. Privé d'hormones de synthèse, l'endomètre va se désagréger comme lors de la chute brutale d'hormones à la fin d'un cycle menstruel naturel. Certaines utilisatrices préfèrent prendre leur pilule en continu et sauter les jours de placebo pour ne pas avoir d'hémorragie de privation. L'anneau contraceptif a le même fonctionnement et peut se garder une semaine supplémentaire.

Parmi les progestatifs, les cas de figure sont plus diversifiés. Certains ne coupent pas le circuit de l'ovulation, mais modifient l'épaisseur de l'endomètre et la qualité de la glaire. D'autres, arrivés récemment sur le marché, suppriment en plus l'ovulation). Un microprogestatif engendrera un arrêt des saignements, ce qui peut être une libération... ou source d'anxiété. Enfin, nous l'avons vu, s'ils arrêtent les saignements, les progestatifs peuvent néanmoins déclencher des spottings.

Alors, progestatif ou combiné ?

Le choix dépend de plusieurs éléments, mais ce qui compte avant tout, ce sont vos facteurs de risques, surtout pour les contraceptifs combinés. Ces derniers sont contre-indiqués en cas de pathologies cardiaques sévères, de risque thromboembolique avéré, d'antécédents de phlébite, d'embolie pulmonaire, d'AVC, de cancer du sein et de l'utérus, de diabète ou de cholestérol... Loin d'être exhaustive, cette liste balaie les principaux facteurs de risque. Voilà pourquoi, lorsqu'on décide de prendre un contraceptif hormonal, il faut toujours prendre le temps d'en discuter avec son médecin.

Et les effets secondaires ?

Il en existe de nombreux, certains plus fréquents ou plus graves que d'autres. Il arrive qu'on n'en ressente aucun pendant des années puis, d'un coup, sans savoir pourquoi, ils apparaissent. Nous ne sommes n'est pas toutes égales face aux hormones synthétiques : quand certaines les supporteront toute leur vie, d'autres vivront un enfer rapidement. Parfois, le bénéfice du contraceptif est plus fort que ses effets secondaires, dans d'autres cas, c'est l'inverse.

Les pilules données aux personnes souffran d'endométriose sont des pilules microprogestatives. Elles ont le pouvoir de stopper complètement les saignements et sont mieux tolérées, car ne contiennent pas d'œstrogène, hormone mise en cause dans l'endométriose.

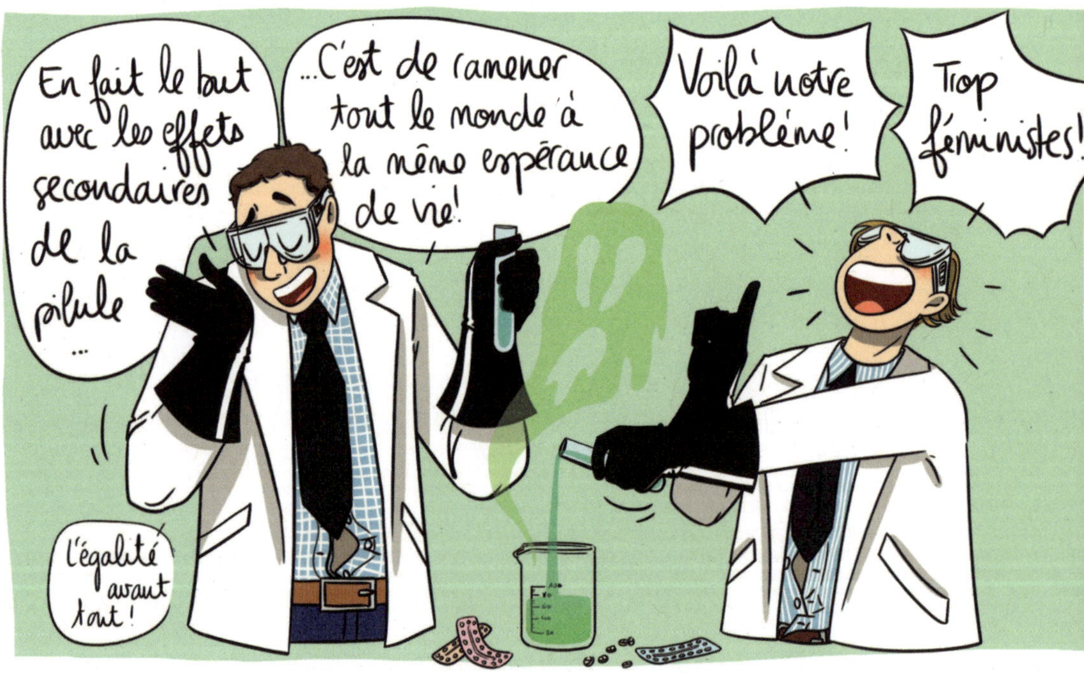
En fait le but avec les effets secondaires de la pilule ...
...C'est de ramener tout le monde à la même espérance de vie !
L'égalité avant tout !
Voilà notre problème !
Trop féministes !

Quoi qu'il en soit, l'apparition de symptômes doit toujours être signalée à votre soignant·e : maux de tête, baisse de libido, baisse de moral, troubles digestifs, douleurs à la pénétration vaginale, saignements en dehors des règles... et des influences a des niveaux divers sur la santé mentale, allant de la dépression au développement d'envies suicidaires en passant par l'anxiété. Un autre contraceptif pourrait mieux vous convenir.

LES EFFETS SECONDAIRES SUR LES POISSONS

Les contraceptifs hormonaux sont éliminés par notre organisme par le biais de notre urine, qui emprunte le circuit des eaux usées et se retrouve dans les cours d'eau. Or, qui sont les habitants de nos rivières ? Nos amis les poissons, victimes de nos déchets hormonaux ! Depuis plusieurs années, on observe une féminisation des poissons et même une transformation des mâles en femelles[31].

L'arrêt de la pilule (ou d'un autre contraceptif hormonal)

Marquant le retour des règles (« Vont-elles être douloureuses ? », « Elles peuvent arriver n'importe quand ! »), du syndrome prémenstruel, des manifestations dermatologiques (« Vais-je avoir des boutons comme lorsque j'étais ado ? »), l'arrêt de la pilule peut inquiéter. Je suis la première à avoir vécu un postcontraceptif hormonal inattendu (voir l'introduction, p. 8 : j'y raconte mon histoire suite au retrait de mon implant). Pour ma part, je n'ai pas eu d'acné réactionnelle, mais certaines de mes amies l'ont vécue. Et si quelques-unes ont réussi à dépasser cette étape, d'autres ont préféré reprendre la pilule. Il n'y a pas de choix meilleur par rapport à un autre. Toutefois, si l'on informait un peu plus les femmes sur l'arrêt de leur contraception hormonale, elles pourraient connaître des transitions plus douces[32].

31 Gaïa Presse, « Pilule contraceptive, quel impact sur les poissons ? », 2017.
32 Pour un arrêt serein de la pilule, je vous conseille le livre *Génération no pilule* de Maëlle Kaddah et Florette Le-Brech, aux éditions Larousse.

Lorsqu'on prend un contraceptif hormonal, on donne du travail supplémentaire à notre foie, cet organe émonctoire qui a pour fonction de nettoyer notre sang et de détruire les déchets afin de nous aider à les éliminer. À l'arrêt de la pilule, le foie et les autres émonctoires se débarrassent définitivement des toxines de ce contraceptif qui circulent dans notre corps. Durant ce nettoyage, qui peut durer plusieurs semaines, de nombreux effets secondaires peuvent apparaître : acné, troubles du transit, ballonnements, maux de tête...

Il arrive que le retour à la normale s'effectue directement dès l'arrêt du contraceptif. Attention, donc : n'attendez pas plusieurs semaines avant de vous protéger ; c'est le meilleur moyen de tomber enceinte accidentellement ! Parfois, le système hormonal ne se remet pas tout de suite en route. Il peut se passer plusieurs mois en aménorrhée, c'est-à-dire en absence de règles : pas d'inquiétude, laissez votre corps le temps d'effectuer son grand nettoyage et de repartir sur de bonnes bases. Les conditions ne sont peut-être pas optimales pour sa remise en marche : fatigue

Nos organes émonctoires (le foie, les reins, le côlon, la peau et les poumons) ont pour rôle d'éliminer les déchets et les toxines.

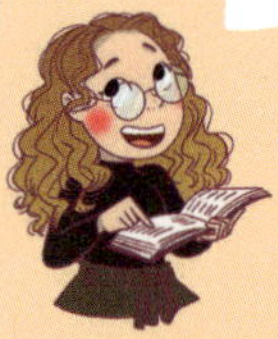

Manon l'ostéo

L'ostéopathie à votre service

L'ostéopathie peut aider à passer cette période pleine de chamboulements qu'entraîne l'arrêt d'un contraceptif. J'en ai fait moi-même l'expérience. Le travail de mobilité du petit bassin et l'approche ostéopathique des viscères aident le corps à drainer et à éliminer les toxines. Cette méthode thérapeutique aide à retrouver un cycle plus paisible :

- en facilitant le retour des règles ;
- en diminuant les troubles digestifs ;
- en améliorant les migraines ;
- en apportant une meilleure qualité de sommeil...

D'autres approches holistiques peuvent vous accompagner durant cette période : la naturopathie, la sophrologie, un suivi diététique, la reprise d'activité physique... À vous d'expérimenter celle qui vous convient le mieux !

extrême, stress, alimentation pauvre en lipides, déséquilibre des apports et des dépenses énergétiques... On en revient au lien entre règles, sport et alimentation (voir p. 242).

Toutefois, si l'aménorrhée se prolonge plus de trois mois, je vous encourage à aller consulter. Un cycle menstruel en pause exprime toujours quelque chose, que ce soit pathologique ou non.

Les contraceptifs mécaniques

Le stérilet ou DIU (dispositif intra-utérin) au cuivre

Qu'est-ce que c'est ?

Le stérilet au cuivre est l'un des moyens contraceptifs les plus anciens. Pendant longtemps, il n'a pas été proposé aux jeunes femmes et aux nullipares (les femmes n'ayant pas accouché), car la pose est alors plus difficile en raison du col de l'utérus qui est plus rigide et étroit au niveau de ses orifices mais, désormais, il est accessible à toutes. Ce petit objet en forme de T a aujourd'hui le vent en poupe, notamment parce qu'il permet à de nombreuses femmes de se libérer en partie du poids de la contraception et d'arrêter leur contraceptif hormonal. Son composé magique, c'est le cuivre.

Penchons-nous de plus près sur son fonctionnement. Le cuivre entraîne plusieurs modifications du terrain utérin :

- Il provoque une inflammation de l'endomètre, le rendant hostile à l'implantation d'un ovocyte fécondé.
- Il modifie la glaire cervicale, qui devient plus épaisse et compacte. Rappelons que la glaire cervicale change d'aspect selon la phase du cycle menstruel. En période de fertilité, elle est translucide, élastique, voire liquide, favorisant l'accès à l'utérus aux spermatozoïdes. En période de non-fertilité, elle est opaque, compacte, crémeuse, son pH est plus acide. Elle forme un environnement hostile pour les spermatozoïdes, comme une route sinueuse de montagne !
- En outre, le cuivre est un spermicide naturel qui tue les spermatozoïdes ayant réussi à passer la barrière de la glaire cervicale.

La pose

La pose du stérilet est un moment délicat. Il faut attendre que la voie soit libre, c'est-à-dire que le col de l'utérus soit ouvert. Pour cela, deux périodes sont possibles : pendant les règles et au moment de l'ovulation. Mais avant toute chose, la personne qui vous pose le DIU devra mesurer la taille de votre utérus afin d'y placer un stérilet adapté. Notons toutefois que, dans son livre *C'est mon corps*[33], Martin Winckler précise que cette hystérométrie n'est pas obligatoire, car il existe aujourd'hui différentes tailles de DIU, dont certaines prévues expressément pour les nullipares. Il invite également les femmes à demander, lors de cet examen, l'utilisation d'un outil en plastique et non en métal, qui peut perforer l'utérus.

Ne le cachons pas : la pose est très souvent douloureuse, la sensation du DIU qui traverse le col et entre dans l'utérus est très désagréable. J'ai recueilli une foule d'expériences allant dans ce sens, de la patiente qui demande à la sage-femme d'interrompre l'introduction du DIU aux malaises, vomissements, contractions utérines qui durent 24 à 48 heures… ou continuent jusqu'à l'expulsion du dispositif ! Pour beaucoup de femmes, la pose peut aussi être non douloureuse, surtout pour celles qui ont déjà accouché. Le but n'est pas d'effrayer, plutôt de transmettre toutes les informations pour que chacune puisse faire son propre choix en toute connaissance de cause.

Après la pose

Quelques heures après la mise en place d'un stérilet, des douleurs de « règles » peuvent survenir : l'utérus réagit suite à l'introduction de ce corps étranger ; son premier réflexe est de le rejeter. Il se contracte comme durant un accouchement, l'effet sédatif des hormones de grossesse en moins ! Voilà pourquoi la douleur provoquée par la contraction utérine peut conduire à la perte de connaissance. C'est l'expérience que nous raconte Coralie, qui a voulu se faire poser un stérilet au cuivre pour mettre fin à sa contraception hormonale.

33 Martin Winckler, *C'est mon corps : toutes les questions que se posent les femmes sur leur santé*, L'Iconoclaste, 2020.

« Je me présente à mon deuxième rendez-vous, en fin de règles, pour la pose d'un stérilet. Je m'installe, les jambes écartées, sans draps au-dessus des cuisses. Et là, ce fut le drame : un col trop serré que l'on écarte à la pince et un utérus trop contractile qui refuse tout corps étranger. Je pense ne jamais avoir connu de douleur pire que ce jour-là. Mes jambes – que je devais maintenir moi-même, car il n'y avait pas d'étriers – tremblaient sans s'arrêter. J'étais agrippée aux barreaux du lit. Au bout de 15 minutes, voyant que mes larmes coulaient toutes seules, elle [la sage-femme] m'a demandé si je voulais arrêter. Le stérilet n'était toujours pas totalement en place et je lui ai demandé son avis. Elle m'a alors expliqué que nous y étions presque mais qu'elle pouvait l'enlever ou le laisser. Dans le dernier cas, deux solutions : soit il redescendrait tout seul et tomberait, soit l'utérus, une fois calmé, l'accepterait. J'ai donc décidé de le faire enlever pour ne pas risquer de complications. La douleur que j'ai ressentie durant cette pose a été insupportable. Je me suis rhabillée et suis repartie de nouveau avec une ordonnance pour une pilule parce que "ne pas avoir de contraception, c'est risqué et pas très sérieux". Autant dire que le retour en voiture n'a pas été très joyeux, je ne pensais pas que mon corps aurait réagi aussi violemment. On m'a expliqué par la suite qu'il avait été en état de choc après la douleur ressentie. »

Coralie, 27 ans

Sur le long terme, une fois posé, le stérilet ne se sent pas *a priori*. Si c'est le cas, il faut faire vérifier qu'il est toujours bien placé. Deux petits fils dépassent légèrement du col : ils sont là, pour aider au retrait du stérilet le jour où on le décide. Normalement, ils n'ont pas d'impact sur la vie de notre vagin et sont imperceptibles par le partenaire, si c'est une question que vous vous posez.

Manon l'ostéo

Se préparer à la douleur d'une pose d'un DIU avec des remèdes naturels

- Utilisez les huiles essentielles : le basilic tropical et la camomille romaine sont antispasmodiques, ils luttent contre les crampes abdominales. L'ylang-ylang et la lavande fine ont des vertus apaisantes et relaxantes.
- Placez une bouillotte chaude sur votre ventre pour calmer les crampes.
- Vous pouvez consommer des tisanes de framboisier, connu pour son action antispasmodique.

Des effets secondaires...

En provoquant une inflammation, le stérilet entraîne une vascularisation plus importante de la paroi utérine qui peut donner lieu à des règles plus hémorragiques, plus longues et parfois plus douloureuses... En outre, le cuivre stimule certaines hormones, notamment les prostaglandines, qui sont à l'œuvre lors des règles et entraînent des contractions de l'utérus pour faciliter l'évacuation de l'endomètre. Donc, avec un DIU, on peut ressentir plus de crampes.

Si vous aviez déjà des règles douloureuses et qu'elles sont aggravées par le stérilet au cuivre, je vous conseille vivement de le faire retirer. Vous souffrez peut-être d'endométriose ou d'adénomyose - dans ces cas précis, la pose de stérilet au cuivre est contre-indiquée. Il en est de même si vos règles sont très abondantes ou si le DIU déclenche des saignements en dehors des règles : spotting ou métrorragies (hémorragie hors périodes de règles).

... aux effets inattendus et indésirables

Une grossesse sous stérilet ? C'est possible ! Un stérilet au cuivre ne bloquant pas l'ovulation, il arrive que l'ovule soit fécondé et s'implante malgré tout dans l'utérus. Il peut aussi se nicher dans la trompe : on parle alors de grossesse extra-utérine (GEU), une urgence gynécologique qui nécessite une intervention rapide. On pense à une GEU quand il y a des saignements inhabituels et de fortes douleurs pelviennes.

Enfin, il arrive que certains DIU « migrent » et traversent la paroi de l'utérus pour aller se loger ailleurs dans l'abdomen. Il faut alors pratiquer le retrait du stérilet par cœlioscopie.

ATTENTION AU STÉRILET BALLERINE !

Destiné aux jeunes femmes ou aux femmes nullipares, innovant par sa composition faite de 17 billes de cuivre, le stérilet Ballerine était réputé mieux adapté aux petits utérus, entraînant moins d'effets secondaires… Sauf que depuis 2019, année de son lancement, sur environ 11 000 implantations, 243 poses ont fait l'objet de réclamations, dont 116 cas d'expulsion spontanée du dispositif. Depuis août 2021, il a perdu sa certification CE[34], l'empêchant d'être commercialisé en Europe. Les femmes porteuses de ce stérilet sont appelées à être vigilantes et à aller le faire retirer.

Le préservatif interne (dit aussi « préservatif féminin »)[35]

C'est un peu l'ovni des contraceptifs car on pense souvent qu'un préservatif ne peut être que masculin. Pourtant, il a toute sa place dans le choix d'une contraception adaptée. Ses avantages ?

- En nitrile ou en polyuréthane, il ne contient pas de latex (il est donc idéal pour les personnes allergiques à cette matière).
- Il peut être mis en place plusieurs heures avant le rapport sexuel.
- Comme le préservatif masculin, il protège des MST et des IST.

Il est constitué de deux anneaux, un à chaque extrémité. Le plus petit se place au fond du vagin, au contact du col de l'utérus. Il peut être enlevé ou laissé une fois le préservatif en place. Toutefois, s'il est ôté, attention aux risques de glissade ! L'anneau le plus grand, lui, se met à l'entrée du vagin. Il faut bien accompagner le pénis lors de la pénétration pour ne pas que celui-ci se faufile malencontreusement à côté du préservatif.

34 https://ansm.sante.fr/actualites/suspension-de-marquage-ce-des-sterilets-iub-ballerine-nous-publions-des-recommandations-a-destination-des-femmes-porteuses-de-ce-sterilet-et-des-professionnels-de-sante.

35 Audrey Guillemaud, « Cycle féminin et contraceptions naturelles », site Question Sexualité.

Pour le retirer, rien de bien compliqué : pincez le grand anneau et extirpez le préservatif en tirant délicatement dessus.

- Nombre de grossesses pour 100 femmes par an moyennant une utilisation régulière et correcte : 5.
- Nombre de grossesses pour 100 femmes par an moyennant l'utilisation habituelle : 21.

Au vu de leur matière (silicone ou latex), le diaphragme doit être utilisé de préférence avec un lubrifiant à base d'eau.

Le diaphragme

Ce dôme en latex ou en silicone se place au fond du vagin contre le col de l'utérus. Il est à utiliser avec un spermicide pour en augmenter l'efficacité. Il peut être posé deux heures avant le rapport et doit être gardé au moins six heures après, le temps que le spermicide fasse son effet.

Il existe plusieurs marques et tailles de diaphragmes. Pour choisir le plus adapté, discutez-en avec votre soignant·e. La première pause doit toujours se faire accompagner par une sage-femme ou un médecin.

La ligature des trompes, une contraception définitive

Cette opération consiste à ligaturer les trompes pour empêcher la rencontre entre l'ovocyte et les spermatozoïdes. Il s'agit d'une des contraceptions féminines les plus efficaces - c'est d'ailleurs la première méthode contraceptive pratiquée à l'échelle mondiale d'après l'OMS[36] - on y a peu recours en France. Pourquoi ? Parce que trouver un·e gynécologue qui accepte de pratiquer cette opération est difficile, voire impossible. Beaucoup de professionnels trient leurs patient·e·s sur des critères subjectifs et refusent de la pratiquer sur des femmes qui n'ont pas atteint un certain âge, un certain nombre d'enfants, ou même parfois qui n'ont pas obtenu le consentement de leur partenaire...

Un délai de quatre mois est obligatoire entre la première consultation à ce sujet et la seconde, à l'issue de laquelle il faut rendre un consentement écrit : une sorte de lettre de motivation qui vous rend seule et unique responsable de cet acte ! C'est donc un long parcours de la combattante qui se dessine. Notons à ce

36 OMS, « La stérilisation féminine : ce que les agents de santé doivent savoir », 1997.

sujet que, si la législation sur le consentement est la même pour la vasectomie, il est beaucoup plus facile de trouver des professionnels de santé prêts à la pratiquer. La contraception définitive féminine en France est encore un sujet tabou, qui montre à la fois l'emprise médicale sur le corps des femmes et leur fertilité, l'infantilisation de ces dernières, la diabolisation des femmes qui ne veulent pas d'enfant, entre autres.

Les contraceptions naturelles

Le retrait

Le retrait consiste à retirer le pénis du vagin avant l'éjaculation. On s'en doute, ce n'est pas un moyen contraceptif très fiable, et ce pour deux raisons :

- Le liquide séminal qui est produit par le pénis lors de l'excitation (et qui permet l'augmentation de la lubrification) peut déjà contenir des spermatozoïdes ! Donc, même s'il n'y a pas éjaculation dans le vagin, la pénétration sexuelle peut être fécondante !
- Le retrait est souvent couplé avec un suivi de la fertilité féminine, qui s'appuie sur un calendrier fixe en fonction de la durée moyenne des cycles. Or, celui-ci ne prend pas en compte les variations du cycle en cours, vu qu'il se base sur une moyenne. Une fenêtre de fertilité s'étale sur sept à dix jours autour de l'ovulation. Car sept jours, c'est la durée maximale de survie des spermatozoïdes dans la cavité utérine, puis vingt-quatre heures de vie de l'ovocyte. Cette fenêtre ne se répète pas toujours à l'identique, c'est pour cela que le retrait demeure donc faillible.
- Le retrait est souvent pratiqué chez les couples qui ne sont pas contre l'arrivée d'une grossesse en cas d'erreur de calcul. Rappelons aussi que cette méthode ne protège pas des IST.

Le retrait, c'est 4 % d'échecs en théorie et 20 % d'échecs en pratique d'après l'OMS[37].

37 OMS, « Planification familiale/contraception », 2020.

L'abstinence

Certainement la meilleure des contraceptions... Bien que son nom ne soit pas tout à fait exact. L'abstinence consiste à éviter que le sperme n'entre en contact avec la vulve durant la période de fertilité. Contrairement à la définition stricte du mot « abstinence », qui implique de n'avoir aucun rapport sexuel, ici le sexe peut être pratiqué, mais pas lorsqu'il y a un risque de fertilisation par le sperme... Rappelons-le : la sexualité ne se limite pas à la pénétration, ni à l'éjaculation dans un vagin !

Les couples pratiquent l'abstinence dans les périodes fertiles. Pour les connaître, beaucoup utilisent la méthode du calendrier, qui consiste à connaître les jours de son cycle et si cela correspond à une période dite à risque.

Comme pour le retrait, le calendrier menstruel utilisé comme unique moyen d'observation de sa période de fertilité pose problème, car il ne s'adapte pas à la variation des cycles.

Même les femmes les plus régulières peuvent avoir un jour une ovulation plus tardive ou précoce... La méthode du calendrier, qui s'appui sur une durée fixe de cycle par rapport aux cycles précédents, ne considère donc pas les symptômes du cycl en cours.

Les méthodes d'observation

Panorama des méthodes de contraception naturelle

Vous avez une vague idée de ce qu'est une méthode de contraception naturelle mais sans informations précises sur le sujet ? Cela n'a rien d'étonnant ! À force de lire des livres sur la gynécologie et la santé des femmes, j'en suis venue à constater que les méthodes naturelles n'avaient malheureusement pas le vent en poupe. Elles sont peu développées ou présentées comme inefficaces ou trop risquées... Pourtant, je suis sincèrement convaincue que nous sommes tou·te·s capables de s'observer, de connaître notre fonctionnement et de les appliquer. Leur statut de méthode « à risque » vient très certainement de l'investissement qu'elles demandent : il faut s'apprendre, se réapprendre, se redécouvrir, emmagasiner pas mal d'informations techniques avant d'obtenir un résultat optimal. Le facteur humain est aussi beaucoup plus important dans cette méthode de contraception que dans les autres : si vous avez du mal à vous contraindre à prendre une pilule à heure fixe, ce n'est peut-être pas pour vous. Mais si on s'investit et si on s'y intéresse, les contraceptions naturelles sont un champ de connaissance et de découverte de son corps très intéressantes...

Taire les connaissances qui existent sur le vaste sujet des méthodes contraceptives naturelles, c'est fermer des portes à celles qui ont envie d'en savoir plus mais n'arrivent pas à trouver des informations claires et fiables. Venez donc avec moi et découvrons ensemble ces techniques naturelles.

Il existe plusieurs méthodes d'observation du cycle menstruel :

- La méthode du calendrier, connue sous le nom de méthode Ogino. Bien que célèbre, la méthode Ogino se révèle assez peu pratique et efficace. Elle repose sur l'observation des douze derniers cycles et l'établissement de leur durée moyenne pour déterminer de potentielles fenêtres de fertilité. À partir d'un saignement marquant le début des règles, on compte les jours qui s'écoulent jusqu'à la période d'ovulation supposée. En s'appuyant sur une durée moyenne des cycles, cette méthode peut créer des fenêtres à rallonge de fertilité. Sans compter qu'il arrive que l'ovulation ne tombe pas toujours dans cette période théorique…
- La méthode de l'ovulation ou méthode Billings. Ici, ce ne sont pas les règles qui sont utilisées comme repères et moyen de calcul de la fenêtre de fertilité, mais l'observation immédiate de la glaire cervicale et des sensations internes qu'elle procure à la vulve (sèche, humide, mouillée).
- Le modèle de Creighton, la version 2.0 de la méthode Billing. Dans cette méthode, on utilise toujours la glaire mais on va au-delà de la simple sensation qu'elle procure. Il est demandé aux femmes de s'essuyer avec du papier toilette pour observer les dépôts de glaire. Un outil leur est fourni pour leur permettre de lire leur glaire et de décoder les textures et sensations possibles, la couleur des écoulements…
- La méthode des températures. Il s'agit de prendre sa température tous les jours. La variation de la température indique une ovulation. Quand l'ovulation a eu lieu, on note un palier haut de trois à quatre jours, un indicateur qui permet de fermer la fenêtre de fertilité. Dans

Être libre, c'est justement avoir accès à la foule des informations qui existent sur les mécanismes du corps féminin et brandir le pouvoir de la connaissance, ce qui est une façon de « libérer son corps ».

cette méthode, la fenêtre est donc déterminée une fois l'ovulation passée et constatée.

- L'observation du col. Cette technique prend en compte le placement, la texture et l'ouverture du col tout au long du cycle. C'est un moyen d'observation rarement utilisé seul, qui nécessite en plus d'être à l'aise et d'avoir la capacité de toucher son col par voie vaginale.

Prises indépendamment, toutes ces méthodes sont loin d'être efficaces et sûres, mais en les couplant, on a découvert que l'on obtenait un taux d'efficacité plus élevé qu'avec certains contraceptifs hormonaux.

Tableau d'efficacité des contraceptions établi d'après les données de l'OMS[38]

MÉTHODE	**EFFICACITÉ** grossesses pour 100 femmes par an moyennant une utilisation régulière et correcte	**EFFICACITÉ** grossesses pour 100 femmes par an moyennant l'utilisation habituelle
Méthode du calendrier	Non donné	20
Symptothermie	<1	2
Pilule	0,3	7
Patch et anneau vaginal	0,3	7
Implant	0,1	0,1
DIU	0,5	0,7
Préservatif masculin	2	13

La méthode couplée de tous ces indicateurs se nomme la symptothermie. C'est LA méthode d'observation et de contraception naturelle la plus fiable. Comme on peut le lire sur le tableau, la symptothermie entraîne moins de grossesses que la pilule (qu'elle soit combinée œstroprogestative ou progestative simple) ou encore que le patch et l'anneau vaginal. C'est donc une méthode très efficace lorsqu'elle est réalisée correctement.

38 OMS, « Planification familiale/contraception », 2020.

La symptothermie

Comme l'étymologie du mot l'indique, la symptothermie est fondée sur l'observation de symptômes et de la température tout au long de chaque cycle. Il existe actuellement six courants francophones de symptothermie :

- le protocole Sympto par Sympto Therm ;
- la méthode Sensiplan® de PFN Sensiplan ;
- la méthode Seréna Québec ;
- la méthode Cyclamen© par le CLER Amour et Famille ;
- la méthode Rötzer portée par l'institut INER-Rötzer (le docteur Josef Rötzer est considéré comme le père de la symptothermie ;
- la méthode Eden Fertilité.

Manon l'ostéo

La symptothermie : contraception naturelle ou méthode d'observation du cyle ?

Dans son ouvrage, Audrey Guillemaud utilise le terme de « contraception naturelle » pour qualifier la méthode qu'elle y présente, alors que l'on classe généralement la symptothermie dans les MOC (méthode d'observation du cycle). Comme Audrey Guillemaud, je préfère utilser le terme de « contraception », car c'est dans cette optique que je vais l'aborder et vous la présenter.

Bien sûr, contrairement à une contraception classique, la symptothermie ne bloque en rien l'ovulation. Elle n'empêche pas les spermatozoïdes d'accéder à l'ovule et n'est ni modificatrice du système hormonal, ni un moyen barrière donc ne protège pas des MST. D'ailleurs, elle peut être utilisée à d'autres fins que contraceptive, notamment lorsqu'on souhaite concevoir un bébé. Cette approche permet tout simplement de mieux appréhender son cycle et donc sa période propice aux rapports sexuels fécondants. On peut également l'employer comme une méthode d'observation du cycle, pour mieux se connaître et se reconnecter à son cycle menstruel. Pour ma part, c'est ainsi que j'ai commencé à pratiquer la symptothermie en 2019.

Tous partagent les mêmes bases de la symptothermie. Pour ma part, ici, j'ai choisi d'aborder la symptothermie en m'appuyant sur le livre d'Audrey Guillemaud[39], qui utilise majoritairement la méthodologie Cyclamen de manière simplifiée afin de la rendre accessible aux débutant·e·s et la plus sécurisée possible.

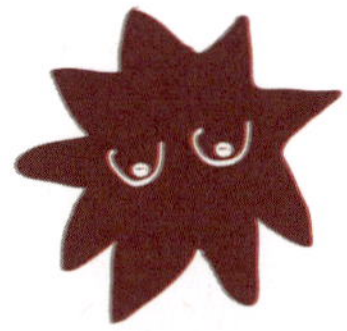

On pourrait comparer la glaire cervicale à différentes mailles d'un tissu, changeant en fonction de la période du cycle : une maille très serrée en postovulation comme pour une nappe, et une maille dentelle lors de l'ovulation.

Les symptômes

En symptothermie, plusieurs symptômes sont à prendre en considération : certains sont essentiels pour valider une ovulation (suivi de la température et étude de la glaire), d'autres (l'observation du col) sont moins importants mais demeurent tout aussi intéressants à observer, car ils vous définissent, vous permettent de mieux vous connaître ainsi que chaque période de votre cycle.

L'observation de la glaire cervicale

La glaire cervicale, c'est un fluide ou, plus précisément, un hydrogel qui se trouve au niveau du col de l'utérus et est sécrété par les glandes endocervicales.

Son rôle est d'assurer la protection du col en période infertile, d'empêcher le passage d'agents pathogènes. En période d'ovulation (et donc de fertilité), la glaire change radicalement d'objectif : au lieu d'être un obstacle, elle devient une voie d'accélération pour faciliter le passage des spermatozoïdes. Et en changeant de rôle, elle change de texture...

Les textures de la glaire : plutôt houmous ou blanc d'œuf ?

En dehors de la période de fertilité, la glaire cervicale est plutôt sèche, opaque, de couleur blanchâtre. Si vous en avez sur les doigts, que vous les collez entre eux avant de les séparer, il n'y aura pas de filament entre chaque doigt. C'est une glaire infertile, elle est majoritairement présente en post-ovulation, mais peut également être détectée en début de cycle bien que souvent cachée par le flux sanguin.

La glaire est observable à deux endroits : principalement au niveau de la vulve ou directement au niveau du col. Cette dernière n'étant pas toujours possible pour certaines femmes (il faut être à l'aise pour toucher son col), on encourage d'abord l'observation externe.

39 Audrey Guillemaud, *Cycle féminin et contraceptions naturelles : pour une féminité consciente et épanouie*, Paris, Hachette Pratique, 2021.

En se rapprochant de l'ovulation, au cours de cette période entre la fin des règles et l'ovulation, la glaire cervicale passe par plusieurs phases :

1. La phase crémeuse (comme du yaourt) ou l'absence de glaire. La glaire passe d'une texture sèche à crémeuse, elle est blanche et nuageuse. On peut l'observer lorsqu'on s'essuie aux toilettes : si elle est présente sur le papier, cela veut dire qu'elle a laissé place, au niveau du col, à une glaire plus fertile et que le col commence à s'ouvrir. La présence de cette glaire au niveau de la vulve ouvre la période de fertilité. La « maille » de la glaire passe de très serrée à plus détendue.

2. La phase élastique (comme du blanc d'œuf). Attention, la glaire de toutes les femmes ne connaît pas cette texture ! Le critère qui compte le plus, c'est le changement de nature. À ce stade, la glaire est de plus en plus élastique et tend à devenir transparente. Elle peut aussi être gélifiée. Plus on approche de l'ovulation, plus elle devient aqueuse. La « maille » de la glaire est détendue comme un pull en grosses mailles.

3. La phase aqueuse (sensation d'être mouillée). Ce n'est pas qu'une sensation : la glaire présente au niveau du col est quasiment semblable à de l'eau. Elle peut être soit très élastique, s'étirant facilement entre deux doigts, et translucide comme du blanc d'œuf, soit proche de la texture de l'eau.

4. La phase pâteuse. C'est la phase post-ovulatoire : la glaire redevient opaque et blanchâtre, voire jaunâtre, elle ne s'étire plus entre les doigts. Elle peut aussi tout simplement disparaître.

L'observation du col

Elle s'effectue selon trois indicateurs : la position, la texture et l'ouverture du col.

La position du col varie en fonction de la période du cycle. Comme l'utérus, le col se trouve plutôt à la perpendiculaire du vagin en période infertile, afin de constituer un obstacle supplémentaire pour les corps étrangers. Puis, il se verticalise lors de la période d'ovulation. En plus d'être tantôt horizontal et tantôt vertical, il est plus ou moins bas.

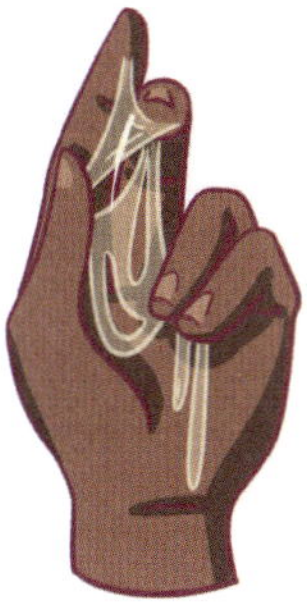

Il arrive fréquemment qu'on observe plus de glaires sur le papier après être allé à la selle car, souvent, on pousse légèrement pour aider l'évacuation… ce qui fait aussi descendre plus rapidement la glaire du vagin ! Les traînées visqueuses ne sont donc pas en lien avec les selles mais avec le cycle menstruel.

De même, le degré d'ouverture du col a pour but de protéger (ou non) l'utérus d'agents pathogènes ou des spermatozoïdes. En période fertile, le col s'ouvre pour laisser passer les potentiels spermatozoïdes. Cette ouverture se perçoit à la palpation : en passant le doigt sur le col, on sent comme une bouche entrouverte et souriante ; le col est mou (texture). Le reste du temps, le col est fermé ; à la palpation, on perçoit une fente fermée et le col est dur (texture).

Comment palper son col ?

Contrairement à ce que l'on croit, le col de l'utérus n'est pas placé si loin que ça dans le vagin. En période infertile, il est même assez facilement accessible : en insérant deux phalanges de l'index environ et en orientant le doigt vers l'avant du vagin, vous devriez tomber rapidement sur une petite boule, une demi-sphère, un bouton... Cependant, la position anatomique du col varie selon chacune. Dans le cas d'un utérus rétroversé, le col peut être palpé avec le doigt plutôt pointé vers l'arrière, ou sur un côté du vagin en période infertile. Comme pour un utérus antéversé, il se verticalise lors de la période de fertilité.

En période fertile, le col est plus haut. Cela nécessite d'insérer son doigt plus en profondeur (ajoutez une phalange supplémentaire). Le nombre de phalanges varie en fonction de chacune : c'est à force de pratique que l'on connaît cette variation. Il arrive que, même avec le doigt le plus long, on ne parvienne pas à toucher le col en période fertile. Dans ce cas-là, on peut appuyer avec son autre main sur le bas-ventre et mettre une légère pression pour faire descendre l'utérus et son col.

Pour palper son col, mieux vaut être allongée ou accroupie, détendue, les jambes écartées. Il faut s'être soigneusement lavé les mains avant et ne pas avoir mis de crème hydratante.

Deux choses à faire pour valider l'observation : la pratiquer plutôt le soir, après une journée à bouger et a avoir été debout, et après avoir uriné. Cela permet d'avoir l'observation la plus claire possible du col. Bien sûr, vous pouvez la pratiquer à d'autres moments de la journée, mais celle du soir est la plus fiable (c'est le moment de la journée le plus parlant par rapport aux hormones ovariennes sécrétées dans la journée).

Notez que la palpation du col permet aussi de recueillir la présence de glaire sur son doigt et d'en évaluer l'aspect. On fait ainsi d'une pierre, deux coups !

Les autres symptômes

Bien qu'ils ne soient pas gages d'ovulation, ils accompagnent très souvent cette période. Restez donc attentive à :

- la qualité de votre peau. Sous l'influence des œstrogènes ; en période fertile, les pores sont fermés, la peau est lisse, ni trop grasse, ni trop sèche. Les cheveux également sont plus volumineux et brillants ;
- l'augmentation de l'énergie et de la libido. Même si cette règle n'est pas valable pour tout le monde, la libido peut monter en pic, toujours dans le but de procréer ;
- votre humeur ;
- aux douleurs pelviennes ou à la sensation de pesanteur dans le bas-ventre. Elles sont un symptôme fréquent de l'ovulation. Il arrive que la douleur pelvienne se latéralise d'un côté plutôt qu'un autre – ce qui n'est pas toujours en lien avec l'ovaire qui ovule ;
- un gonflement des ganglions inguinaux et de la vulve du côté qui ovule. Ces symptômes sont utilisés dans la méthode Billings.

La température

En symptothermie, la prise de la température basale, c'est-à-dire la température corporelle nécessaire pour assurer les fonctions vitales au repos, se fait avec un thermomètre à double décimale. Ne vous trompez pas : ce type de thermomètre n'est pas en vente partout !

Des règles précises sont à respecter.

- La température doit être prise au réveil, avant de poser un pied au sol.
- Plus la prise s'effectue à heure fixe, plus le suivi de la température sera qualitatif. Le relevé de l'heure et de la température doit être soigneusement consigné.

- La prise de la température doit toujours se faire par le même orifice au cours d'un cycle : buccal, vaginal ou anal.
- Il faut avoir dormi au minimum 5 heures avant de prendre sa température.

La prise de température permet de valider l'ovulation *a posteriori*. En effet, après l'ovulation, la température basale augmente légèrement par rapport à la température pré-ovulatoire. Pour avoir la meilleure lecture possible de sa température basale, le mieux est de commencer la prise de température à la fin des règles. Il faut au moins six prises pré-ovulatoires pour bien repérer l'augmentation. L'ovulation est ensuite validée par la présence de trois ou quatre points hauts de température. Une fois ces quatre points passés et en combinaison avec la modification de la glaire, on peut valider la phase d'infertilité.

La symptothermie, c'est aussi une manière de revoir sa sexualité, d'explorer d'autres pratiques pendant la période à risque.

MOONLY

Moonly est une application française dédiée à la symptothermie. Disponible en version gratuite ou payante, elle permet d'enregistrer les éléments essentiels observés quotidiennement lors du cycle : température basale, glaire cervicale et même les observations liées au col de l'utérus. Ces informations étant mises en scène dans un graphique, elles permettent d'avoir une vision synthétique et de savoir si l'on est en phase fertile ou infertile. D'autres indications sont possibles, tel le suivi des rapports sexuels, des douleurs, des symptômes, de son humeur du jour. Autres applications : Fertilité : sympto (l'application est un peu obsolète dans son design) ou FEMM.

Que faire en période fertile ?

Une « fenêtre de fertilité » s'ouvre environ sept jours environ avant l'ovulation. Dès ce moment, on peut s'abstenir d'une pénétration sexuelle ou opter pour une barrière contraceptive comme les préservatifs, le diaphragme et le gel contraceptif, à utiliser jusqu'à la clôture de la fenêtre qui est validée par la montée de la température et le changement de la glaire et/ou du col.

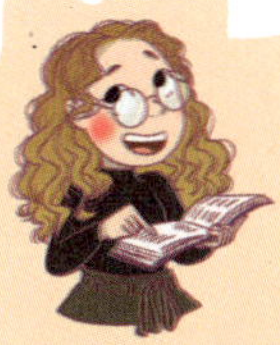

Manon l'ostéo

Pour aller plus loin

Je vous présente ici les bases de la symptothermie, sans développer les cas de poussées de fièvre, les cycles irréguliers, les montées de température invalidantes et bien d'autres détails encore. Si vous souhaitez aller plus loin, je vous encourage à :

- lire *Cycle féminin et contraceptions naturelles* d'Audrey Guillemaud ;
- vous former en autodidacte. Cependant, gardez à l'esprit que la fiabilité de cette méthode avancée par l'OMS concerne des femmes ou des couples formés et accompagnés ;
- vous faire accompagner durant les premiers cycles par un·e formateur·rice. Pour ma part, j'ai fait appel à Eugénie Tabi (www.universelle.fr – @la.symptothermie.avec.eugenie). Autres comptes ressources : @emancipees, @audreyguillemaudauteure ;
- télécharger l'application Moonly ou tout autre équivalent.

Les contraceptions d'urgence

Il existe trois types de contraception d'urgence :

- La pilule du lendemain, qui a pour effet de retarder l'ovulation même lorsqu'elle est en cours, est à prendre dans les 72 heures maximum après le rapport sexuel à risque. Plus la prise est proche du rapport, mieux c'est.
- La pilule du surlendemain peut être prise jusqu'à cinq jours après le rapport à risque. Elle est plus forte que

la pilule du lendemain, mais elle nécessite l'arrêt du contraceptif hormonal (s'il y en a un) jusqu'à l'apparition des règles suivantes.

- La pose d'un DIU au cuivre : plus contraignante car elle nécessite l'intervention d'un professionnel de santé, qu'elle peut être (très) douloureuse et qu'elle implique de garder le dispositif quelque temps, elle n'en reste pas moins très efficace.

Ni pour, ni contre !

Actuellement, un courant semble affoler les gynécologues : celui du retour au naturel. On lit ainsi fréquemment qu'il existe une « mode » du naturel, que les jeunes femmes boudent les hormones, etc. Et c'est sur un ton moralisateur que le sujet est abordé. Ainsi, cet article de France Info du 9 septembre 2021, titré : « Contraception : "Des jeunes ne veulent pas en entendre parler parce que c'est des hormones et que cela perturbe l'organisme", explique un gynécologue ». À la question : « Constatez-vous un recul de la contraception chez les moins de 25 ans ? », le professeur Nisand répondait : « Il y a un recul de la contraception partiellement dû à son coût, mais également dû à l'ambiance antihormone et plutôt écolo[40]. » Ou encore le docteur Anne de Kervasdoué, qui écrit dans son livre *La Vie intime des femmes* : « Près d'une femme sur dix est revenue aux méthodes naturelles : méthode Ogino, Billings, surveillance de la température, retrait... Cela fait partie intégrante de la nouvelle tendance écologiste hostile aux vaccins et aux médicaments[41]. »

Quel dommage de voir que l'envie de ne plus prendre un moyen contraceptif habituel est encore jugée, dénigrée, voire considérée comme une position extrémiste. Quand nous laissera-t-on tranquilles ? Quand arrêtera-t-on de nous infantiliser ?

Chacune devrait être libre de faire le choix qu'elle veut, surtout quand la contraception demeure à la charge des femmes.

40 « Contraception : "Des jeunes ne veulent pas en entendre parler parce que c'est des hormones et que cela perturbe l'organisme", explique un gynécologue », France Info, 9 septembre 2021.

41 Anne de Kervasdoué, *La Vie intime des femmes : un guide pour tous les âges de la vie*, Odile Jacob, p. 160.

42 ANSM, « Contraception : où en sommes-nous ? », 2021.

43 Santé Publique France, « Contraception : quatre ans après la crise de la pilule, les évolutions se poursuivent », *Baromètre santé* 2016.

44 Sandrine Cabut, Pascale Krémer et Pascale Santi, « Alerte sur la pilule de 3e et 4e génération », *Le Monde*, 14 décembre 2012.

LA CONTRACEPTION EN CHIFFRES

- La vente des contraceptifs oraux hormonaux est en baisse régulière depuis 10 ans (environ -12 %). Cette baisse atteint les 33 % pour les pilules œstroprogestatives (qui ont plus d'effets secondaires) d'après le bilan de 2016 de l'Agence nationale de sécurité du médicament et des produits de santé (ANSM)[42].
- Les femmes se sont tournées vers le DIU, le préservatif externe et l'implant [43].
- Chez les 15-19 ans, la pilule reste encore le contraceptif le plus utilisé.
- La forte baisse d'utilisation de la pilule s'explique en partie par « la crise de la pilule » qui a eu lieu en décembre 2012 lorsqu'une femme a porté plainte contre un laboratoire pharmaceutique suite à un AVC qui avait entraîné de lourdes séquelles. Sa plainte, médiatisée par le journal *Le Monde*[44], était une première en France, alors qu'aux États-Unis, la même année, on dénombrait environ 15 000 plaintes de femmes.

Mais pour faire un choix conscient, qui ne soit pas influencé par quelqu'un d'autre, encore faut-il avoir à sa disposition toutes les informations qui relèvent de la contraception. C'est uniquement ainsi que l'on est en mesure de peser le pour et le contre de chaque contraceptif.

LES CONTRACEPTIFS HORMONAUX	
LES PLUS	LES MOINS
• Arrêt des règles (cela peut aussi être considéré comme un point négatif). • Diminution de la charge mentale liée à la contraception (même si elle reste présente). • Disparition ou atténuation des règles douloureuses, atténuation des symptômes de l'endométriose. • Traitement traditionnel du SOPK (syndrome des ovaires polykystiques). • Appaisement de l'hyperandrogénie (pilosité excessive sur le visage, acné...). • Protection contre certains cancers, dont ceux de l'endomètre et des ovaires.	• De nombreux effets secondaires physiques et sur la santé mentale : prise de poids, baisse de la libido (15 %), sécheresse vaginale, mycoses, migraines, dépression, anxiété... • Augmentation du risque de maladies cardiovasculaires (infarctus et AVC), augmentation des risques thromboemboliques par la formation de caillots sanguins entraînant un risque de phlébite, d'embolie pulmonaire... • L'usage des contraceptifs combinés est fortement déconseillé aux fumeuses. • Impact écologique et modification génétique des espèces au contact des eaux polluées. • Disparition et/ou perturbation du cycle menstruel. • En cas d'oubli, risque d'une ovulation surprise. • Leur coût. En ce qui concerne les pilules, par exemple, toutes ne sont pas remboursées, notamment celles utilisées dans le cadre de l'endométriose. • Mis en cause comme facteurs favorisants du cancer du sein.

Au regard de cette liste qui évalue les pour et les contre des contraceptifs hormonaux, on peut facilement comprendre pourquoi les femmes se désintéressent de plus en plus de ce type de contraceptifs. Pourquoi l'opinion publique continue-t-elle alors de considérer ce choix des femmes comme « une mode du naturel » ?

LES CONTRACEPTIFS MÉCANIQUES	
LES PLUS	LES MOINS
• Pas de modification du cycle menstruel. • Pas d'effets secondaires en lien avec la prise d'hormones synthétiques.	• Douleurs de règles. • Pas d'impacts sur les symptômes du SOPK et de l'endométriose (sauf pour le stérilet au cuivre, mais celui-ci est contre-indiqué en cas d'endométriose et/ou d'adénomyose). • Indice de Pearl souvent inférieur à certains contraceptifs hormonaux. • Douleurs liées à la pose pour le DIU.

LA SYMPTOTHERMIE	
LES PLUS	LES MOINS
• Connaissance de son cycle, de son corps, de ses rythmes. • Impact écologique nul. • Maîtrise de sa fertilité. La symptothermie peut être utilisée non seulement à des fins contraceptives mais aussi pour concevoir. • Pas d'effets secondaires. • Convient à toutes les femmes, même celles qui ont des cycles irréguliers.	• Demande d'être assidu•e et rigoureux•euse, surtout au début quand on ne maîtrise pas l'outil. • Charge mentale importante : il faut penser à prendre sa température, utiliser une contraception mécanique sur la période de fertilité (voire deux), s'abstenir... • Nécessite un apprentissage du cycle et de son fonctionnement. Personnellement, je vois cela plutôt comme un plus, mais je conçois que cela puisse être considéré comme un point négatif • Pas d'impacts sur les symptômes du SOPK et de l'endométriose.

En conclusion, soulignons le fait que choisir sa contraception, ça se réfléchit, ça se prépare et ça se discute. Je vous conseille de prendre une feuille et d'y noter vos exigences en matière d'impacts sur votre santé, votre mental ou l'écologie, en évaluant les risques et les avantages. La contraception qui vous convient actuellement ne sera peut-être pas celle dont vous aurez besoin dans 10 ou 15 ans.

N'ayez pas honte de votre choix, personne n'a à juger votre contraception !

Les contraceptifs mécaniques et la symptothermie n'impactent pas les symptômes du SOPK et de l'endométriose. Néanmoins, un accompagnement par les médecines douces : ostéopathie, acupuncture, naturopathie, un suivi diététique peuvent aussi aider à calmer les symptômes de ces pathologies.

Les interruptions volontaires de grossesse (IVG)

En France, en 2019, le nombre d'IVG pour 100 naissances représentait 30,4 %[46] et le délai légal pour interrompre volontairement une grossesse est aujourd'hui de 14 semaines - ce qui est court quand la grossesse est découverte tardivement.

Il existe deux manières de procéder à une IVG :

- l'IVG médicamenteuse. Elle est utilisée jusqu'à la 5e semaine de grossesse et s'effectue par la prise de deux comprimés. La réaction est rapide, souvent douloureuse : l'utérus se contracte jusqu'à l'expulsion de l'ovocyte fécondé. C'est assez souvent un moment violent pour la personne qui le vit. Si vous êtes dans cette situation un jour, n'hésitez pas à demander à un·e proche de vous tenir compagnie.
- L'IVG chirurgicale. Elle s'effectue jusqu'à la 14e semaine de grossesse par aspiration ou curetage, sous anesthésie générale ou locale.

Les IVG sont légales en France depuis 1975 grâce à la loi Veil.

Il arrive que des saignements persistent pendant plusieurs semaines après une IVG. Parfois, le cycle menstruel peine un peu à revenir à la normale. Si elle peut être anodine pour certaines personnes, il ne faut pas oublier que l'IVG peut être vécue comme un traumatisme : il est normal que le corps mette un peu de temps à retrouver ses marques.

46 Institut national d'études démographiques, « Évolution du nombre d'avortements et des indices annuels depuis 1976 » - www.ined.fr/fr/tout-savoir-population/chiffres/france/avortements-contraception/avortements/.

Les interruptions médicales de grossesse (IMG)

Les IMG sont réalisées lorsque la santé du fœtus et/ou de la mère est en danger, ou que le fœtus souffre d'une affection grave et incurable du type :

- maladies génétiques ;
- anomalies chromosomiques ;
- syndromes malformatifs ;
- infections qui pourraient empêcher la survie du bébé in utero, ou entraîner son décès à la naissance ou dans ses premières années ;
- lourd handicap physique ou intellectuel[47].

Cette intervention peut être effectuée de manière médicamenteuse, chirurgicale ou en déclenchant l'accouchement par voie naturelle.

LE DEUIL PÉRINATAL

Le deuil périnatal concerne toutes les formes d'arrêt de grossesse. On peut ressentir le besoin de faire un deuil même pour une IVG de 5 semaines ou une fausse couche spontanée.

Dans le cas des IMG, un accompagnement psychologique est constamment proposé[48].

47 Passeport Santé, « L'interruption médicale de grossesse ».
48 *Ibid.*

Les troubles de la sexualité

Quand l'envie nous quitte…

De nombreuses causes peuvent être en jeu pour expliquer la perte d'envie d'avoir une sexualité. Certaines sont psychologiques, liées à des moments de vie ou des épreuves que l'on traverse, d'autres sont d'ordre médical ou physique.

Lorsque faire l'amour rime avec procréation

Le désir de grossesse est parfois très fort. Il peut aussi être alimenté par la pression que l'on subit de son entourage qui espère l'arrivée d'un bébé. Notre vie peut alors être rythmée par ce désir grandissant, voire envahissant, et les moyens mis en place pour atteindre notre objectif : test d'ovulation, repérage de la période de fertilité, alimentation pro-fécondation, parcours PMA, stimulation hormonale, prises de sang… le tout assorti d'une pression de réussite et de stress.

Ce qui est censé être un événement naturel, spontané, reliant deux personnes, devient calculé, rythmé, accompagné d'une équipe médicale ou paramédicale. Difficile dans ce contexte de continuer à avoir du désir… et c'est bien normal !

Le cerveau est bombardé d'informations, de stress, de fatigue, de stimulations. Le désir s'éteint pour quelque temps, jusqu'à ce que cette tempête émotionnelle passe. Parfois, cela perdure un peu ; dans d'autres cas, cela ne revient pas spontanément ou le parcours de procréation n'aboutit pas à une grossesse. Si vous êtes confronté·e à cette situation, que vous vous sentez en détresse, n'hésitez pas à consulter un·e professionnel·le. Sexologue ou psychologue seront à même de vous aider.

Pendant la grossesse

Vivre une grossesse, c'est être assaillie par une quantité de questions sur l'avenir, sur ses capacités à être mère, c'est voir son corps changer sous ses yeux et dans le regard de l'autre…

Mais au-delà des nombreuses interrogations que suscitent la grossesse et la maternité, d'autres facteurs peuvent venir influencer la libido. Les hormones, notamment, peuvent booster la libido ou, au contraire, la mettre à plat. Et lorsque la grossesse est synonyme de nausées, de vomissements et de fatigue, on comprend que le désir sexuel soit mis de côté et que l'on ait autre chose à faire que de gérer la frustration sexuelle du/de la partenaire. Les variations hormonales d'œstrogènes et de progestérone peuvent également déclencher localement des mycoses, entraînant des dyspareunies (douleurs ressenties lors de la pénétration vaginale).

Pourquoi, alors, ne pas voir la grossesse comme un moyen de faire évoluer sa sexualité de couple ? Rien n'est jamais figé et la sexualité évolue constamment avec nous. Cela me rappelle le cas d'une amie, enceinte en 2019-2020. Alors que sa libido à elle était dans les starting-blocks, celle de son conjoint était au plus bas. Le temps de sa grossesse, il la considérait comme un temple sacré, impénétrable. Cette anecdote, qui nous avait bien fait rire à l'époque, montre que la panne de libido peut concerner les deux personnes du couple.

17 % à 36 % des femme ayant accouché par voie basse souffrent de dyspareunie postnatale (douleur à la pénétration vaginale) six mois aprè leur accouchement. Seulement 15 % d'entr elles en parlent à leur médecin[49].

Quand on vient d'accoucher

Il existe une pression sociale autour de la reprise de la sexualité après l'accouchement. Durant le post-partum, les femmes ont une consultation chez leur gynécologue ou leur sage-femme qui a lieu six semaines après l'accouchement. À cette occasion, la question de la reprise de la sexualité est généralement évoquée. Alors que, franchement, quand on vient d'avoir le vagin en « chou-fleur », comme le disait l'une de mes patientes, a-t-on vraiment envie d'entendre son ou sa professionnel·le de soin demander si la sexualité a repris ?

La sexualité en post-partum doit se faire à son rythme ! Chaque accouchement est unique et, au-delà du champ de bataille qu'il a pu être - entraînant déchirures, épisiotomie, variation du nombre de points de suture en interne et en externe, instrumentation, césarienne... -, il peut générer une forte modification des sécrétions hormonales sous la forme d'une augmentation de l'ocytocine (hormone de l'attachement pour son bébé et de la lactation) et d'une chute des œstrogènes. Ces variations

49 James Sorensen et al., « Evaluation and Treatment of Female Sexual Pain: A Clinical Review », *Cureus*, 27 mars 2018.

hormonales ont plusieurs conséquences, dont la baisse ou l'absence complète de libido et la sécheresse vaginale.

Les aléas de la vie

Sans son lot d'événements douloureux, la vie serait-elle aussi belle ? Toutefois, ces événements ont forcément des conséquences sur notre sexualité. Depuis le début de la pandémie de la Covid-19, on ne peut négliger le burn-out, qui toucherait près de 2 millions de Français·e·s[50] ! Cet épuisement professionnel, de l'ordre des troubles psychiques[51], a de lourdes conséquences. Ne pas se rajouter une pression supplémentaire par rapport à un quelconque « devoir conjugal » est primordial.

La tromperie, qui engendre généralement une perte de confiance en son/sa partenaire, influence également le désir pour l'autre. Si, malgré des échanges bienveillants, le désir ne remonte pas, n'hésitez pas à consulter, soit en couple, par le biais d'une thérapie conjugale, soit de manière individuelle.

Enfin, parmi les épreuves de la vie, la perte d'un·e conjoint·e ou une rupture comptent parmi les bouleversements les plus profonds. Même si la fin est dans la nature des choses, il peut être difficile de surmonter ce moment difficile. Il y a quelque temps, alors que je consultais Instagram, je suis tombée sur un post de @saimermieux qui disait : « Toutes les relations se terminent un jour, car oui, soit elle se termine par une rupture, soit c'est la mort qui sépare des êtres qui s'aiment. Cette séparation, peu importe sa cause, demande une période de deuil. La perte de la personne qu'on aime est sourde, parfois brutale, inattendue, alors, forcément, quand notre désir [était tourné vers] cette personne, il peut falloir du temps avant d'avoir de nouveau envie de désirer quelqu'un d'autre, ou de se désirer soi. »

Quel que soit le cas de figure, prenez votre temps ! Répétez-vous : « j'y vais à mon rythme » en laissant couler les remarques de votre entourage, de vos amies ou connaissances. Aucun de ces « conseils » (« Il faut se remettre en selle », « Un de perdu, dix de retrouvé », « Tu es une personne formidable, tu vas retrouver quelqu'un ») ne remplacera le temps dont vous avez besoin pour surmonter l'épreuve que vous vivez.

50 France Bleu, « Coronavirus : le nombre de burn-out explose, alors que de nombreux salariés vont revenir au bureau », 26 mai 2021.

51 « Burn out (épuisement professionnel) », vidal.fr.

La ménopause

La ménopause, ça secoue… ou pas ! Chaque femme vit cette période à sa manière, mais il s'avère qu'elle expose à certains troubles gynéco-sexo, notamment par l'absence d'œstrogènes qu'elle induit. Or, leur suppression provoque une atrophie de la muqueuse vaginale, qui s'assèche, causant des dyspareunies. La testostérone sécrétée par les ovaires est aussi à l'arrêt… alors que c'est aussi elle qui provoque la libido. Seule la sécrétion de testostérone par les surrénales continue.

La maladie chronique

Avec son lot de traitements, de fatigue et de douleurs, la maladie - aiguë mais surtout chronique - impacte la libido. C'est un sujet que j'ai développé sous forme de plusieurs épisodes de bande dessinée avec l'illustratrice du compte @chloeinsible. La maladie chronique est synonyme de traitements, d'effets secondaires, de fatigue, parfois de modifications transitoires ou définitives du physique. Malheureusement, il arrive que les équipes médicales qui suivent une pathologie ne prennent pas toujours en compte ce que peut entraîner sur la sphère intime la maladie ou les traitements. En tant que patiente, ce n'est pas non plus évident d'aborder ce sujet « secondaire » avec son ou ses soignant·e·s. La maladie chronique peut être synonyme d'isolement : par la peur de devoir dire qu'on est malade, peur de la réaction de l'autre, peur de faire fuir… Ces limites que la maladie peut entraîner peuvent être aussi modifiées par un accompagnement auprès d'un·e psychologue ou sexologue. Je vous encourage aussi à regarder le travail de @chloeinsible sur Instagram ou Facebook, qui aborde tous ces sujets gravitant autour des maladies chroniques avec des illustrations.

Quand ça fait mal…

Dis-moi où tu as mal et je te dirai comment ça s'appelle

Au cours de mon expérience professionnelle, j'ai pu constater un grand flou en ce qui concerne les douleurs vulvaires : vulvodynie, vestibulodynie, vestibulite, vaginite, dyspareunie, vaginisme… Rien d'étonnant à ce qu'on se perde dans ce foisonnement de termes ! Faisons un tour d'horizon.

LES DOULEURS VULVAIRES EN CHIFFRES

- Aux États-Unis, les dyspareunies touchent 10 à 20 % des femmes[52].
- En 2016, au Brésil, les dyspareunies avaient une prévalence de 1,2 % à 56,6 %[53]. Une forte variation statistique, qui montre qu'il est bien difficile d'avoir une idée précise de leur prévalence.
- À Porto Rico, la prévalence était comprise entre 17 et 21 %[54].

Globalement, on sait que peu de femmes osent en parler, préférant souffrir en silence. Ces résultats ne sont que le reflet du tabou de la sexualité et des pathologies qui gravitent autour.

Les vulvodynies, quant à elles, concernent entre 10 % à 28 % des femmes menstruées dans le monde. Petit bémol : cette statistique ne prend pas en compte les femmes ménopausées. Or, on sait que la ménopause peut être un facteur d'apparition de douleur vulvaire[55].

Des études plus récentes menées par le docteur Sophie Bergeron et d'autres chercheuses québecoises annoncent que 12 % des femmes de la population générale seraient touchés par la vestibulodynie[56].

La vulvodynie

De vulvo, la « vulve », et dynie, la « douleur », la vulvodynie qualifie toute douleur qui s'exprime sur la vulve. Il peut s'agir d'une vulvodynie :

- généralisée : la douleur s'étend du clitoris à l'orifice vaginal en passant par les lèvres internes ;
- unilatérale : la douleur ne touche qu'un côté de la vulve à un moment, puis passe à l'autre ;

52 D. Ashley Hill et Chantel A. Taylor, « Dyspareunia in Women », National Library of Medecine, mis en ligne le 15 mai 2021.

53 « Prevalence of female sexual dysfunction in Brazil: A systematic review », *European Journal of Obstetrics & Gynecology and Reproductive Biology*, janvier 2017.

54 Yaniris R. Avellanet, Ana Patricia Ortiz, José R. Pando et, Josefina Romaguera, « Dyspareunia in Puerto Rican middle-aged women », National Library of Medecine, mis en ligne en 2009.

55 Mary Panjari, Susan R Davis, « Vaginal DHEA to treat menopause related atrophy: a review of the evidence », *Maturitas*, septembre 2011.

56 Sophie Bergeron, Laboratoire d'étude de la santé sexuelle, « Qu'est-ce que la vestibulodynie ? ».

- localisée : la douleur se ressent sur une partie précise de la vulve, par exemple uniquement sur le clitoris (clitoridodynie) ou le vestibule (vestibulodynie).

La vestibulodynie

Comme le vestibule d'une maison - cette petite pièce qui fait office d'entrée -, le vestibule vulvaire correspond à l'entrée vaginale. Lorsque cette zone est douloureuse, on parle de vestibulodynie. Gynécologues et sages-femmes utilisent le test du coton-tige pour la mettre en évidence.

La vestibulodynie en mots

Voici le témoignage de Lou, détentrice du compte Instagram @corpsjetecoute, qui est atteinte de vestibulodynie :

« J'ai été diagnostiquée atteinte d'une vestibulodynie provoquée après un an et demi ou deux d'errance médicale. Mes premiers symptômes ont été très soudains, j'ai tout de suite su que ce n'était pas normal. Au moment de la pénétration, j'ai ressenti une douleur tellement vive et intense que j'en avais mal jusqu'au début des cuisses et dans le bas du ventre, et j'ai aussi ressenti l'envie d'aller à la selle. Surprise et ne comprenant pas ce qui venait de se passer, j'ai refait une tentative de pénétration, qui a été tout aussi douloureuse. Alors j'ai décidé que je n'allais pas me torturer davantage.

De là a commencé une série de visites chez des médecins généralistes et des gynécologues qui ne trouvaient rien et qui cherchaient l'origine du problème dans l'utérus ou au niveau du colon. Paniquée, car pour moi cette douleur était trop grande pour ne pas cacher quelque chose de grave, je suis partie en exploration de mon corps afin de situer la douleur. J'ai fini par comprendre que j'avais des sensations de brûlures très localisées à l'entrée du vagin, ce qui m'a permis de tomber sur le mot "vestibulodynie" sur des forums en ligne.

J'en ai parlé à certains des spécialistes que j'ai vus mais aucun ne connaissait ce terme. Alors, encore une fois, j'ai voulu me soigner seule en me faisant prescrire une pilule contraceptive, qui, selon les forums, aidait parfois à atténuer la douleur.

C'est là que j'ai rencontré la merveilleuse gynécologue qui a enfin posé les mots sur mes maux et qui m'a dit que ma douleur était certes impressionnante, mais qu'il n'y avait rien de grave derrière et que cela pouvait s'arranger.

J'ai commencé mon traitement à base de Fluconazole, d'ovules hydratants, d'anesthésiant et de crème réparatrice. Il m'a fallu patienter jusqu'à quatre ou cinq mois pour pouvoir appliquer l'anesthésiant et la crème sans trop grimacer, et huit mois pour avoir le courage de retenter un acte pénétratif et voir ma progression. Aujourd'hui, mes symptômes n'ont plus rien à voir avec ceux du début, notamment grâce aux gynécologues, dermatologues, sages-femmes et kinésithérapeutes qui m'ont accompagnée tout du long.

Je me suis mise à m'intéresser énormément au sujet de la vestibulodynie : je lisais des études, des blogs américains, je cherchais des vidéos. Face au manque d'informations en français, j'ai créé mon blog "mavestibulodynieetmoi.wordpress.com" en 2017 avant de rejoindre Instagram en 2020 avec mon compte @corpsjetecoute. Les noms que j'ai choisis pour ces deux plateformes témoignent bien de l'évolution de mon état d'esprit car, au moment de créer mon blog, la vestibulodynie et le vaginisme que j'avais développés me rendaient encore extrêmement triste. J'avais un énorme sentiment d'injustice. (Pourquoi ça tombe sur moi ? Pourquoi mon corps me fait ça ?) J'étais incapable d'en parler sans verser une larme et, étant hétérosexuelle, j'étais encore convaincue que l'absence de pénétration était un obstacle.

Heureusement, j'ai gagné en maturité et, donc, en estime personnelle : hors de question que la vestibulodynie me définisse ou me diminue. J'ai le droit au respect, à l'amour, au plaisir, et je ne suis pas moins femme parce que je ne peux pas (toujours) être pénétrée. J'ai aussi eu un déclic qui m'a permis de faire la paix avec mon corps : j'estime aujourd'hui que mon corps ne me fait pas mal, il a mal. Mon corps ne me fait pas subir la douleur, il subit la douleur et a besoin que je prenne soin de lui, que je sois à son écoute. J'ai totalement décentré la pénétration du pénis dans le vagin de ma sexualité, je n'utilise quasiment plus le mot "préliminaires". Ce changement d'état d'esprit s'est opéré aussi grâce à mon homme, qui n'a jamais considéré que la pénétration était le but d'un rapport sexuel. »

La vestibulodynie cause-t-elle une dyspareunie ?

La dyspareunie est une douleur définie par la pénétration vaginale, qu'elle soit sexuelle ou non. On peut en souffrir par exemple lors d'un examen gynécologique par l'intromission d'un spéculum ou lorsqu'on essaye de mettre une coupe menstruelle.

La vestibulodynie n'a pas de lien avec la pénétration, même si la pénétration peut la provoquer.

Les vulvo-vestibulodynies : une « dépression du vagin » ?

En février 2021, le journal Femme actuelle titrait : « Vulvodynie : comment traiter la "dépression du vagin" ? » Autant vous dire que cet intitulé me hérisse légèrement les poils ! Voilà encore une fois un amalgame fait entre vulve et vagin. Insistons sur ce point : la vulvodynie ne concerne pas le vagin. Ce mot permet de qualifier des douleurs externes. Et quant à l'emploi du terme « dépression », il ne fait que minimiser les femmes et leur douleur en laissant entendre que cette pathologie ne serait liée qu'aux dépressions, qui est déjà elle-même une pathologie tournée en ridicule ou minimisée par beaucoup...

Une douleur vulvaire, qu'elle soit provoquée par quelque chose ou spontanée, doit suscite une consultation chez un-e professionnel-le de santé : gynéco, sage-femme, dermatologue. Pourquo un-e dermatologue ? Des affections dermatologiques peuvent être la cause d vulvodynie, tel le lichen scléreux vulvaire.

Les vulvodynies demeurent malheureusement parfois inexpliquées quand elles ne sont pas liées à une affection (mycose, MST, IST...), tenant la médecine traditionnelle en échec. Le discours médical ressemble alors à cela : « Il n'y a rien, rien qui explique vos douleurs. Tout va bien physiquement. » Est-ce pour cela qu'on sous-entendant que ces douleurs seraient « dans la tête » ? Pourtant, la douleur, même lorsqu'elle est d'origine psychosomatique, n'est pas imaginaire : elle provient bien du système nerveux périphérique (ici vulvaire), qui transmet au cerveau une sensation douloureuse, au lieu d'une simple sensation de pression, par exemple. Et, en pratique, les vulvodynies sont un véritable handicap au quotidien : impossible de supporter un jean, de faire du vélo sans avoir mal. Même un effleurement peut être douloureux.

Alors pourquoi le corps envoie-t-il une information douloureuse si, localement, les tissus ne sont pas lésés ? Pourquoi ce trouble neuropathique, lié à une atteinte des nerfs périphériques, se déclenche-t-il ? Rien... nada... aucune réponse pour le moment ! Il est impossible de mettre en cause et de valider scientifiquement un facteur précis, bien que bon nombre aient été étudiés : impact des mycoses à répétition, de traitements locaux, d'un contraceptif hormonal, d'antécédents de violences physiques, verbales ou sexuelles, corrélation avec d'autres pathologies gynécologiques du type endométriose, impact de l'environnement, du stress, de l'alimentation[57]...

Peut-être ce trouble est-il le reflet de la complexité d'un autre trouble, ayant une origine multifactorielle tout en étant spécifique à chacune ? Si chercher des points communs chez toutes les personnes souffrant de vulvodynie ne fonctionne pas, alors essayons de personnaliser chaque prise en charge.

Ce qui aide à soulager une vulvodynie

La vulvodynie peut être aiguë comme chronique - certaines de mes patientes vivent avec cette douleur depuis plus de quinze ans. La diversité des cas de figure entraîne une prise en charge adaptée, qui variera d'une femme à l'autre.

Les coups de pouce locaux naturels

L'huile d'amande douce est réputée pour être la meilleure amie de la vulve grâce à ses pouvoirs apaisants. L'huile de calendula lui fait bonne concurrence avec ses vertus adoucissantes et calmantes : elle sera idéale pour les peaux rugueuses, ainsi que pour les sensations de brûlure et de tiraillements. Je vous conseille d'utiliser des huiles pures, sans parfum, et biologiques si possible. Néanmoins, vous pouvez les mélanger pour encore plus de superpouvoirs !

Plus l'huile sera utilisée quotidiennement, plus elle sera efficace. Elle peut être appliquée sur les muqueuses.

Les traitements sous prescription

Une vulvodynie peut être prise en charge par le biais :

- d'une crème cicatrisante, notamment en cas de fissures vaginales ;
- d'une crème anesthésiante à base de lidocaïne qui limite les sensations de brûlures pouvant être handicapantes.

57 Maude Cantin-Drouin, Dominique Daman et Daniel Turcotte, « Une recension des écrits concernant la réalité psychoaffective des femmes ayant une vulvodynie : difficultés rencontrées et stratégies développées », *Pain Res Manag.*, 2008.

Les thérapies manuelles à votre service

- La kinésithérapie propose aujourd'hui tout un tas de nouveaux outils pour aider à soulager ces muqueuses hyper-réactives : la Tecarthérapie, les lumières LED[58], la rééducation périnéale avec sonde ou manuelle...
- Par l'approche globale du corps, l'ostéopathie peut repérer des zones de tension, soit directement sur le périnée, par exemple, soit plus en périphérie, qui pourraient avoir un impact sur le siège des souffrances.
- La médecine chinoise et les approches énergétiques peuvent aussi être intéressantes à explorer. Les douleurs sexuelles se trouvent en effet pile à l'emplacement du chakra racine, le premier de nos sept chakras.

La prise en charge psychologique

Elle est à envisager, surtout quand la souffrance dure depuis plusieurs années et qu'elle a tout balayé sur son passage. La thérapie psychologique n'est jamais du luxe, car, rappelons-le, une douleur physique n'est jamais uniquement physique ; c'est le cerveau qui traduit ainsi le message périphérique qu'il reçoit. D'autre part, la souffrance est alimentée par tout ce qu'on vit et qu'on intériorise. La thérapie peut s'effectuer avec un·e psychologue, un·e sexologue, un·e sexothérapeute...

Sites à consulter

- mapatho.com : le site recense des professionnel·le·s recommandées directement par les patient·e·s ;
- lesclesdevenus.org : le site aborde le sujet des douleurs vulvaires et propose un annuaire national de professionnel.le.s compétent·e·s ;
- mavestibulodynieetmoi.com : le blog de Lou, créatrice du compte Instagram @corpsjetecoute.

58 Albert Ohayon, « Les soins LED en gynécologie : un espoir ».

VULVAE, L'APPLICATION QUI RÉVOLUTIONNE LA PRISE EN CHARGE DES VULVODYNIES

Vulvae est une application qui fonctionne comme un carnet de santé. Elle est dédiée à la santé de la vulve et à l'accompagnement au soin des douleurs vulvaires. Les utilisatrices peuvent y noter leurs douleurs chaque jour et voir leur évolution dans le temps. Elles peuvent aussi suivre l'ensemble des facteurs qui peuvent influencer les douleurs (mode de vie, habitudes, sexualité, traitements, etc.), afin de faciliter la démarche de diagnostic, d'observer des corrélations entre douleurs et facteurs et d'améliorer l'efficacité du parcours de soins.

Les dyspareunies

Les dyspareunies sont définies comme des douleurs provoquées par la pénétration vaginale, qu'elle soit sexuelle ou non. Il existe un large spectre de dyspareunies : primaire, secondaire, superficielle, profonde, d'intromission… Reprenons-les une par une.

Primaire ou secondaire ?

La dyspareunie primaire survient dès la toute première tentative de pénétration. Elle est souvent découverte à l'adolescence, lors de l'arrivée des règles et d'un premier essai de pose de tampon.

La dyspareunie secondaire, elle, se produit alors que les pénétrations vaginales antérieures n'étaient pas douloureuses. Elle apparaît à la suite d'un événement déclencheur : voilà pourquoi on la dit « secondaire ». Celui-ci peut être physique (mycose, IST, vaginite, accouchement par voie basse, épisiotomie) ou de nature traumatique tant sur le plan physique que psychologique, comme des antécédents de violences sexuelles.

En réalité, les dyspareunies primaires sont souvent déclenchées par une raison, même si la personne était vierge de toute pénétration auparavant. Cela peut arriver aux femmes qui ont subi des violences sexuelles dans l'enfance.

Où ?

La dyspareunie superficielle, appelée aussi dyspareunie d'intromission, s'exprime au niveau de l'orifice vaginal. La douleur ressentie peut être décrite de plusieurs manières, mais on retrouve en général les termes de brûlures, de tiraillements, l'impression de déchirure.

Elle est parfois provoquée par :

- une affection, comme une mycose, une IST, un eczéma...
- un manque de lubrification ;
- une tension trop forte des muscles du périnée qui encercle l'orifice vaginal.

Il arrive que la muqueuse se déchire réellement et crée une fissure au niveau de l'orifice vaginal.

Dans le cas de la dyspareunie profonde, celle-ci se ressent plutôt au fond du vagin, au contact du col de l'utérus. Ce contact peut se révéler extrêmement douloureux, notamment lorsqu'on souffre d'une pathologie gynécologique comme l'endométriose. En effet, les lésions que provoque cette maladie ont tendance à figer l'utérus, l'empêchant de suivre le mouvement lors d'une pénétration sexuelle. Attention, une dyspareunie profonde n'est pas forcément synonyme d'endométriose ! Elle peut être liée à d'autres maladies gynécologiques, ou n'avoir aucune origine pathologique.

Qu'elles soient d'intromission ou profondes, les dyspareunies sont soit récurrentes (elles se produisent à chaque pénétration), soit situationnelles (elles ne sont pas toujours présentes). Dans ce cas, il est intéressant d'essayer de repérer les facteurs qui la déclenchent afin de les éviter. Ce peut être :

- certaines positions, plus propices que d'autres à l'éveil d'une douleur. D'après le témoignage de mes patientes, la position de la levrette provoque souvent des douleurs. Certaines ont trouvé des astuces en variant les angles ou en mettant un coussin sous leur ventre ;
- le stress et la fatigue, qui font varier notre tension générale et favorisent (ou diminuent) les dyspareunies ;
- le cycle menstruel avec ses variations hormonales qui influent sur la lubrification vaginale ;
- un contraceptif hormonal. En ayant pour effet secondaire la baisse de la libido et une diminution des sécrétions vaginales, la pilule, l'implant et le stérilet hormonal provoquent parfois des dyspareunies.

Que faire quand on souffre de dyspareunie ?

Tout d'abord, il faut commencer par en parler. Le mieux est de s'adresser à un médecin, car il éliminera toute pathologie pouvant avoir comme symptôme la douleur. Certes, nous l'avons vu, il arrive que le corps médical ne prenne malheureusement pas bien en compte les dyspareunies. Bon nombre de femmes rapportent ainsi des réponses toutes faites comme : « Détendez-vous et ça va aller. » ou encore « Buvez un coup et ça passera ! »... Ma solution ? Trouver un·e professionnel·le de santé en qui vous avez confiance, avec qui vous vous sentez à l'aise. Demandez autour de vous, soyez critique et exigeant·e. Selon moi, vous pouvez vous fier à l'annuaire des professionnel·les compétents dans la prise en charge des troubles de la vulve établis par l'association Les Clés de Vénus (www.clesdevenus.org) ou par MaPatho (mapatho.com).

Outre l'impact évident que les dyspareunies ont sur la vie intime, ces douleurs peuvent également être la cause d'un isolement social. On craint de faire de nouvelles rencontres, de devoir en parler, d'effrayer l'autre et de le faire fuir...

Manon l'ostéo

Une tension élevée des muscles du périnée ? Je vous conseille de masser le périnée de temps en temps via l'orifice vaginal avec une huile végétale comme l'huile d'onagre qui a la propriété de rendre sa souplesse aux tissus. Pendant la pénétration vaginale, vous pouvez aussi utiliser votre respiration abdominale. Pourquoi ? Le diaphragme, le muscle qui gère la respiration, travaille en équipe avec le périnée : à l'inspiration, tous deux descendent, à l'expiration, ils remontent. Mais quand on respire avec notre thorax, notre diaphragme travaille à demi-amplitude, le périnée n'est pas stimulé et reste tétanisé. Respirer avec son ventre, en prenant le temps de faire de longues inspirations et expirations en soufflant par la bouche (lèvres légèrement entrouvertes, comme si vous vouliez faire de la buée), permet de mobiliser l'amplitude totale de votre diaphragme et, de ce fait, de stimuler le périnée en provoquant sa décontraction.

Enfin, rappelez-vous qu'il ne faut jamais vous forcer. Aller contre votre absence d'envie, c'est la meilleure manière de vous faire mal ou d'entretenir le cercle vicieux de la douleur, qui peut conduire à un verrouillage de la sphère sexuelle...

Après avoir éliminé une pathologie ou l'avoir traitée, si la douleur persiste, cherchez à savoir ce qui la déclenche : est-ce un manque de désir, de lubrification ? Dans ce cas, essayez de prendre le temps de faire monter le désir, ne vous précipitez pas sur la pénétration, utilisez un lubrifiant si le désir est présent mais pas la lubrification.

Les thérapies qui peuvent vous aider

Plusieurs approches sont intéressantes dans la prise en charge des dyspareunies :

- Le travail régulier du périnée par le biais de la kinésithérapie ou d'une sage-femme permet d'améliorer son contrôle et sa relaxation.
- L'ostéopathie optimise ce travail, abordant l'ensemble des tensions qui impactent le périnée, dont certaines zones de verrouillage comme le diaphragme et les mâchoires.
- La réflexologie et la médecine chinoise.
- La sexologie.

Le vaginisme

À force d'en parler avec mes amies et mes patientes, certaines d'entre elles m'ont confié qu'elles pensaient avoir déjà vécu un épisode de « vaginisme » sans savoir ce que c'était. À l'époque, elles n'avaient pas réussi à mettre des mots sur ce qu'il leur arrivait. Et ces mêmes femmes ont souvent réussi à sortir de cette souffrance par leurs propres moyens, sans en parler à leur médecin.

Qu'est-ce que c'est ?

Commençons par souligner que le vaginisme est un trouble, non une maladie ! On ne le soigne pas avec des médicaments, ni par une opération, il n'est pas à vie. On guérit de ce trouble, parfois en autonomie, mais souvent accompagnée de professionnels de santé.

Le vaginisme se définit par des contractions involontaires du périnée au moment de la pénétration vaginale, peu importe ce qui essaie de s'introduire : tampon, spéculum, doigts, sexe… Ces contractions entraînent de fortes douleurs, des sensations de brûlure, la contraction d'autres muscles (jambes, dos)…

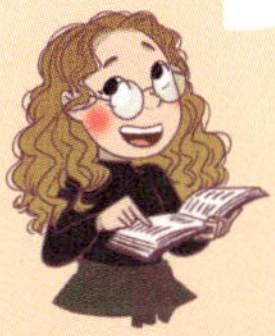

Manon l'ostéo

Le vaginisme vu par mes patientes

Mes patientes me parlent souvent d'une impression de mur dressé, de quelque chose de complètement fermé, d'impossible à passer. Elles me disent aussi qu'elles sentent cette contraction survenir au moment où « l'objet » se rapproche, comme si le vagin anticipait son arrivée et se fermait en avance.

Pour leur décrire le vaginisme et mieux leur faire comprendre la fonction du périnée, je leur présente un bassin anatomique sur lequel je pointe le plan superficiel du périnée en leur précisant qu'il a pour rôle d'assurer la continence urinaire et fécale grâce à ses fibres musculaires en forme de 8. Dans le cadre du vaginisme, cette fonction de retenue du périnée entraîne aussi une sorte de continence vaginale.

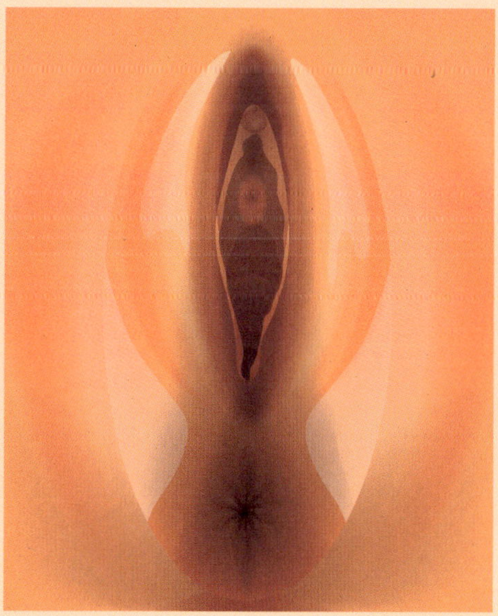

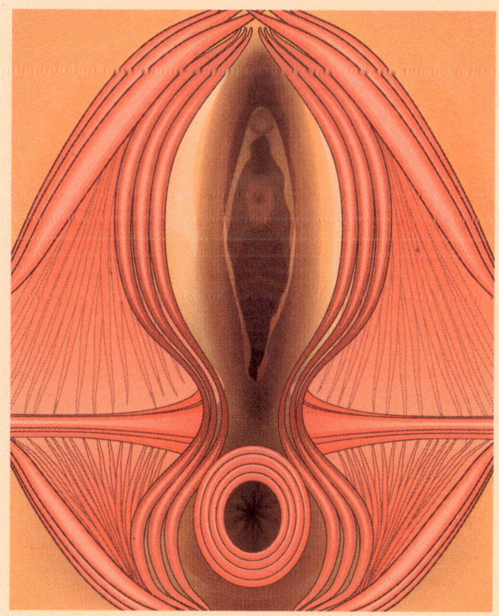

Primaire ou secondaire ?

Comme dans le cas de la dyspareunie, le vaginisme primaire est présent depuis toujours, mais ce n'est souvent qu'à l'adolescence qu'on le découvre, lorsqu'on essaie de mettre un tampon pour la première fois de sa vie - d'ailleurs, sans y parvenir ! On peut le constater également lors de « sa première fois » alors qu'un verrou, un mur impossible à franchir bloquent le passage ou encore lors de sa nuit de noces, quand celle-ci représente « la consommation du mariage ».

Le vaginisme secondaire, lui, survient après un événement ; il porte en lui la marque d'un traumatisme. Alors qu'on avait connu des pénétrations vaginales, d'un coup, plus rien ne passe.

Les récits de vie de mes patientes souffrant de vaginisme me font dire que le vaginisme primaire a toujours une origine, un ou plusieurs événements qui ont fait le nid du vaginisme.

En outre, il peut être constamment présent ou situationnel, ne se manifestant que dans certaines circonstances. Ainsi une femme pourra-t-elle introduire un doigt dans son vagin, mais ne supportera pas un spéculum.

Les facteurs du vaginisme

De nombreuses causes peuvent être à l'origine d'un vaginisme... Pourquoi ? Tout simplement parce que chaque femme est unique, faisant face à sa manière aux épreuves de la vie. Cependant, on retrouve quelques facteurs communs que j'ai relevés suite aux confidences de mes patientes.

Le manque d'éducation sexuelle à l'adolescence

Cette absence d'évocation de la sexualité dans le cadre familial, que ce soit avec ses parents ou ses frères et sœurs, naît d'un tabou. Celui-ci peut parfois entraîner du dégoût pour cette partie de son corps qu'est la vulve, comme si elle ne nous appartenait pas. On ne veut ni la toucher, ni la regarder, ni l'explorer...

Les violences sexuelles et le viol

Juridiquement, les deux ne sont pas considérés sur le même plan : le viol entre dans la case des crimes, alors que les violences sont des délits. Ce qui les différencie aux yeux de la justice, c'est la pénétration. Pourtant, les violences sexuelles sont tout aussi graves que les viols. Dans tous les cas, il s'agit d'un choc à la fois physique et psychologique.

En donnant accès (ou non) à notre vagin, le périnée est le verrou de cette zone. Pas besoin d'avoir recours au symbolisme : lorsque la vulve a été physiquement traumatisée, on comprend bien pourquoi certaines femmes voient se dresser un mur vaginal. Au-delà de la sexualité, les violences sexuelles peuvent avoir des conséquences sur le comportement, le quotidien des victimes. Si elles sont somatisées (intériorisées), elles forment de véritables bombes à retardement.

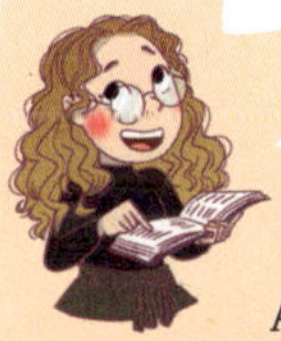

Manon l'ostéo

Agir face aux violences sexuelles

Vous êtes victime ou avez été victime de violences sexuelles ? Vous connaissez des victimes ? Ne restez pas seul·e, ne les laissez pas seul·e !

- Le 39 19 est le numéro de la plateforme d'écoute des victimes de violences conjugales, sexistes et sexuelles. Gratuit et anonyme, il est accessible 24 heures sur 24 et 7 jours sur 7 depuis le 30 août 2021.
- Si le danger est immédiat, appelez la police (17) ou les pompiers (18).
- Le site du gouvernement Arrêtons les violences (https://arretonslesviolences.gouv.fr) rassemble toutes les informations essentielles, allant du signalement de violences pour les sourd·e·s malentendant·e·s juqu'aux associations d'aide aux victimes se trouvant près de chez soi.
- Je vous recommande la lecture du *Livre noir des violences sexuelles* du Dr Muriel Salmona (éditions Dunod), psychiatre et psychothérapeute, chercheuse et formatrice en psychotraumatologie et en victimologie.

Au cours d'une année[59], le nombre de femmes âgées de 18 à 75 ans victimes de viol et/ou de tentative de viol est estimé, en moyenne, à 94 000. Il ne s'agit là que d'une estimation minimale, car beaucoup de personnes ayant subi un viol ou une tentative de viol n'ose pas porter plainte ou en parler. Dans 91 % des cas, ces agressions ont été perpétrées par une personne connue de la victime. Dans 47 % des cas, c'est le conjoint ou l'ex-conjoint qui est l'auteur des faits. Suite aux viols ou tentatives de viol qu'elles ont subis, seules 12 % des victimes ont porté plainte (qu'elles aient ensuite maintenu ou retiré cette plainte).

Que ce soit des violences physiques, verbales, psychologiques ou sexuelles, nous sommes toutes concernées, directement ou non.

Parmi ma patientèle, un certain nombre de femmes ont été victimes de violences. Elles viennent d'ailleurs souvent me consulter pour des troubles de la sphère gynécologique. Faut-il y voir une relation de cause à effet ? Bon nombre d'entre elles connaissent des perturbations, qui peuvent aller jusqu'à la pathologie gynécologique, comme l'endométriose.

Le cercle vicieux de la douleur

Notre cerveau, cette tour de contrôle centrale, analyse tous les messages provenant de nos récepteurs sensoriels : quelle sensation est-ce ? Est-elle agréable ou non ? Ai-je envie de la ressentir de nouveau ? Comme souvent face à une douleur, on fait en sorte d'éviter de l'éprouver à nouveau (sauf quand elle est volontairement recherchée). Au niveau vaginal, le meilleur moyen pour le corps d'esquiver cette douleur, c'est de provoquer de fortes contractions du périnée. Mais, en général, on essaie quand même de passer outre cette barrière de protection. Sauf que, en forçant le passage, on éprouve une nouvelle fois de fortes douleurs... Se met alors en place un cercle vicieux qui fonctionne ainsi :

1. Ressenti douloureux.
2. Enregistrement de cette sensation douloureuse.
3. Appréhension de la douleur.
4. Contraction générale par peur et appréhension.
5. Douleur.
6. Pénétration impossible.

Le vaginisme, ce n'est pas que dans la tête !

59 *Enquête Virage (Violence et rapports de genre)*, INED, 2016.

L'entrée dans ce cercle vicieux ne se fait pas forcément par la douleur ; il arrive que la simple appréhension, l'anticipation de la possible douleur suffisent. Je retrouve souvent cette notion de « peur de la douleur » chez mes patientes souffrant de vaginisme. Une angoisse qui s'étend à d'autres domaines de leur vie : elles peuvent ainsi craindre d'avoir mal en faisant du sport, lors d'un piercing ou d'un tatouage...

Mais encore ?

Bien d'autres facteurs encore peuvent entraîner un vaginisme : l'arrivée de la ménopause, la prise de contraceptifs hormonaux, un accouchement par voie basse avec atteinte du périnée, des violences obstétricales gynécologiques (VOG)...

L'ANISME

Encore moins connu que le vaginisme, l'anisme - que l'on peut définir comme un vaginisme de l'anus - est tout aussi pesant. Il se caractérise par l'incapacité à relâcher le sphincter de l'anus au cours de la défécation, entraînant un phénomène de constipation chronique... mais pas seulement ! Il peut également constituer un obstacle à certaines pratiques sexuelles.

Outre les antécédents d'abus sexuel - qui semblent en être la cause la plus fréquente -, l'anisme a aussi pour origines une atteinte neurologique (SEP, maladie de Parkinson), des anomalies locales du sphinter, des douleurs périnéales « inexpliquées »...

Comment se soigner du vaginisme ?

Le vaginisme se soigne parfaitement bien. Étant donné ses origines souvent multifactorielles, aussi bien physiques (contraction du périnée, antécédents de violences) que psychologiques (appréhension de la douleur, méconnaissance de son corps, antécédents de violences), le meilleur traitement est une approche globale et pluridisciplinaire. Voilà pourquoi je conseille vivement de se faire accompagner par un·e ou plusieurs professionnel·les de santé ! Il est préférable de faire à la fois un travail physique sur le périnée avec une sage-femme ou un·e kinésithérapeute et un suivi psychologique chez un·e psychologue, un·e sexologue, etc.

D'autres médecines douces peuvent également vous aider, telles l'ostéopathie, l'acupuncture, l'hypnose ou encore la sophrologie.

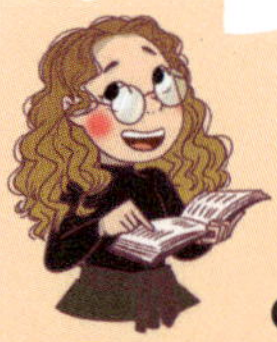

Manon l'ostéo

Ostéopathie et vaginisme : comment ça marche ?

Dans le cadre d'un vaginisme, on retrouve souvent le phénomène du périnée hypertonique (voir la partie consacrée au sport, p. 242), ainsi qu'une asymétrie de tonus entre le périnée droit et le périnée gauche. Cette hypertonie périnéale est fréquemment accompagnée de contractures musculaires des adducteurs, ces muscles qui fonctionnent comme les portes d'entrée du petit bassin et nous permettent de serrer ou de desserrer nos jambes. S'ils se contractent, nos jambes se referment : on ferme alors l'accès à notre intime. Le message est clair !

Autres muscles en jeu : les abdominaux. Ils peuvent être tellement contractés qu'ils entraînent un mécanisme de poussées automatiques. On voit alors des femmes expulser involontairement tout objet (par exemple, les dilatateurs) qui essaie de pénétrer leur vagin.

On ne peut également dissocier le périnée du diaphragme, ce muscle qui nous permet de respirer, ni négliger les mâchoires. Si, si, je vous assure : le périnée hypertonique est souvent copain avec nos mâchoires serrées.

Bref, tous ces verrous physiques en lien avec le vaginisme peuvent être travaillés en ostéopathie par le biais de techniques manuelles douces et par voie externe. D'ailleurs, un simple suivi ostéopathique suffit parfois, surtout quand la patiente arrive à pratiquer des exercices en autonomie chez elle !

Les points communs

Ils sont les portes d'entrée d'orifices :

- Pour la mâchoire, c'est l'entrée de l'orifice buccal.
- Pour le périnée : notre vagin, notre urètre et notre anus.

Les muscles du PLANCHER buccal ressemblent étonnant aux muscles du PLANCHER pelvien.

Qui dit porte d'entrée d'orifices dit porte d'entrée de notre corps, de notre intimité... Car oui, il existe aussi un lien symbolique entre notre mâchoire et notre périnée : ce sont des verrous.

Je vous conseille de prendre conscience, dans la journée, de la tension de votre mâchoire. Si elle est serrée (que les molaires se touchent et que la langue est reculée et plaquée vers le bas au repos), alors desserrez-la et placez la langue contre les incisives, et profitez-en pour relâcher le périnée aussi. Les deux s'influencent mutuellement et, pour vous le prouver, rien de mieux qu'une mise en pratique.

Serrez fort vos dents... Déserrez... et essayez de sentir ce qui se passe entre vos jambes, au niveau de votre périnée. Recommencez plusieurs fois, c'est une sensation subtile ! Vous pouvez aussi essayer dans le sens inverse, contractez votre périnée et ressentez la légère tension qui s'active au niveau des mâchoires.

On reste seul·e, car on ne se sent pas capable de parler de son trouble et l'on craint de faire fuir l'autre. Mais le poids de cette solitude involontaire ne fait que nourrir le manque de confiance et la sensation de culpabilité.

Face aux douleurs, quand consulter ?

Vivre avec une dyspareunie ou du vaginisme peut être extrêmement pesant et déstabilisant. Le combo douleur, peur et honte ouvre une brèche dans la confiance en soi et l'estime de soi. On a tendance à se dévaloriser, à se trouver « anormale », « pas comme les autres », à se réfugier dans la solitude, qui peut engendrer un isolement social et affectif.

Donc, si vous pensez souffrir de dyspareunies, de vaginisme ou de toute autre douleur vulvo-vaginale, je vous invite à consulter. Et si vous avez déjà consulté des praticien·ne·s sans qu'ils entendent votre plainte, toquez à une autre porte ! Ne désespérez pas : je le répète, les dyspareunies comme le vaginisme se soulagent.

Mon conseil : consultez !

Plusieurs sites référencent des professionnel·le·s compétents en matière de prise en charge des troubles de la sexualité :

- Les Clés de Vénus (www.lesclesdevenus.org). Outre son annuaire national, dans lequel les pros peuvent s'inscrire eux-mêmes ou être recommandés par des patientes, ce super site délivre plein d'informations sur les dyspareunies, le vaginisme, les vulvodynies...

- ✱ Mapatho (www.mapatho.com) : ce site liste des professionnel.les de santé en se fondant uniquement sur le retour des patientes. Vous pouvez d'ailleurs le faire afin de référencer un·e soignant·e qui vous a aidée dans votre parcours de soins. À noter que ce n'est pas parce qu'une personne est satisfaite d'un.e professionnel.les de santé que vous allez l'être aussi. Il faut tester et se sentir à l'aise, faire confiance à la personne qui va devenir votre interlocuteur.rice sur ces questions très intimes.

Si votre trouble sexuel ne vous handicape pas, car vous n'êtes pas adepte de la pénétration vaginale et qu'avec votre partenaire vous expérimentez votre propre sexualité, non pénétrative tout en vous sentant bien, alors vous n'avez pas forcément besoin de consulter. Une démarche de soins comme celle-ci doit s'effectuer uniquement si vous en avez envie. C'est un choix personnel, qui ne doit en aucun cas répondre à la pression de vos proches qui pourraient oser vous dire : « Mais tu penses à ton partenaire ? Si tu ne le combles pas [c'est-à-dire s'il ne te pénètre pas], il finira par aller voir ailleurs ! »

Il en est de même si votre partenaire est très attaché à la pénétration et vous non. S'il vous met la pression, vous intimant de guérir au risque de le voir partir, s'il n'est pas accompagnant dans vos démarches, voire s'il s'en désintéresse (« Ce sont tes histoires »), n'entreprenez pas un tel parcours de soins juste pour lui faire plaisir. Et posez-vous la question de la dynamique de votre couple. Ce n'est pas une attitude respectueuse et il faut peut-être interrompre cette relation.

La pression de votre partenaire et son manque de bienveillance ne peuvent être que destructeurs, surtout si vous avez du mal à avancer.

Les maladies sexuellement transmissibles

Dans le genre tabou, on ne fait pas mieux ! Alors, levons le voile sans plus tarder sur les maladies sexuellement transmissibles (MST), sujet ô combien important pour vivre une sexualité épanouie et sans risques !

Comment se fait la transmission ?

Plusieurs voies de transmission sont possibles :

- de sexe à sexe ;
- de bouche à sexe : lorsqu'on fait ou reçoit une fellation ou un cunilingus, par exemple ;
- de sexe à anus ;
- de bouche à anus, dans le cas de l'anulingus.

Comment s'en prévenir ?

La meilleure prévention reste les préservatifs féminin et masculin. On ne le répétera jamais assez : mettre un préservatif peut certes réduire les sensations mais vous protège surtout d'une possible MST. Le plaisir peut-il vraiment prendre le dessus sur votre santé ? *Really ?*

L'usage du préservatif est d'autant plus important quand on a plusieurs partenaires. Si vous avez un·e partenair·e fixe, vous pouvez évoquer ensemble l'idée de vous passer de préservatif à condition d'avoir, au préalable, fait les tests biologiques nécessaires pour vous assurer de ne pas être porteur·se.

Les IST

La cystite

Cette infection se transmet souvent lors d'un rapport sexuel par l'action mécanique du va-et-vient, propice au rapprochement d'une bactérie intestinale, *Escherichia coli*, présente au niveau de l'anus vers le système gynéco-urinaire.

Les femmes sont plus fréquemment touchées par les infections urinaires que les hommes pour une raison anatomique. Le conduit entre la vessie et l'orifice de sortie est cinq fois plus court : 3 cm chez la femme contre 15 chez l'homme. La bactérie a donc beaucoup moins de chemin à faire pour atteindre la vessie et s'y installer.

Mais pourquoi certaines femmes y sont-elles plus sujettes que d'autres ? Plusieurs hypothèses sont possibles. La flore vulvaire est affaiblie (les causes peuvent être environnementales, alimentaires, liées au stress, à l'hygiène, à un traitement...) et n'arrive pas à équilibrer la présence de la bactérie responsable de la cystite. Cette infection urinaire peut aussi être le symptôme d'une MST. C'est pourquoi il est important de réaliser une analyse d'urine avant de commencer un traitement.

Les symptômes de la cystite sont :

- une sensation de brûlure en urinant ;
- une envie fréquente d'uriner alors que seules quelques gouttes sortent ;
- une sensation de pesanteur dans le bas-ventre ;
- la modification de l'odeur et de l'aspect de l'urine, avec parfois la présence de sang.

Le traitement consiste en une antibiothérapie pour éliminer la bactérie responsable de cette infection urinaire. Sauf que l'action des antibiotiques n'étant pas ciblée, ils affaiblissent aussi la flore bactérienne protectrice, ce qui peut occasionner des rechutes avec des épisodes de cystites récidivantes. Après ou même pendant un traitement antibiotique, n'hésitez pas à vous complémenter en probiotiques, directement dans votre alimentation (yaourts et légumes fermenté, fromages non pasteurisés, kéfir...) ou sous forme de gélules. Pensez également à la canneberge (ou *cranberry*) : les vertus de cette baie sont reconnues en cas de cystite. N'hésitez pas à en demander à votre pharmacienne ! Attention à ne pas laisser traîner une cycstite : elles peuvent se compliquer très rapidement et remonter dans les reins (pyélonéphrite) pour se transformer en urgence médicale.

La cystite interstitielle

Cause d'errance thérapeutique, la cystite interstitielle présente les symptômes d'une cystite mais, à l'examen des urines, on ne trouve pas trace d'infection. Handicapante, elle entraîne des symptômes tel que : l'envie fréquente d'uriner (pollakurie), des douleurs pelviennes et parfois des difficultés à uriner, ce qui la différencie de l'infection urinaire, c'est sa chronicité. L'examen qui permet de la mettre en évidence est la cystoscopie : sous anesthésie, on insère une petite caméra dans la vessie pour voir l'état macroscopique de la paroi vésicale. Parfois, des lésions sont visibles, parfois non. Les traitements proposés sont chirurgicaux quand il y a présence de lésions, sinon un accompagnement pluridisciplinaire médical et paramédical est fortement conseillé : diminuer la douleur via des antalgiques, la rééducation périnéale, des règles hygiéno-diététiques, d'acupuncture et l'ostéopathie peuvent aider à diminuer les symptômes du syndrome de la vessie douloureuse. Au vu de son lien avec des antécédents de violence que la patiente aurait subis, il peut être pertinent de s'orienter aussi vers une prise en charge psychologique.

La bartholinite et la skenite

Ces deux infections touchent les glandes présentent au niveau de la vulve.

La bartholinite est une infection des glandes de Bartholin, situées de part et d'autre de l'entrée du vagin. Elles jouent un rôle dans la lubrification en produisant de la cyprine au moment de l'excitation. Elles peuvent s'infecter si un germe ou une bactérie venant du vagin s'introduit dans le canal de la glande. Il arrive également que la cyprine ne s'écoule pas correctement quand le canal de la glande est partiellement ou complètement obstrué, créant un kyste qui peut s'infecter.

Les symptômes d'une bartholinite se manifestent par un gonflement de la vulve du côté infecté, une rougeur parfois accompagnée d'un écoulement de pus, des douleurs, de la fièvre[60]. Évidemment, il est important de consulter pour traiter l'infection rapidement.

Les glandes de Skene sont de petites glandes situées de part et d'autre de l'urètre ; elles sont aussi connues sous le nom de prostate féminine. Elles jouent un rôle dans l'éjaculat que peuvent avoir les femmes au moment de l'orgasme. Comme pour la bartholinite, dans le cas de la skenite, l'envahissement de germes ou de bactéries peut créer une infection. Parfois, un kyste se développe : on sent alors une petite boule proche de l'urètre.

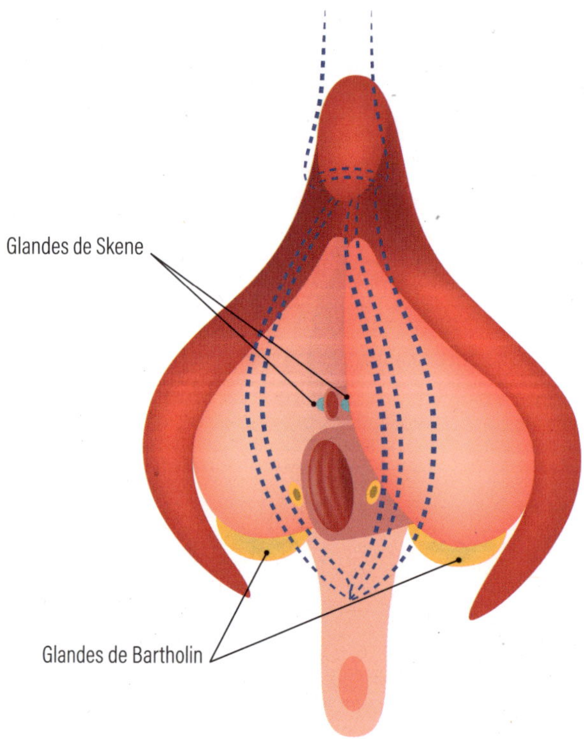

60Site Périnée Bien-Aimé, « La bartholinite ».

L'herpès génital

Le problème avec certaines MST, c'est que les symptômes sont parfois comme endormis, notamment durant la période d'incubation en cas d'infection virale, ou paraissent anodins (rougeur, démangeaisons...). Toutefois, il reste des symptômes évocateurs.

En ce qui concerne l'herpès génital, bien que bénigne, cette infection demeure très douloureuse lors de la primo-infection où apparaissent de multiples lésions ulcérées, comme des boutons coupés à vif. Impossible de les louper ! Le traitement consiste à appliquer localement une crème.

La transmission de l'herpès génital s'effectue lorsqu'il y a une éruption, lors de la première infection et à chaque récidive. En dehors de ces moments de « crise », on est porteur·euse du virus sans être contagieux·se.

Les papillomavirus (HPV)

Dans le cas des HPV (*human papillomavirus*), les condylomes sont évocateurs : ces espèces de crêtes de coq se développent sur les lèvres externes et surtout sur les muqueuses (lèvres internes, orifice vaginal, col de l'utérus et parfois l'anus). Ce symptôme des HPV est fréquent et bénin mais reste très contagieux.

Il existe plus de 100 souches virales de HPV, dont deux souches HPV 16 et HPV 18 qui sont responsables de plus de 50 % des lésions pré-cancéreuses au niveau du col de l'utérus. Le HPV peut s'exprimer à deux endroits : une atteinte externe au niveau de la vulve plutôt symptomatique et une atteinte au col de l'utérus qui à tendance à être silencieuse.

La syphilis

La syphilis est une IST qui développe un chancre, c'est-à-dire une érosion superficielle et indolore présente sur les lèvres de la vulve ou le col de l'utérus. Les mêmes symptômes sont observables sur le prépuce du gland masculin. Bénigne au début, elle se traite parfaitement bien par antibiothérapie, mais, si elle est négligée ou passe inaperçue, elle devient très grave, touchant d'autres organes, notamment le cœur et le cerveau.

La chlamydiose

La chlamydiose, infection à *chlamydiæ trachomatis*, est une MST dont les symptômes ne sont pas très évocateurs, ce qui rend son diagnostic plus délicat. On peut observer des saignements en dehors des règles, des pertes plus abondantes, des brûlures quand on urine, des douleurs pelviennes, mais ces symptômes ne sont pas toujours présents alors qu'on peut être hypercontagieuse. Chez les hommes, les symptômes sont plus visibles ; c'est d'ailleurs par ce biais-là qu'on peut découvrir une chlamydiose chez la femme.

La chlamydiose se traite par antibiothérapie. Dans certains cas, si elle n'est pas repérée rapidement, elle peut remonter dans l'utérus et les trompes, causant parfois la stérilité.

La gonococcie

Également appelée blennorragie gonococcique ou gonorrhée, c'est une MST bactérienne qui provoque l'apparition de pertes jaunes et des brûlures lorsqu'on urine, d'où son surnom de « chaude-pisse » ! Elle est très symptomatique chez l'homme, moins chez la femme. Elle se soigne très bien par antiobiothérapie. Toutefois, si elle est négligée, elle peut entraîner des complications cardiaques, articulaires, ophtalmiques et la stérilité.

Le VIH (virus de l'immunodéficience humanine)

Le VIH affaiblit, comme son nom l'indique, le système immunitaire : on ne parle pas tout de suite de sida (syndrome d'immunodéficience acquise). Dans un premier temps, on parle de séropositivité, c'est-à-dire que la personne est porteuse du virus sans être malade. Puis, si elle ne prend pas de traitement, les premiers symptômes de déficience immunitaires apparaîtront.

Ses modes de transmission[61] :

- la voie sexuelle lors de rapports vaginaux, buccaux ou anaux non protégés : c'est cette voie qui entraîne le plus de contamination. Entre janvier 2019 et septembre 2020, les personnes qui ont découvert leur séropositivité étaient : dans 43 % des cas, des hommes ayant des rapports sexuels avec des hommes. Dans 37 % des cas, des personnes nées à l'étranger et ayant eu des rapports hétérosexuels[62]. Il suffit d'une fois pour que la contamination se produise, certaines choses augmentent d'ailleurs le risque de contamination comme avoir une pénétration sexuelle pendant les règles, lorsque la pénétration est violente et crée de microlésions de la muqueuse vaginale, lors d'un premier rapport sexuel avec pénétration...
- la voie sanguine, lorsqu'il y a échange de sang : exemple, se piquer avec une seringue contaminée.
- de la mère à l'enfant pendant la grossesse, l'accouchement et l'allaitement.

En France, grâce au suivi et au traitement antiviral des femmes enceintes séropositives, le taux de transmission du VIH de la mère à l'enfant est d'environ 0,3 %. L'allaitement reste tout de même déconseillé.

Les traitements

Le traitement du VIH ne permet pas d'en guérir, mais de diminuer la charge virale dans le sang. Il s'agit souvent d'une trithérapie d'antirétroviraux à prendre à vie avec une surveillance régulière.

Il existe aussi un traitement à prendre en urgence (dans les 48 heures) après un risque récent de contamination.

61 https://www.sidaction.org/donnees-epidemiologiques-vihsida-france-2019.
62 https://www.sidaction.org/vihsida-quest-ce-que-cest.

Les consultations gynécologiques

Les examens classiques

À SAVOIR

- Les frottis ne sont pas obligatoires avant 25 ans.
- L'examen gynécologique n'est pas obligatoire si vous ne venez pas pour ça.
- Vous avez le droit d'introduire vous-même le spéculum si vous le préférez.
- Vous n'êtes pas obligée d'être complètement nue, vous pouvez garder vos vêtements sur les parties du corps qui ne sont pas examinées.
- Vous pouvez stopper à tout moment un examen : c'est vous la cheffe !

Le frottis permet de récolter les cellules situées au niveau du col l'utérus. Ce que l'on recherche, c'est la présence de cellules précancéreuses ou cancéreuses, dues notamment au papillomavirus. En termes de sensations, ce n'est pas le moment le plus sympa de la consultation mais, heureusement, on ne fait pas de frottis à chaque fois !

Avant 25 ans, il n'a pas à être fait. Pourquoi ? Parce que, même si l'on peut effectivement trouver le HPV chez de très jeunes femmes - ce qui peut être source d'angoisse pour elles -, en réalité, leur super flore vaginale pleine de soldats va se débarrasser du HPV toute seule dans 90 % des cas selon l'OMS. Il n'y aura donc aucune conséquence sur leur santé. Donc, en résumé, il faut effectuer :

- un premier frottis à 25 ans (et pas avant) ;
- un second 1 an plus tard ;
- un frottis tous les 3 ans jusqu'à 30 ans, si les frottis ont été commencés avant les 25 ans ;
- puis un tous les 5 ans entre 30 et 65 ans[63] ;

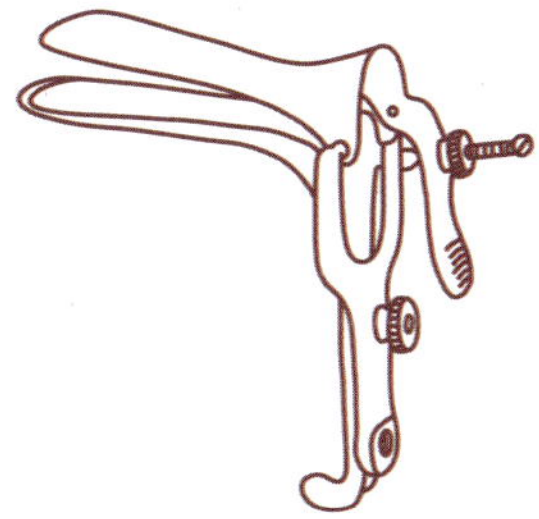

Lors du frottis, on utilise un spéculum afin d'insérer le grand coton-tige qui sert au prélèvement. Le spéculum, c'est l'outil star de la consultation. Il permet aussi d'observer le col de l'utérus et l'intérieur du vagin. Visite cinq étoiles assurée !

Il se décline en deux tailles : la plus petite est utilisée pour les femmes n'ayant jamais eu de pénétration sexuelle d'un quelconque objet ou souffrant de vaginisme ou de dyspareunie, la taille standard est réservée aux autres cas. N'hésitez pas à la demander si cela peut rendre l'examen moins douloureux.

Toute consultation comprend un temps d'échanges avec le/la soignant·e. L'occasion de discuter de contraception, de projet de bébé, de troubles sexuels...

Le toucher vaginal, lui, permet au/à la gynécologue ou sage-femme de sentir le col de l'utérus. Il est majoritairement réalisé lors du suivi de grossesse pour apprécier la qualité et l'ouverture du col, mais peut aussi être pratiqué lors d'une consultation traditionnelle afin d'évaluer la qualité de l'utérus et des ovaires, ou de repérer par exemple un kyste ovarien ou un fibrome. Le diagnostic sera ensuite complété par une échographie pelvienne.

Enfin, la palpation mammaire fait partie de la routine d'examen, elle permet de vérifier que les seins ne contiennent aucune masse suspecte. .

63 Juju la gygy, *Le Guide gynéco joyeux et décomplexé*, « La vie en bulles », Paris, First, 2021.

Stop aux violences obstétricales et gynécologiques (VOG) !

Le sujet des violences obstétricales et gynécologiques (VOG) me tient particulièrement à cœur. Non seulement à cause des tristes scandales qui les ont mises au jour, mais aussi en raison des témoignages de mes patientes. Nombreuses sont celles qui m'ont parlé de leur parcours de soins gynécologiques pas toujours bienveillants.

On ne s'attardera pas sur la liste des phrases bateau et ultra-déstabilisantes qu'on a peut-être toutes entendues dans un cabinet de gynécologie… Au-delà de ces mots coups de poing, dont on est souvent victimes, il y a aussi les actes : des examens réalisés sans gel lubrifiant, sans l'obtention du consentement préalable, effectués avec force et dans la douleur ou entourée d'un tas d'observateurs·rices…

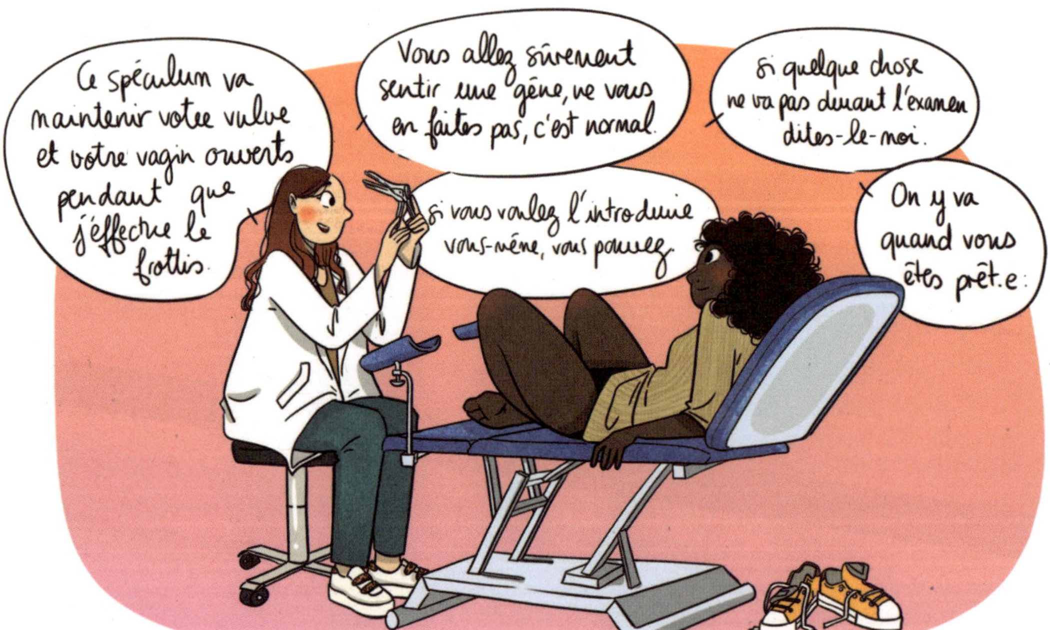
Ce spéculum va maintenir votre vulve et votre vagin ouverts pendant que j'effectue le frottis.
Vous allez sûrement sentir une gêne, ne vous en faites pas, c'est normal.
Si vous voulez l'introduire vous-même, vous pouvez.
Si quelque chose ne va pas durant l'examen dites-le-moi.
On y va quand vous êtes prêt.e :

Loin d'être anodins, ces actes de violences ne font qu'attiser la souffrance de manière supplémentaire. Être face à un·e médecin malveillant·e, insolent·e, irrespectueux·ueuse dans ces gestes n'est pas normal. Il est temps que ça change !

J'invite toutes les victimes de VOG à s'armer de courage pour effectuer un signalement auprès du conseil national de l'Ordre des médecins (www.conseil-national.medecin.fr) ou des ARS (Agences régionales de santé - www.ars.sante.fr) et dénoncer ces professionnel·le·s[64].

LES VOG SUR LES RÉSEAUX SOCIAUX

Le compte Instagram @balancetonuterus publie fréquemment des témoignages de VOG. Vous pouvez aussi vous abonner au compte @stopvog pour suivre les actualités concernant ce sujet.

64 https://solidarites-sante.gouv.fr/soins-et-maladies/signalement-sante-gouv-fr/ou-s-adresser-pour-effectuer-une-reclamation.

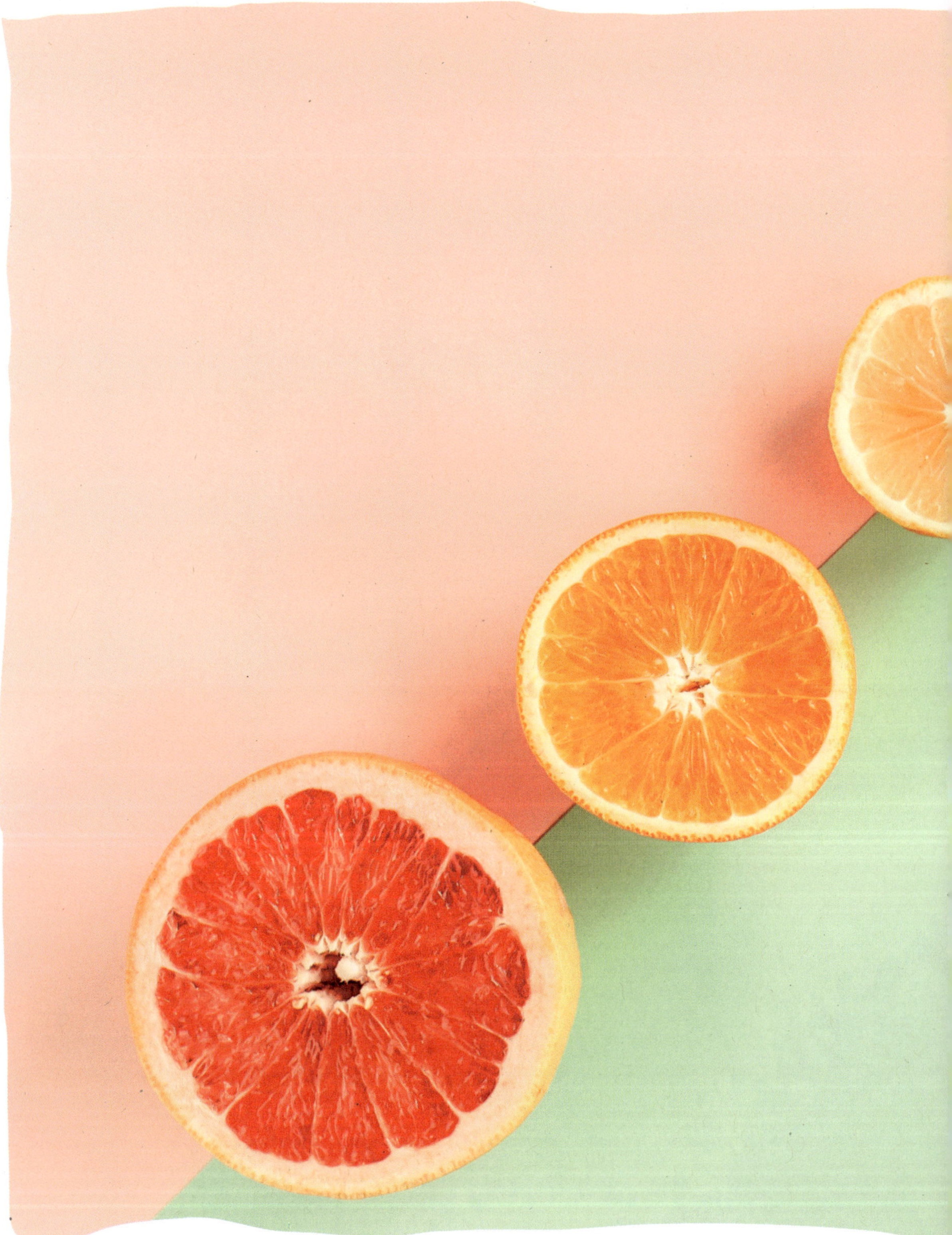

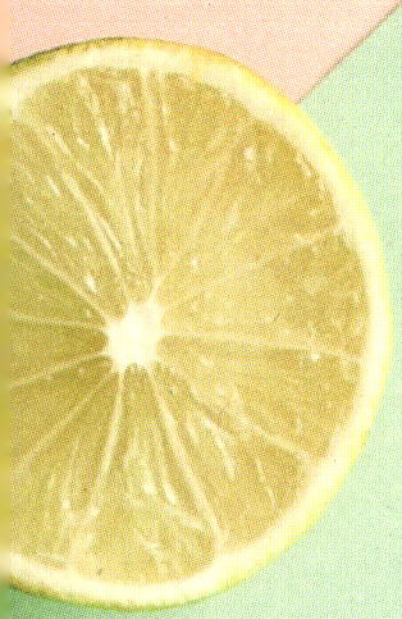

Chapitre 4

SPORT ET ALIMENTATION

La société a dit...

1. ... qu'à tout prix mince tu seras (mais pas trop non plus).
2. ... qu'à être tonique et avoir des muscles tu chercheras (mais pas trop non plus, pour ne pas ressembler à un homme).
3. ... qu'un sport correspondant à ton sexe et à ton âge tu pratiqueras.
4. ... qu'à t'adapter à des canons de beauté tu devras (et que donc des complexes tu développeras).
5. ... que pour maigrir tous les moyens existants tu essayeras (régimes, restrictions, jeûnes, boissons magiques...).
6. ... que ne pas laisser les aléas de la vie marquer ton corps (une grossesse / un accouchement / une opération / une blessure...) tu devras.
7. ... que faire attention à ce que tu manges en permanence tu devras.
8. ... que la cellulite te complexera.
9. ... que prendre soin de toi pour correspondre à des critères de beauté inatteignables tu devras.

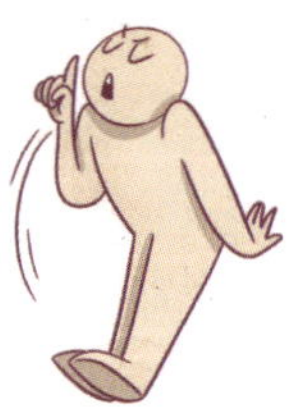

Stop aux préjugés ! En matière d'alimentation et de spor beaucoup d'informations se mélangent et se contredisent. Qu capharnaüm ! On oscille entre injonctions, idées reçues, théorie et pratiques. À la question « comment être en bonne santé au jourd'hui ? », la réponse est souvent : manger sainement et fair du sport. Et si l'on veut savoir ce que c'est que d'être en bonn santé, on comprendra vite que c'est n'être ni trop maigre, ni tro gros·se. Sauf que la santé ne se limite pas au physique, elle es aussi psychologique.

Alors, comment nous sentir bien dans notre corps e notre tête ? En essayant de nous libérer de toutes ces injonction qui pèsent sur nous et nous contraignent à nous plier, une foi encore, à un modèle comportemental, alimentaire et physiqu idéal. Allez, on va essayer de s'y mettre ensemble ! Déconstru sons quelques mythes et injonctions qui cherchent à modeler le physiques féminins et notre alimentation.

Pour commencer, je vous propose qu'on parle physique idéal de corps et formes... Or, quand on parle physique, on n peut pas passer à côté du sujet du ventre, et donc des muscles qu le soutiennent, les abdominaux.

Anatomie musculaire

Les abdos

Des muscles mythiques ! À eux seuls, les abdominaux cristallisent bon nombre des idées reçues de notre société sur le physique, le sport et l'alimentation. Ils sont surtout connus pour leur caractère esthétique, moins pour leur fonction physiologique. Pourtant, savoir à quoi ils servent me semble essentiel pour les travailler correctement, vivre au mieux avec eux et se sentir bien dans son corps. Suivez Manon l'ostéo : c'est parti pour un cours d'anatomie des abdominaux !

Anatomie

On ne peut pas résumer les abdominaux aux « tablettes de chocolat ». En réalité, ils sont constitués de trois couches de muscles superposées les unes aux autres.

Le transverse de l'abdomen

Le transverse de l'abdomen, c'est la couche la plus profonde des abdominaux et aussi la plus méconnue. Ce muscle se fixe, à l'arrière, sur les vertèbres et, latéralement, sur les côtes via une aponévrose (nappe), avant de recouvrir l'abdomen en venant s'attacher, en bas, sur l'os du pubis, juste au-dessus de la vulve, puis au milieu du ventre sur la ligne blanche (une aponévrose commune à tous les abdominaux) et, enfin, en haut, sur le sternum.

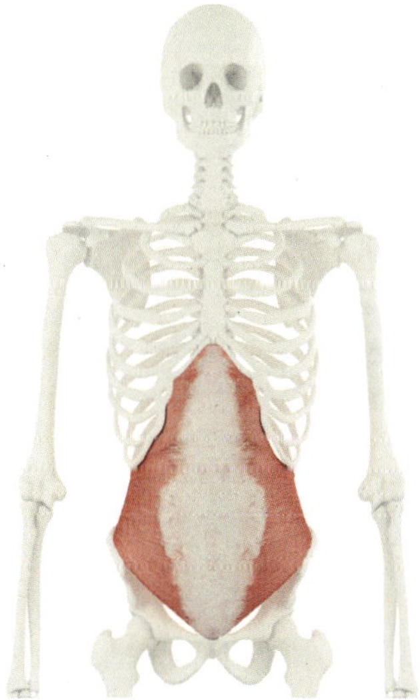

Le transverse de l'abdomen

Un peu comme une gaine, il a pour rôle de plaquer et de maintenir les organes digestifs afin qu'ils restent bien en place. Il assure aussi le maintien antérieur des organes du petit bassin : vessie, utérus et rectum.

C'est sa tonicité qui donne l'aspect « ventre plat ». Lorsqu'il n'est pas assez renforcé, on observe comme une petite colline au niveau du bas-ventre (au-dessus du pubis).

Les obliques

La deuxième couche qui constitue les abdominaux, ce sont les obliques. Au nombre de quatre - deux grands et deux petits pour tout le monde -, ils s'étendent des iliaques, en bas, aux côtes, en haut, en passant par l'aponévrose commune des abdominaux, la ligne blanche.

Si le transverse de l'abdomen était une gaine, les obliques, eux, sont un corset, celui qui se resserre avec des lacets à l'avant. Leur action ? Permettre la torsion du buste. Si l'on tourne les épaules vers la droite en gardant le bassin fixe, on contracte le grand oblique droit et le petit oblique gauche. Si l'on tourne le bassin vers la droite en gardant les épaules fixes, on contracte le petit oblique droit et le grand oblique gauche. La contraction des obliques par un mouvement de torsion ressemble un peu à un torchon qu'on essore.

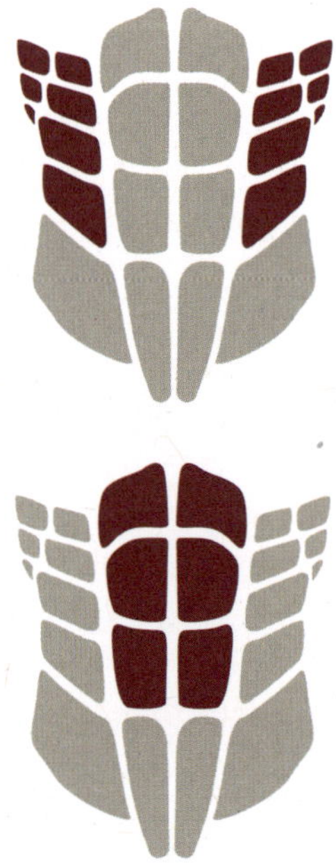

Muscles obliques et grand droit de l'abdomen

Le grand droit de l'abdomen, alias les « tablettes de chocolat »

C'est la partie la plus connus des abdominaux, la plus superficielle aussi. Elle se compose de deux grands droits, chacun situé d'un côté de la ligne blanche. Ils s'accrochent, en haut, sur les côtes et le sternum et, en bas, sur le pubis.

Après avoir mis notre gaine et notre corset, il est temps d'enfiler nos bretelles ! Les grands droits représentent la partie avant des bretelles qui viennent se fixer sur le pantalon (le pubis). Dans cette métaphore vestimentaire, la partie arrière des bretelles serait incarnée par les muscles rachidiens, notamment les muscles lombaires.

Les grands droits ont plusieurs fonctions, dont la plus connue est la flexion du buste. D'ailleurs, c'est comme cela que beaucoup de personnes les travaillent, rapprochant le torse des jambes avec des exercices de type *crunchs*.

Les abdominaux interviennent lors de l'expiration. Ils se contractent surtout pendant un effort ou lorsqu'on expire la totalité de l'air de nos poumons.

Le périnée

Groupe musculaire complémentaire aux abdominaux, souvent méconnu et pourtant ô combien important, le périnée reste difficilement définissable aux yeux du grand public. Bien souvent, on ne le découvre qu'après avoir accouché, lors de la rééducation périnéale, ou lorsqu'on fait du gainage et que l'on doit le contracter, exercice facile pour certain·e·s et complètement impossible pour d'autres !

Pourtant, le périnée est impliqué dans un grand nombre d'actions du quotidien, à tout âge et chez tout le monde. Il est temps de l'étudier sous tous les angles.

Anatomie

Le périnée est un ensemble musculaire en forme de losange qui referme la partie inférieure du bassin. Il est souvent comparé à un hamac qui soutient les trois organes situés dans le petit bassin : la vessie, l'utérus et le rectum. En réalité, il a plutôt la forme d'un dôme !

Un périnée hypermusclé

C'est ce qu'on peut dire du périnée de Tatyana Kozhevnikova, une Russe quarantenaire, qui détient le record d'haltérophilie périnéal. Elle est capable de soulever des poids allant jusqu'à 14 kg uniquement grâce à son périnée !

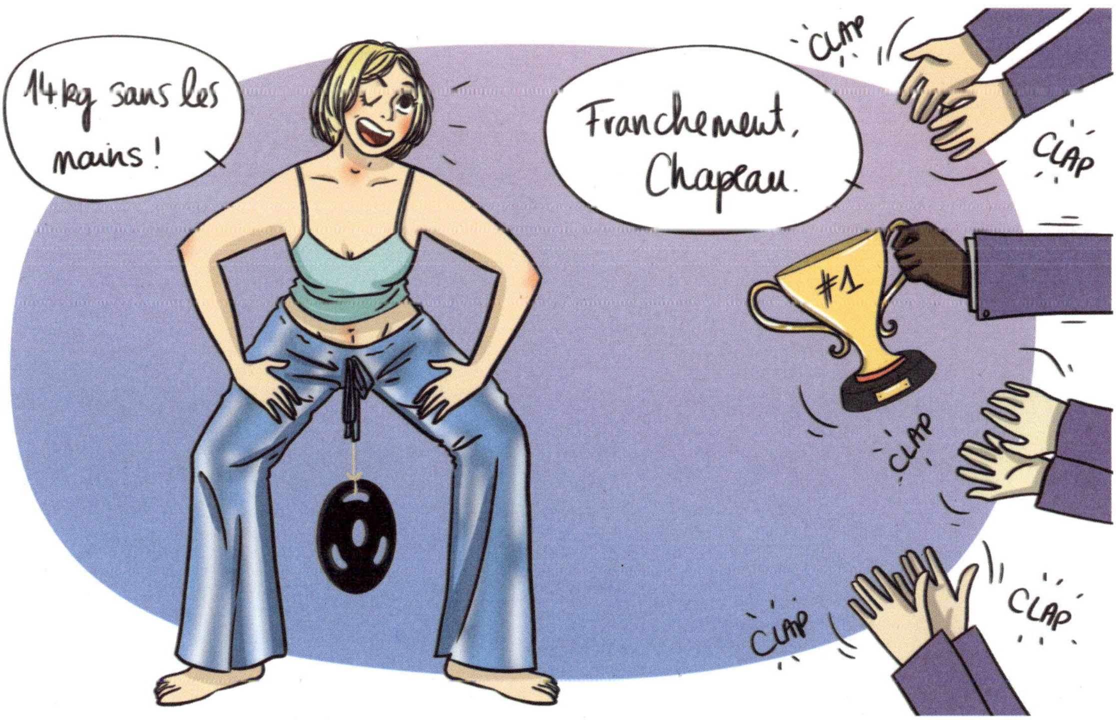

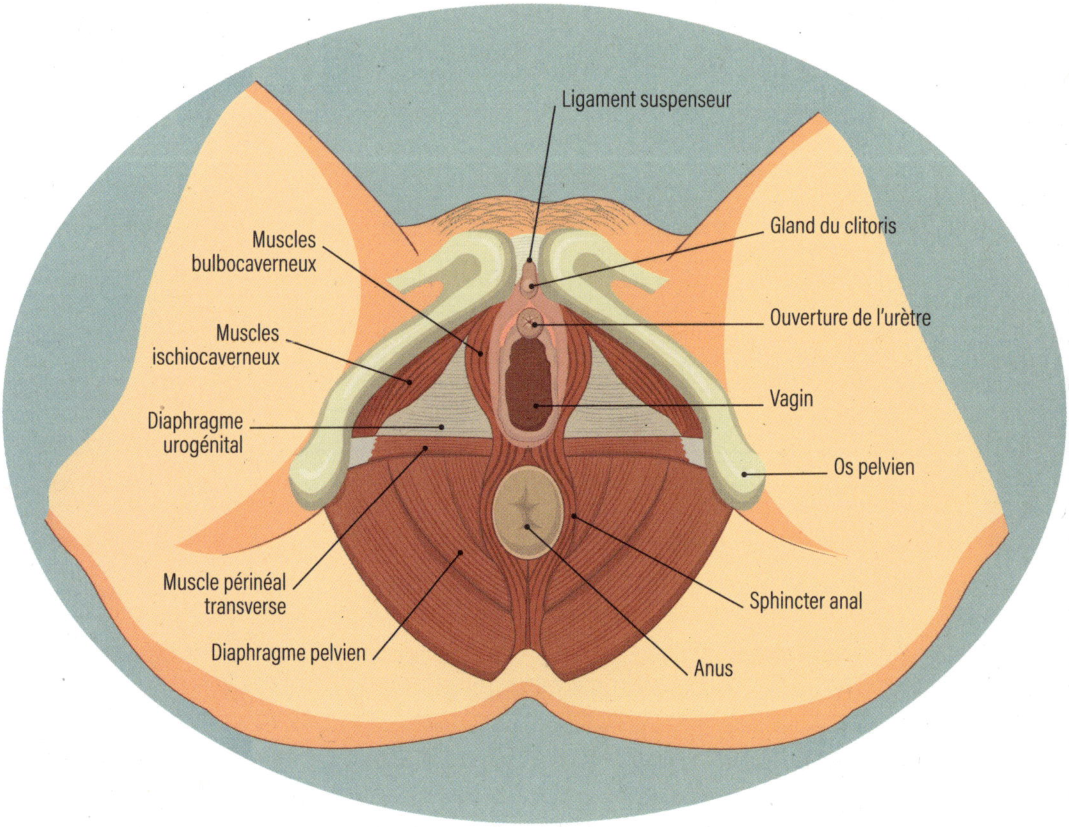

Le périnée présente deux couches de muscles : une couche profonde qui maintient les organes dans le bassin et une couche superficielle qui gère la continence des orifices urinaire et fécal.

Si on l'observe de plus près, ce losange se divise en deux triangles :

- le triangle antérieur concerne la sphère urinaire et la sphère sexuelle ;
- le triangle postérieur est lié à la sphère digestive basse.

En plus de ses fonctions de soutien et de continence, le périnée joue aussi un rôle dans la sexualité. Il peut être contracté volontairement ou involontairement. Il peut également être en cause dans les dyspareunies d'intromission, ces douleurs ressenties au début d'une pénétration.

Pourquoi le périnée est-il douloureux ?

L'hypertonie périnéale

On a longtemps considéré le périnée comme une zone fragile, faible, alors qu'il s'agit plutôt d'un muscle fort, parfois trop fort dans le cas de l'hypertonie... Attention, hypertonique ne veut pas dire hypermusclé : tout comme cela arrive avec les trapèzes, les muscles de nos épaules, certains muscles font mal sans que cela ait à voir avec leur volume et leur puissance.

Le problème dans l'hypertonie périnéale, c'est qu'à l'état de repos le périnée est déjà quasiment à sa capacité maximale de contraction et, lorsqu'on a besoin de lui, il peine à répondre présent. On peut ainsi se retrouver avec des symptômes de faiblesse (fuites urinaires, par exemple) à seulement 20 ans ! Cette hypertonie peut aussi engendrer des difficultés dans le domaine sexuel en rendant les pénétrations difficiles, voire impossibles. La sphère anale n'est pas épargnée non plus : un périnée hypertonique peut être cause de constipation. L'hypertonie périnéale est rarement isolée : d'autres zones de contractions musculaires y sont souvent associées, comme le diaphragme ou les mâchoires.

Qui cela concerne-t-il ? On sait que certains sports stimulent fortement le périnée, tels l'équitation ou le vélo, mais on peut également constater une hypertonie chez des personnes anxieuses, ou les victimes de violences et de harcèlement. Le périnée est l'une des portes d'entrée vers notre intime, notre intérieur.

L'hypotonie périnéale

L'hypotonie périnéale se produit généralement après un traumatisme du périnée : un ou plusieurs accouchements par voie basse avec un bébé dont le poids dépasse les 4 kg, une déchirure du périnée ou une épisiotomie. Quand les fibres musculaires ont été déchirées ou coupées, on comprend que le périnée ne puisse pas répondre de manière optimale immédiatement : un temps de cicatrisation, qu'elle soit musculaire ou nerveuse, est nécessaire.

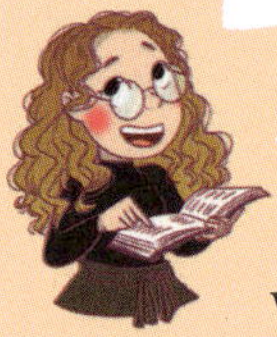

Manon l'ostéo

Voici quelques conseils pour détendre un périnée hypertonique :

- Tout d'abord, essayez de prendre conscience des moments où se produit une contraction involontaire, incontrôlée, afin de la relâcher : en voiture, assis·e au bureau, en mangeant… Une contraction incontrôlée, c'est comme si on retenait constamment un gaz ou de l'urine.
- Massez le périnée, un peu comme on pourrait masser ses épaules douloureuses. Il existe deux manières de faire. Vous pouvez placer votre pouce juste à l'entrée de l'orifice vaginal et poussez les parois vers l'extérieur, le périnée encerclant l'orifice vaginal, vous serez tout de suite à son contact. Si vous n'êtes pas à l'aise avec votre orifice vaginal, vous pouvez aussi partir des ischions, ces deux pointes osseuses se trouvant sous les fesses : entre ces deux pointes, on retrouve le périnée. Cherchez les points douloureux et massez-les doucement. Le massage peut être réalisé avec une huile végétale pour assouplir le toucher et nourrir la peau ou les muqueuses au passage. Il peut être effectué quotidiennement ou quand on sent que le périnée se retend.
- Prenez le temps de respirer en mobilisant votre ventre pour permettre au diaphragme de monter et descendre et d'emmener le périnée. Ce mouvement stimule le périnée en douceur, le redynamise et active sa circulation sanguine.
- Mobilisez votre bassin. Lorsque vous travaillez assis·e devant un bureau, glissez un ballon de gym sous vos fesses ou, si ce n'est pas possible, un coussin ballon. J'écris actuellement ce livre sur mon coussin ballon : il me sauve la vie ou, du moins, celle de mon périnée ! De même, si vous êtes amené·e à faire de longs et/ou nombreux trajets en voiture, le coussin ballon est votre allié. Attention, changer son assise d'un coup peut parfois être surprenant ! Le corps se réadapte à cette nouvelle mobilité, et donc il arrive que des douleurs apparaissent. Mon conseil est de changer d'assise en douceur, de faire des passages de 15 minutes sur le ballon plusieurs fois par jour, par exemple.
- Faites du gainage ou des exercices d'abdominaux hypopressifs (voir p. 260) pour solliciter de manière directe ou indirecte le périnée. Une stimulation consciente est aussi un moyen de retrouver une tonicité équilibrée du périnée (qu'il soit hypertonique ou hypotonique).
- Faites une rééducation périnéale. Elle n'est pas réservée aux femmes en post-partum ou aux périnées faibles, et se pratique aussi dans le cas de dyspareunies, de vaginisme, d'incontinences urinaires d'effort… et ce, à tout âge.

Les fuites urinaires

Fuites urinaires, sensation de pesanteur dans le bas-ventre, impression que « tout peut tomber à tout moment de son entrejambe », envies pressantes sont autant de symptômes typiques de l'hypotonie. En parler pour être aidée est important, malheureusement, le sujet des fuites urinaires est tabou, beaucoup de femmes souffrent en silence, s'empêchant de faire des choses qu'elles aimaient faire : un footing, un cours de danse, rire à gorge déployée…

On peut souffrir de fuites à n'importe quel âge ! Parfois, elles sont anodines et sont vite oubliées après une rééducation périnéale/abdominale. D'autres fois, ce sont le signe d'une « descente d'organes » ; la prise en charge est alors plus longue, mais la qualité de vie peut être grandement améliorée. Comme dans le cas de nombreuses blessures, la rééducation est primordiale. Elle peut se faire chez une sage-femme ou un·e kiné.

1 femme sur 3 de plus de 70 ans souffre d'incontinence urinaire[1].

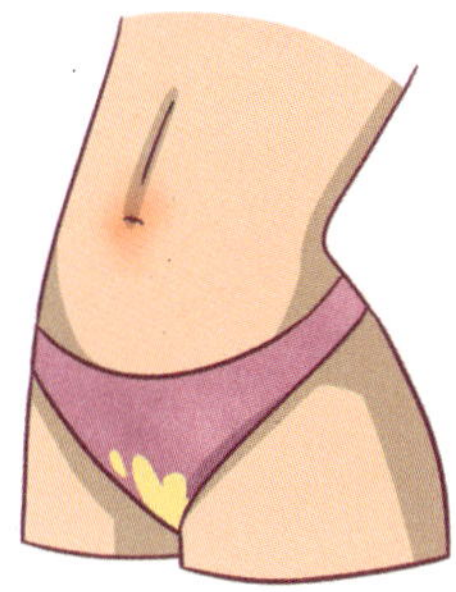

Les bandelettes sous-urétrales

Lorsque la rééducation d'un périnée hypotonique ne fonctionne pas à 100 %, certaines femmes éprouvent le besoin d'uriner très fréquemment (pollakiurie), se trouvent dans l'impossibilité de se retenir (incontinence urinaire), de faire du sport ou ressentent une douleur pelvienne… Dans les cas les plus graves, on retrouve aussi le phénomène de la descente d'organes. Celui-ci n'est pas directement lié à l'hypotonie périnéale, mais il peut être associé à un périnée qui ne parvient pas à jouer son rôle de dernier rempart.

Il existe alors une solution chirurgicale : la pose de bandelettes sous-urétrales. Elles sont toutefois remises en question dans le monde entier en raison des nombreuses complications qu'elles entraînent, parfois invalidantes, même si elles soulagent une grande majorité des patientes : 80 % d'efficacité à plus de cinq ans de suivi d'après le rapport de la HAS de 2020 intitulé « Évaluation des bandelettes sous urétrales »… Les bandelettes sous-urétrales sont en matière synthétiques. Peu importe le choix de la technique de pose, le but est de venir soutenir le canal de l'urètre (canal entre la vessie et le méat urinaire). Elle ressemble à un hamac, et permet d'éviter les fuites lors d'efforts.

« Incontinence urinaire : mécanisme, fréquence et causes », ameli.fr.

LES COMPLICATIONS

Les plus fréquentes sont de fortes douleurs (2,8 %) de type cisaillements, sensations de « papier de verre » dans le vagin[2], des érosions (1,6 %), des perforations vésicales (2,2 %), des dyspareunies, une incapacité à rester assise, la rétraction du dispositif, des fistules[3].

- En Australie, ce sont 800 femmes qui ont lancé un recours contre le laboratoire Johnson and Johnson.
- Le Royaume-Uni et l'Irlande ont suspendu la pose de tout type de bandelettes depuis 2018[4].
- En France et en Europe, malgré les demandes de retrait des bandelettes des victimes, les chirurgien·ne·s sont frileux·euse·s quant à le faire totalement. C'est aux États-Unis qu'un chirurgien procède à l'ablation complète des bandelettes. Évidemment, ces femmes retrouvent les troubles dont elles souffraient avant la pose de la bandelette, mais la balance bénéfices/risques penche vers une vie sans bandelette, pour elles.
- Un collectif français de victimes, défendu par trois avocates du cabinet 7 BAC, a déposé une plainte contre X pour « tromperie », « tromperie aggravée » et « blessures involontaires[5] » le 20 novembre 2020.

À 38 ans, en novembre 2016, Virginie s'est fait poser une bandelette suite à une descente d'organes et des fuites urinaires.

« J'ai souffert non-stop, jour et nuit, à partir de septembre 2017, sans qu'aucun événement particulier ne justifie le déclenchement de ces douleurs. Mon médecin généraliste ne savait plus quoi dire, ni quoi faire. Plusieurs pistes ont été évoquées : la bursite, les muscles, trop de sport, c'est dans ma tête... Suite à l'émission Cash Investigation *sur les*

2 Nolwenn Le Blevennec, « "Je ne pourrai plus jamais avoir de rapports" » : la prothèse vaginale qui fait scandale », nouvelobs.com 28 septembre 2017.

3 HAS, « Commission nationale d'évaluation des dispositifs médicaux et des technologies de santé », mardi 5 mai 2020, p. 10.

4 *Ibid*, p. 9.

5 Nolwenn Le Blevennec, « Prothèses vaginales : "Ce qui est marquant, c'est la façon dont le corps de ces femmes a été traité du début à la fin" », 23 novembre 2020.

bandelettes urinaires, j'ai découvert le groupe de victimes des bandelettes et j'ai compris que je n'étais pas la seule. À ce moment-là de ma vie, je souffrais de :

- difficultés à aller à la selle (constipation et déviation) avec manœuvre manuelle obligatoire ;
- douleurs lors des rapports sexuels, générant une appréhension et un refus afin de ne pas avoir à expliquer ce que je vivais et dont j'avais honte ;
- fuites de retour (en cas de toux, d'éternuement et si je ne vidais pas ma vessie avant un rapport sexuel) avec le besoin fréquent d'uriner alors que ma vessie était quasi vide ;
- sensation de lourdeur dans le bas-ventre, vessie douloureuse (comme si on la tirait ou qu'elle allait exploser) ;
- douleur continue abdominale, parfois à droite, parfois à gauche ;
- douleur dans le dos au niveau du bas de la colonne vertébrale.

Depuis 2019, j'ai également un gros problème intestinal qui ressemble au syndrome de l'intestin/côlon irritable, ce qui ne m'était jamais arrivé auparavant.

Tous ces éléments ont dégradé ma vie intime et sociale, m'ont épuisée moralement et physiquement. J'ai tenté d'arrêter le sport mais le résultat était pire, alors j'ai poursuivi en ayant très mal... mais tout de même moins que si je stoppais tout. Mes projets sont toujours conditionnés au fait d'avoir à disposition ou à proximité des toilettes. J'ai fait une croix sur de nombreuses envies à cause de cela : partir en randonnée, prendre l'avion... Honte et gêne empêchent également tout dialogue avec son partenaire et créent un obstacle dans la vie de couple.

J'ai effectué plus de quarante consultations et un nombre incalculable d'examens, parfois très gênants... J'ai consulté plusieurs professionnels de renom. Au final, chacun m'a proposé un protocole différent : retrait total, juste la couper, retirer une portion, ne rien faire et prendre des antidépresseurs, utiliser un appareil TENS (neurostimulation transcutanée). Comment faire le tri dans tout cela ? Surtout quand on découvre que d'autres pays interdisent la pose de prothèse et affirment que seul le retrait total *peut nous sauver. Il y a même un médecin aux États-Unis qui opère les femmes victimes de ces bandelettes venant du monde entier.*

Une rencontre particulière a chamboulé cette situation : une sage-femme devenue ostéopathe. Elle m'a proposé de l'ostéo gynécologique en interne. Lors des premières séances, je faisais des malaises tant la douleur était vive lors des manipulations, mais petit à petit ça a été mieux.

Aujourd'hui, la bandelette n'agit plus sur les fuites. J'ai une sensation de pesanteur dans le bas-ventre et le vagin, je dois encore procéder à des manœuvres manuelles pour aller à la selle et certaines positions restent douloureuses lors des rapports sexuels. Le syndrome de l'intestin irritable, la vessie douloureuse même vide et la sensation de devoir aller uriner sans nécessité perdurent. J'ai déménagé dans une nouvelle région, loin de ma sage-femme qui pratique l'ostéo gynécologique, loin de mon ostéopathe, Manon, loin du médecin qui me suivait et j'ai peur.

En 2016, à 38 ans, lors de la pose de cette bandelette sous-urétrale, la promesse des deux chirurgiens était que j'allais retrouver mon corps de jeunette de 15 ans ! Je devais être TOUTE NEUVE ! Je ne l'ai pas retrouvé, et j'ai même perdu celui de mes 38 ans. Si c'était à refaire, je préférerais rester avec mes quelques gouttes de fuite, ma boule dans le vagin et c'est tout. Mon petit marchepied aux toilettes pour surélever mes jambes, lui, il était déjà là, et il est toujours là... »

Virginie, 45 ans

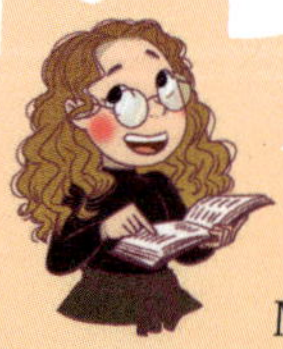

Manon l'ostéo

Ma patiente m'a aussi confié qu'elle se considérait comme chanceuse car, parmi les victimes, certaines sont handicapées au point de ne plus pouvoir travailler, d'autres souffrent de complications tellement graves qu'elles ont des envies de mort. Pourtant, en France, on continue de poser ces bandelettes...

Comment muscler ses abdos ?

On connaît tous ces mouvements qui consistent à rapprocher le buste de son bassin ou ses jambes du buste. Communément appelés *crunchs*, ils sont très répandus dans l'enseignement des coachs sportifs et, malheureusement, sur les réseaux sociaux. Pourquoi dis-je « malheureusement » ? Parce que ces exercices engendrent des problèmes profonds sur les corps des hommes et des femmes. Ils sont dits « hyperpressifs » : ils entraînent une pression trop importante au niveau de l'abdomen. Or, à long terme, celle-ci favorise la descente d'organes, l'incontinence urinaire et les hernies (discale, ombilicale, inguinale). Elle va aussi toucher le périnée et causer des troubles de sa tonicité.

D'accord, mais si on contracte son périnée pour éviter cette poussée vers le bas ? C'est déjà mieux ! C'est même la seule condition pour pratiquer ce type d'abdominaux. L'hyperpression abdominale associée à un périnée tonique et fort ne pose pas de problème. D'ailleurs, les crunchs sont intéressants pour les sportives qui ont besoin de puissance, d'explosivité, d'une expiration plus optimale, mais ce n'est pas le cas de la majorité de la population. Bien au contraire ! Il faut bien se rendre compte que l'on est constamment en train de faire de l'hyperpression abdominale : en se levant de son lit, en s'asseyant, en se baissant pour ramasser un objet, en poussant aux toilettes, en toussant, en éternuant... Inutile d'en rajouter ! Vu notre mode de vie actuel, il serait même plus pertinent de travailler les abdominaux à l'inverse de l'hyperpression.

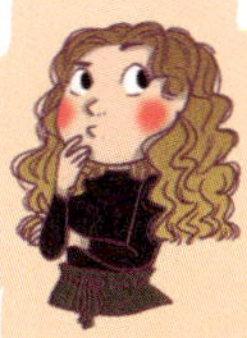

Manon l'ostéo

Antagonisme entre le transverse et les grands droits, qu'est-ce que ça veut dire ?

Quand on contracte les grands droits (les bretelles) en faisant des *crunchs*, par exemple, le transverse de l'abdomen (la gaine) se relâche automatiquement. Ces muscles ne savent pas travailler en équipe : si l'un s'active, l'autre se détend. C'est pour cela que les personnes qui ont des grands droits très développés ont souvent un ventre rond : ils présentent une hypertrophie des grands droits et une faiblesse du transverse.

Les exercices normopressifs

Pour travailler la gaine abdominale, je vous conseille deux approches : les exercices normopressifs et les exercices hypopressifs. Les exercices normopressifs sont plus connus sous le nom de gainage. Outre le fait de ne pas faire varier la pression abdominale, le travail en normopressif présente les intérêts suivants :

- activation des trois couches d'abdominaux ;
- engagement des muscles lombaires et dorsaux ;
- association possible avec la contraction volontaire du périnée ;
- travail d'autres chaînes musculaires : jambes, bras...

Les bases

Le positionnement

Toute la complexité du gainage réside dans le positionnement du corps : il ne faut pas trop avoir les fesses en l'air, ni le dos trop creusé. En position optimale, on doit pouvoir tracer une ligne droite légèrement ascendante entre les chevilles, le bassin et la tête. Le bassin ne doit pas être trop bas : si c'est le cas, la pression mécanique se concentrera sur les lombaires au lieu de s'équilibrer tout le long de la colonne.

L'autograndissement

L'autograndissement est un élément clé du travail des abdominaux. Il se pratique grâce à une légère « rétroversion ». De quoi s'agit-il ? Deux mouvements du bassin sont connus : l'antéversion et la rétroversion. Si l'antéversion consiste à creuser les lombaires et à faire ressortir les fesses, la rétroversion est son contraire. On cherche à rentrer les fesses et à décreuser les lombaires du bassin, ce qui permet de mettre la colonne lombaire en position « neutre », sans trop de courbures. Puis, on peut imaginer un fil accroché en haut de la tête (comme le fil d'une marionnette) qui viendrait nous tracter. Peu importe notre position : debout, assis·e, allongé·e, sur le côté, il faut penser à ce fil tendu au sommet du crâne !

La respiration profonde

La respiration profonde est le dernier élément clé des exercices normopressifs. En prenant le temps d'expirer profondément, on va venir engager un maximum de fibres musculaires. Pour bien comprendre cela, voyons ce qu'il se passe lorsqu'on respire.

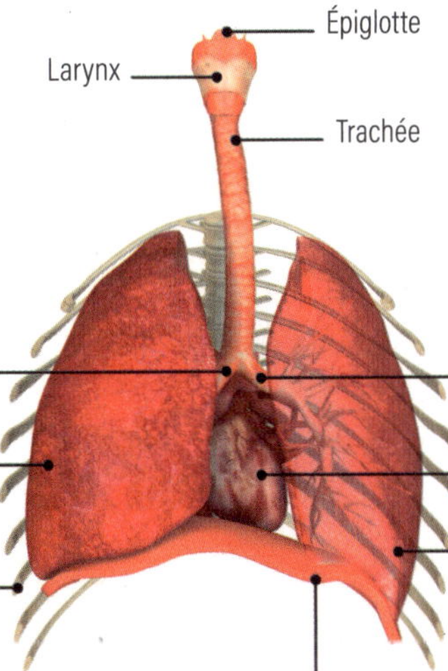

Les organes en jeu dans la respiration

Mouvement vital par excellence, la respiration commence dès notre arrivée au monde et constitue le dernier signe de vie avant notre mort. Mais malgré son importance capitale, on n'en sait généralement pas grand-chose. Elle est majoritairement menée par le diaphragme, ce muscle horizontal en forme de dôme qui sépare géographiquement le thorax de l'abdomen. Grâce à son positionnement et à ses mouvements sur les temps respiratoires, il permet aussi de stimuler le bon fonctionnement du transit.

À l'inspiration, quand on fait rentrer l'air dans nos poumons, le diaphragme s'abaisse comme pour faire un appel d'air et aider les poumons à se remplir. Lorsqu'il est dans cette position, le ventre se gonfle et s'arrondit. À l'expiration, lorsqu'on fait sortir l'air de nos poumons, le diaphragme remonte de manière automatique afin d'aider les poumons à expulser l'air.

D'autres protagonistes s'invitent dans la valse de la respiration, dont le périnée ! Il suit la danse du diaphragme à l'identique, s'abaissant à l'inspiration et remontant à l'expiration. Les abdominaux, eux aussi, sont de la partie : à l'inspiration, ils se relâchent pour laisser le ventre s'arrondir ; à l'expiration, ils se contractent pour aider l'expiration de l'air.

La respiration profonde commence par une expiration, au cours de laquelle on prend le temps de vider ses poumons avant d'entamer un nouveau cycle. L'inspiration qui suit est longue et mobilise d'abord le ventre, puis la cage thoracique ; l'expiration, elle, débute par l'abaissement de la cage thoracique, puis l'abdomen.

Pour expirer en engageant le transverse, il faut souffler la bouche entrouverte comme en essayant de faire de la buée sur une vitre. À l'inverse, si on souffle la bouche pincée, le transverse ne travaille pas. L'intérêt de la respiration profonde, c'est donc de venir activer les abdominaux.

L'INTERDICTION D'AVOIR DU VENTRE

Lorsque je demande à mes patientes de faire de grandes respirations, le résultat est concluant : la majorité d'entre elles mobilisent surtout leur thorax. J'observe rarement leur ventre se gonfler et se dégonfler. Ce constat est le reflet d'un mode de vie et d'injonctions qu'on s'impose.

Nous menons en effet une vie à 100 à l'heure : il faut tout faire vite, gagner sans cesse du temps. Cet état d'hyperproductivité active nos muscles et, au lieu de passer de relâchement en contraction, ils sont constamment contractés ! Une situation majorée par l'interdiction qu'on s'impose d'avoir du ventre. À tout prix, il nous le faut plat. On se met alors à rentrer le ventre pour paraître plus mince.

Allez-y, faites l'expérience suivante ! Tout d'abord, relâchez complètement votre ventre en prenant une grande inspiration, puis soufflez. Maintenant, rentrez votre ventre comme lorsque vous voulez le cacher, et inspirez. Vous engagez seulement votre thorax. Or, lors d'une respiration au repos, seuls le ventre et le diaphragme se mobilisent, le thorax est accessoire.

Quelles sont les conséquences de ces respirations étriquées ? Quand le mouvement vital est bridé, tout est perturbé : le transit est ralenti par manque de stimulation du diaphragme, des troubles digestifs apparaissent, ainsi que de la difficulté à gérer son stress, un trouble du tonus du diaphragme et du périnée...

Les niveaux de gainage

Niveau 1 : le gainage statique

L'exercice le plus connu en gainage statique est celui de la planche : en partant de la position allongée sur le ventre, appuyez-vous soit sur les avant-bras, soit sur les mains. Seule la pointe des pieds reste au sol. Si cette position est inconfortable ou trop difficile, mettez les genoux au sol. Prenez le temps de bien vous positionner et souvenez-vous de la ligne ascendante qu'il faut obtenir entre les chevilles, le bassin et la tête. Autograndissez-vous en pensant à ce fil qui vous tire au sommet du crâne, puis entamez des temps de respirations profondes en engageant votre périnée.

Vous pouvez pratiquer le gainage latéral en vous appuyant sur un coude. Dans cette variante, les obliques (qui correspondent au corset dans notre métaphore vestimentaire) sont plus sollicités. Là encore, il est important de veiller à l'alignement ascendant entre chevilles, bassin et tête.

Autre option, qui peut se travailler facilement au quotidien, que vous attendiez votre train sur le quai de la gare, que vous soyez à la caisse d'un supermarché ou au volant de votre voiture : adoptez la posture d'autograndissement et exercez-vous à la respiration profonde.

Niveau 2 : le gainage dynamique

Une fois que le gainage statique est maîtrisé, que la posture vous semble facile, c'est le moment de passer au gainage dynamique. Il consiste à faire des mouvements avec ses jambes et/ou ses bras en même temps que vous maintenez une position fixe du tronc. Pas besoin d'aller vite, le but est de rester le plus stable possible malgré les mouvements. Il faut toujours garder à l'idée le positionnement, l'autograndissement, la respiration profonde et la contraction volontaire du périnée.

Il existe de nombreux exercices de gainage dynamique. En voici trois exemples :

- L'ascenseur : passez de la position sur les coudes à la position sur les poignets, en essayant de basculer le moins possible les hanches sur les côtés.
- Levez une jambe puis l'autre en gainage sur les coudes.
- Levez un bras d'un côté et une jambe de l'autre en gainage sur les poignets.

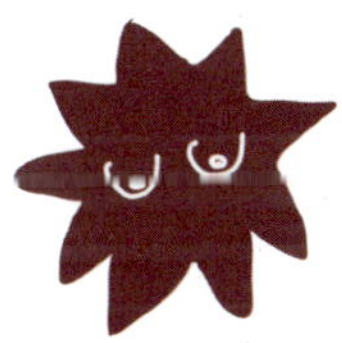

Notez que tous ces exercices peuvent être pratiqués de manière latérale.

Niveau 3 : le gainage sur plan instable

Il s'agit ici d'adopter d'abord une position de gainage statique en se positionnant sur un plan instable comme un coussin d'équilibre, un ballon ou encore un Bosu, puis de complexifier l'exercice en faisant du gainage dynamique (mouvements des bras et des jambes).

L'intérêt du plan instable est de stimuler le système proprioceptif, les articulations, les tendons et les ligaments. Du point de vue locomoteur, c'est le gainage le plus intéressant ! La proprioception est une perception consciente et inconsciente de la position de notre corps dans l'espace. Elle nous permet de rester en équilibre et de garder le contrôle de nos mouvements. Elle est très souvent travaillée dans les sports de haut niveau pour améliorer les performances et limiter les risques de blessures.

Les exercices hypopressifs

Voici une autre façon de travailler les abdominaux que j'apprécie particulièrement : les exercices que l'on peut qualifier d'« hypopressifs ». Ils ont pour objectif de retirer de la pression abdominale grâce à l'utilisation du diaphragme.

Parmi leurs nombreux bienfaits, on dénombre :

- la stimulation du transit par le massage abdominal ;
- la mobilisation à grande amplitude du diaphragme, qui favorise la détente et la relaxation ;
- l'action de venir plaquer les organes ;
- l'engagement du périnée réflexe ;
- la stimulation du retour veineux.

Face aux « hyperpressions » que l'on vit chaque jour, nous avons besoi d'hypopression.

Ces abdominaux peuvent être proposés aux femmes qui viennent d'accoucher, pour stimuler tout en douceur le périnée, le retour veineux, en cas d'écartements des grands droits (diastasis). Cependant, on les déconseille aux femmes enceintes.

6 Éric Favre, « Stomach Vacuum : la clé pour avoir un ventre plat et une taille fine ».

Un peu d'histoire

Aujourd'hui, on trouve plusieurs noms pour décrire ce type de mouvements : Le **Stomach Vacuum**[6] provient du monde du culturisme. Mis en lumière notamment par Arnold Schwarzenegger, il s'inspire d'une technique de yoga appelée Uddiyana Bandha. Il est utilisé majoritairement à des fins esthétiques, en compétition de body-building par exemple. La **Méthode Hypopressive®** Caufriez a été développée par un kinésithérapeute belge, Marcel Caufriez, au début des années 1980. Elle comprend notamment des exercices de gymnastique hypopressive qui sont « des exercices posturaux répétitifs et chronologiques pratiqués par étapes successives : par exemple, le premier exercice du programme de base comporte 6 étapes, donc 6 postures différentes, et ce programme comporte 14 exercices, soit plus de 80 postures au total[7] ». Cette technique, utilisée en kinésithérapie, vise à obtenir une réharmonisation posturale par le biais d'un travail global. En France, une formatrice kinésithérapeute l'enseigne : Estelle Bertrand. Le mouvement d'aspiration diaphragmatique est le mouvement iso lé qu'effectue le diaphragme dans les exercices hypopressifs. C'est par le biais du mouvement d'aspiration diaphragmatique que nous allons aborder en détail les exercices hypopressifs.

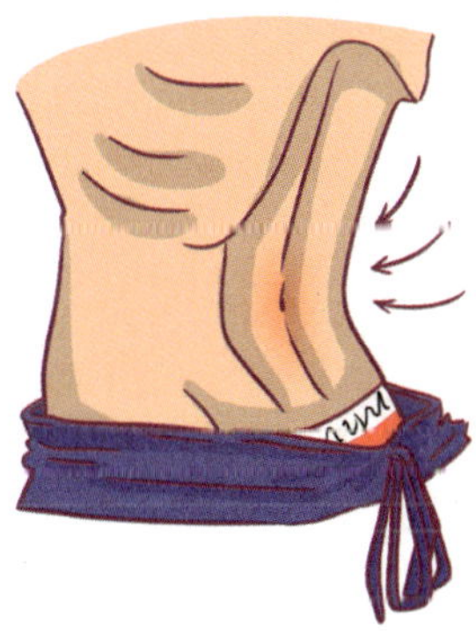

Le principe de l'aspiration diaphragmatique

Comme pour le gainage, l'aspiration diaphragmatique nécessite une préparation. La posture de départ est importante. Que l'on soit debout, assis·e ou à quatre pattes, il faut effectuer :

- une légère rétroversion du bassin ;
- un autograndissement.

Les étapes respiratoires

L'aspiration diaphragmatique se réalise sur un temps d'apnée inspiratoire après une longue expiration. Pour faciliter cette apnée, vous pouvez commencer en vous pinçant le nez pour bloquer la respiration. Attention, il ne faut pas ouvrir la

7 « Prévention et traitement holistique de dysfonctions corporelles et émotionnelles chez la femme », caufriezconcept.com.

bouche, ni inspirer par la bouche à la place : gardez-la toujours fermée, et le nez pincé !

La préparation

Avant de faire cette apnée, prenez le temps de respirer ! Commencez par un temps expiratoire : il permet de vider ses poumons en soufflant par la bouche, lèvres entrouvertes, comme pour faire de la buée. Puis inspirez : l'inspiration débute par le ventre, gonflez-le comme un ballon de baudruche, ensuite le thorax s'élève. Le mieux est de faire durer cette inspiration au moins 6 secondes. Enfin, soufflez de nouveau, bouche entrouverte pour faire de la buée, pendant au moins 6 secondes. S'il vous semble trop difficile de tenir 6 secondes, faites-le à votre rythme, le but étant de réussir à allonger les temps respiratoires au fur et à mesure.

L'apnée inspiratoire

Puis, bouchez-vous le nez et fermez la bouche. Lancez l'apnée inspiratoire en essayant de reprendre votre souffle ; bien sûr, l'air n'entrera pas étant donné que vous êtes en apnée. À ce moment-là, le diaphragme se plaque contre les côtes en remontant, ces dernières s'écartent et le ventre peut se creuser.

Le but est de tenir aussi longtemps que possible en apnée, en gardant le diaphragme dans cette position. Quand vous arrivez au bout de l'apnée, reprenez une inspiration. Ne cherchez pas à enchaîner tout de suite avec une autre apnée : il faut laisser passer un cycle respiratoire avant de pratiquer une nouvelle aspiration diaphragmatique.

Le travail de la ceinture abdominale est primordial. Quel que soit le sport que vous pratiquez, vous engagerez de manière inconsciente vos abdominaux. Dans la majorité des activités sportives, le gainage est nécessaire !

Conseils

Ce mouvement n'est pas forcément agréable : il peut créer des sensations de tiraillements dans le ventre. Malgré tout, cela vaut quand même la peine de pratiquer cet exercice car il masse les viscères et stimule le transit. On peut aussi ressentir cette même impression dans le dos, étant donné que le transverse de l'abdomen, comme le diaphragme (tous deux sollicités durant cet exercice), s'attache au niveau des lombaires. Pour débuter, faites cinq cycles d'aspirations diaphragmatiques, soit quotidiennement, pendant une séance de sport, soit occasionnellement.

Ventre, ô mon ventre !

Peut-on réellement « perdre du ventre » en faisant des abdominaux ?

Faire croire aux femmes qu'un mois d'abdos avant l'été leur permettra d'avoir un corps qui correspond aux canons de beauté est tout sauf vrai. Et ce n'est pas là la seule des tromperies ! Tout d'abord, parce que ces canons de beauté son impossible à atteindre, mais aussi parce qu'avec ce genre de promesses mensongères, on nous enferme dans l'idée qu'il faut montrer un corps. Or, montrer son corps aux autres n'est pas le but de l'existence (ni de l'été) ; on vit sa vie comme tout le monde et il arrive qu'on se déshabille en public pour profiter du soleil et d'une douce baignade.

En plus, on nous donne l'impression qu'il faut avoir un corps visuellement acceptable en prenant en compte les normes et la liste de critères qui font du corps un objet idéalisé. Matraqué de corps dénudés et rendus lisses par le biais des affiches publicitaires, des photographies retouchées des magazines, des réseaux sociaux, notre œil est complètement trompé et l'on ne sait plus ce qu'est un vrai corps, un corps en bonne santé !

Alors, faut-il faire un mois d'abdos par an dans un but purement esthétique ? D'autant plus, en sachant que les exercices généralement proposés dans ce type de programme sont des *crunchs* ? Difficile pour moi de répondre autrement que par non ! On peut aussi avoir envie de travailler ses abdominaux pour réduire des douleurs de dos, améliorer son transit et ses performances physiques, mais, dans ce cas, il est nécessaire de s'entraîner sur le long terme. Un mois d'abdominaux, c'est comme faire un régime restrictif sur une courte durée : au final, on retrouve du poids très rapidement après. Gare à l'effet yo-yo !

Autre problème véhiculé par l'injonction des abdominaux estivaux : le mythe du ventre plat. Arrêtons de maltraiter notre ventre ! Trop souvent critiqué, détesté, compressé, il a pourtant le droit de vivre. Le ventre s'exprime, il bouge au rythme de nos respirations, de nos repas, de nos émotions, de notre cycle menstruel, des étapes de notre vie. S'imaginer avec un ventre plat, c'est se faire une fausse idée de ce qu'est un ventre et ce n'est pas forcément signe de bonne santé ni de forme physique. Rien n'est plus éloigné de la réalité !

Le ventre et le cycle menstruel

Observer son cycle menstruel et accepter les modulations corporelles qu'il entraîne est un beau moyen pour se libérer de l'injonction du ventre plat. En effet, lors de l'ovulation, le bas du ventre peut être ballonné. Ce ballonnement, symptôme typique du SPM (syndrome prémenstruel), est inévitable pendant les règles. Il peut arriver qu'on semble être enceinte de trois mois pendant nos règles ! Le moment est peu propice pour se forcer à rentrer le ventre, c'est se faire du mal pour rien. Mieux vaut laisser le tranquille ou le masser de manière circulaire afin de stimuler le drainage veineux et lymphatique. S'accepter pendant cette période permet de commencer à lâcher prise et de continuer à le faire à d'autres moments.

Retrouver son ventre d'avant la grossesse

C'est un souhait très présent durant le post-partum, à tort ou à raison. Pendant la grossesse, les abdominaux se détendent fortement pour permettre au bébé de se développer tranquillement, et il arrive que cette distension ne se remette pas complètement. Dans les cas les plus embêtants, on parle de diastasis des grands droits, qui peut nécessiter une opération ou, du moins, une rééducation abdo-pelvienne par un ou une kiné. Mais, en grande majorité, cette distension se résorbe, ne laissant derrière elle que des fibres musculaires légèrement allongées, d'où un ventre un peu plus rond.

Lorsque le transverse a été affaibli par la grossesse, cela se voit : le ventre est arrondi, formant comme une colline du pubis jusqu'au nombril, alors même que la partie supérieure de l'abdomen pourra être mince, voire tracée. En effet, une faiblesse du transverse n'est pas en lien avec la masse corporelle. Un travail en hypopressif du transverse peut aider à retrouver un ventre plus fort, mais il restera forcément marqué par l'événement qu'est la grossesse.

Il ne faut pas non plus oublier qu'accouchement peut rimer avec césarienne. Et qui dit césarienne, dit cicatrices. Lorsque celles-ci ne se remettent pas bien, œdèmes et adhérences peuvent apparaître et modifier l'aspect du bas-ventre. À ne pas confondre avec le bourrelet qui peut se former au-dessus d'une cicatrice de césarienne : celui-ci n'est pas grave, c'est juste une accumulation liquidienne postopératoire. Le massage permet d'augmenter le drainage local et stimule la circulation sanguine, et donc la cicatrisation.

On ne le conseille pas assez et, pourtant, que ce soit après une césarienne, une épisiotomie, une déchirure ou toute autre intervention donnant naissance à une cicatrice, le massage est primordial pour optimiser la cicatrisation.

Ventre et émotions

Qui n'a jamais eu « l'estomac noué », « la boule au ventre » ou ne s'est mis « la rate au court-bouillon » avant un examen, un entretien d'embauche, un premier rencart ? Notre ventre, nos intestins sont nos éponges à émotions. Quand on est sous pression, le ventre peut se mettre à gonfler ; de même lors des variations de transit (surtout la constipation), notamment lorsque cela fait plusieurs jours que les selles n'ont pas été évacuées.

Émotions, grossesse, cycle menstruel… Les petits et les grands événements de la vie ne cessent d'influer sur l'apparence de notre ventre. Vouloir qu'il soit plat à tout prix et tout le temps ne reflète pas la réalité, même si on essaie de nous le faire croire !

La graisse, cette mal-aimée

La cellulite

Qu'est-ce que c'est ?

Autre sujet qui fait l'objet d'une traque sans merci sur les corps des femmes : la cellulite. Nous en avons quasiment toutes. Cet amas de tissus graisseux modifie la texture de la peau, créant des zones bosselées à certains endroits bien spécifiques du corps : les hanches, les fesses, les cuisses, l'intérieur des cuisses…

Mais pourquoi ces amas de graisse juste ici ?

Si l'on y fait bien attention, on constate que la cellulite a tendance à se former autour de l'appareil génital. Bizarre ? Pas tant que ça, car notre système hormonal a besoin de graisse pour fonctionner correctement. Le corps féminin a donc eu la bonne idée d'en mettre à disposition au plus près des ovaires, les glandes maîtresses de notre cycle menstruel.

Phénomène physiologique, lié à notre système hormonal, la cellulite peut être augmentée en cas de trouble du retour veineux ou de rétention d'eau. Elle est aussi plus présente chez les personnes avec un taux de masse grasse plus élevé.

Peut-on se débarrasser de sa cellulite ?

Difficile de faire totalement une croix dessus étant donné son rôle essentiel pour le système hormonal. De plus, il existe différents types de cellulite, qui n'ont pas la même origine. Petit tour d'horizon :

- La **cellulite adipeuse**. Elle est majoritairement composée d'adipocytes (nos cellules graisseuses). Molle et non douloureuse, elle est plutôt produite par un excès de masse grasse, dû à une alimentation très riche en lipides et à la sédentarité. On peut la modifier en changeant son hygiène de vie.

- La **cellulite aqueuse**. Souple, peu visible et non douloureuse, cette cellulite est en lien avec des troubles circulatoires et la rétention d'eau. Elle évolue en fonction de la journée et de vos mouvements, et se draine facilement par massage.

- La **cellulite fibreuse**. Dure et douloureuse, elle fait comme des bosses sur la peau, créant des zones plus foncées. Sa nature fibreuse montre qu'elle est installée là depuis longtemps. C'est la plus difficile à modifier[9]. Lorsqu'on est enceinte, il arrive que la cellulite s'accroisse, non seulement sous l'effet de l'augmentation de la rétention d'eau (cellulite aqueuse) mais aussi des hormones de grossesse qui stimulent le stockage des graisses (cellulite adipeuse).

En matière de « lutte contre » la cellulite, l'offre de produits miracles est assez impressionnante. Mais leur pouvoir magique ne tient-il pas dans leur capacité à nous faire croire qu'ils peuvent faire disparaître un phénomène physiologique ? Voilà bien des produits de consommation qui ne servent qu'à enrichir ceux qui s'engraissent sur le dos de notre société du moindre effort. D'autant que, je le rappelle, la cellulite profite à notre système hormonal et dépend des facteurs circulatoires, et environnementaux. Ces appareils et ces crèmes pourront, certes, modifier l'aspect de votre peau le temps de l'utilisation, mais une fois que vous arrêterez de vous en servir, tout redeviendra comme avant, puisque le phénomène est naturel et bénin.

En matière de « lutte contre » la cellulite, l'offre de produits miracles est assez impressionnante. Mais leur pouvoir magique ne tient-il pas dans leur capacité à nous faire croire qu'ils peuvent faire disparaître un phénomène physiologique ?

9 *Le Figaro*, « La cellulite : qu'est-ce que c'est ? ».

Les dispositifs de sudation

Et si nous parlions maintenant des gaines, ceintures et shorts de sudation, ces produits vendus comme des solutions pour perdre du gras plus rapidement et efficacement ? Certains se vantent même d'agir sans efforts lorsqu'ils sont portés au quotidien. Or, la seule chose qu'on perde plus vite en mettant un vêtement de sudation, c'est... de l'eau ! D'ailleurs, ce n'est pas un hasard si les boxeur·euse·s les utilisent avant une compétition : ils leur permettent d'entrer dans une catégorie de poids plus avantageuse.

Constituée d'eau, la sueur refroidit la couche externe du corps afin d'éviter une surchauffe interne, un peu comme une douche rafraîchissante naturelle. Automatiquement, en perdant de l'eau, on perd du poids... mais on le récupère ensuite très rapidement.

Seulement, voilà, les textiles de sudation sont vendus comme des produits permettant d'atteindre un objectif de perte de poids ou, plutôt, de perte de graisse que l'on dit « ciblée » : les shorts seraient parfaits pour les hanches, les ceintures pour le ventre, etc. Or, nous l'avons vu, non seulement on ne perd pas de graisse en portant ce style de vêtements, mais encore moins de manière ciblée, puisque leur seule action est d'éliminer de l'eau.

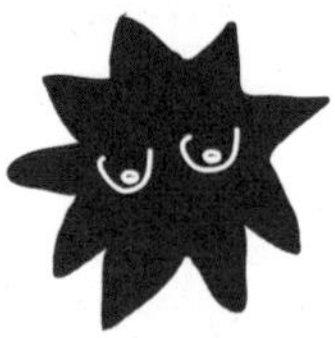

Constituée d'eau, la sueur refroidit la couche externe du corps afin d'éviter une surchauffe interne, un peu comme une douche rafraîchissante naturelle.

Si vous les utilisez, je vous encourage à bien vous réhydrater après une séance de sport... sauf si vous cherchez à entrer dans une catégorie de poids particulière pour une compétition !

Le poids

La perte de poids ciblée

Mythe ou réalité ?

J'ai beau entendre de plus en plus que la perte de poids ciblée n'existe pas, dès que je me promène sur Internet, les forums ou les sites de coachs sportifs, le ciblage est régulièrement au cœur des arguments : tel site propose un « plan pour perdre du poids sur les cuisses pour les femmes[10] », tel autre un « pack défi fessiers + défi ventre plat[11] » sous l'alléchante accroche : « Vous rêvez des fesses de J.Lo ou de Kim Kardashian ? Oubliez les fausses promesses ! » Quel désastre mensonger ! Les réseaux sociaux ne sont pas épargnés par ces messages trompeurs. Sur Instagram, je vois régulièrement des images avec des propositions d'exercices pour perdre du ventre, le gras de l'entrejambe ou la culotte de cheval…

La règle d'or à retenir : AUCUN produit ou accessoire ne permet de ressembler à une personne (celle-ci ayant d'ailleurs peut-être modifié sa silhouette avec de la chirurgie), ni d'atteindre rapidement et sans efforts un poids idéal. Si vous vous lancez dans une cure de smoothies à boire tous les jours pendant trois mois, le seul résultat que vous obtiendrez, ce sont des carences alimentaires !

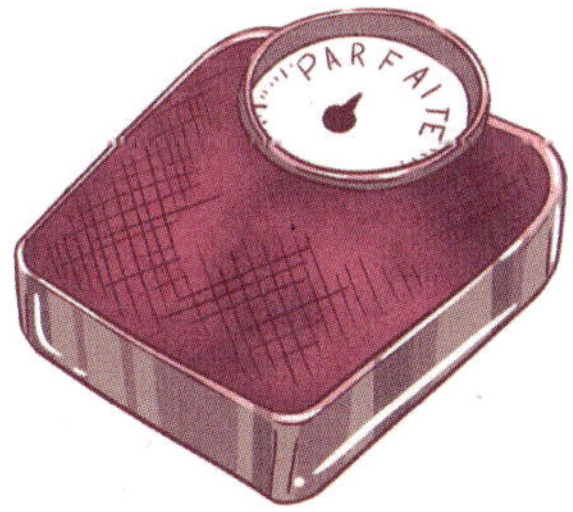

Mais pourquoi ?

Le phénomène métabolique qui permet de perdre de la graisse se nomme lipolyse. Ce procédé naturel n'agit pas sur un endroit précis mais s'effectue de manière globale, s'amorçant même parfois sur des zones qu'on aurait aimé garder plus volumineuses. On ne choisit pas, c'est le corps qui décide !

10 « Perdre du poids avec nos programmes de sport à la maison », entrainement-sportif.com.
11 lucilewoodward.com.

Chez les femmes, il existe des zones préférentielles de stockage de la graisse. Elles se situent essentiellement autour de l'appareil génital :

- hanches (la fameuse « culotte de cheval ») ;
- entrejambe ;
- ventre.

Ce n'est pas un hasard : ces zones permettent le fonctionnement optimal de notre cycle menstruel. Finalement, les complexes que nous éprouvons à l'égard de ces endroits précis ne font que stigmatiser les lieux où se joue un processus naturel, signe du bon fonctionnement de notre corps.

Finalement, les complexes que nous éprouvons à l'égard de ces endroits précis ne font que stigmatiser les lieux où se joue un processus naturel, signe du bon fonctionnement de notre corps.

La balance énergétique

Qu'est-ce que c'est ?

Pour mieux comprendre le principe de la perte de poids, revenons au fonctionnement de base du corps. Celui-ci se régule naturellement par la prise ou la perte de poids selon une balance des calories qui prend en compte, d'un côté, les apports énergétiques et, de l'autre, les dépenses énergétiques.

Si les apports sont fournis par notre alimentation, les dépenses, elles, sont définies par deux facteurs :

- Le **métabolisme basal**. Il s'agit de l'énergie de base dont le corps a besoin pour fonctionner de manière optimale et assurer les fonctions vitales : les battements cardiaques, la température corporelle, le fonctionnement cérébral, la digestion, le cycle menstruel... Ce métabolisme est propre à chacun·e. Plus on est grand·e ou musclé·e, plus le métabolisme basal augmente, puisqu'un muscle développé, par sa simple existence, consomme plus d'énergie qu'un muscle atrophié.
- L'**activité physique**. Celle-ci regroupe deux paramètres : l'activité sportive, telle que marcher une heure en forêt, faire du yoga, de la musculation, du rugby, etc., et le NEAT (*Non-Exercise Activity Thermogenesis*), c'est-à-dire toutes les activités quotidiennes qui nous font bouger : se rendre au travail à vélo, marcher dans

les couloirs du métro, aller à la boulangerie à pied... Le NEAT d'un·e ouvrier·ière du BTP, par exemple, sera plus élevé que celui d'une personne travaillant sur une chaise face à un ordinateur toute la journée.

Chercher l'équilibre

Quand la balance énergétique est équilibrée, cela signifie que les apports sont équivalents aux dépenses. Un déséquilibre, lui, entraîne soit une prise de poids, soit une perte. Il arrive que la balance soit perturbée par nos émotions ou ce que l'on vit : des moments difficiles et tristes, des instants de joie, une forte activité ou un repos forcé... Par exemple, les fêtes de fin d'année entraînent souvent des apports plus importants par rapport à la dépense énergétique, on prend alors du poids. C'est tout à fait normal : nous sommes en constante variation. C'est le principe même de la balance que de chercher l'équilibre tout en vacillant légèrement d'un côté ou de l'autre ! Ce qui est moins bon, c'est d'être sans cesse dans un déséquilibre franc, qui conduit soit à de la maigreur, soit à du surpoids, deux états de stress pour l'organisme.

Faire pencher la balance

Quand on veut perdre de la graisse, le but est de faire pencher la balance du côté des dépenses pour enclencher un déficit calorique. Sauf que cette manipulation doit être dosée avec parcimonie afin d'obtenir un résultat durable et sans danger pour la santé. Or, c'est rarement la méthode qu'on utilise dans notre monde où tout va vite : on veut un avant/après époustouflant, qui pousse à dire : « Wahou, tout ça en si peu de temps ! » Peu importe l'impact sur la santé à moyen et long termes, puisque, de toute façon, les conséquences ne seront pas montrées !

On l'aura compris : la perte de poids ciblée est impossible. Elle se fera toujours de manière globale, car l'on ne peut pas éliminer une zone de graisse en particulier. D'autant plus que la graisse se répartit différemment selon chacun·e, notamment en fonction de notre morphologie.

Pas tous·tes les mêmes !

Il existe une vaste gamme de morphologies différentes, ce que l'on perçoit facilement lorsqu'on constate que certaines coupes de vêtements, par exemple, vont mieux à certain·e·s qu'à d'autres. Notons en plus que les femmes ont tendance à avoir un bassin plus large que les hommes, afin de faciliter l'acte d'accouchement (bien qu'aujourd'hui, avec la médicalisation des accouchements, les femmes à bassin étroit puissent accoucher sans risques).

On connaît aussi cette typologie des morphologies fondées sur les lettres de l'alphabet. Même si je suis contre le fait de chercher à rentrer dans des cases d'esthétisme, il est intéressant de parler de ce genre de classement pour comprendre pourquoi nous ne perdons pas toutes du poids aux mêmes endroits !

S'acharner à acquérir une morphologie en 8 alors qu'on est plutôt en V est peine perdue. Il faut plutôt essayer de mettre en valeur ses propres atouts, qui existent dans toutes les morphologies.

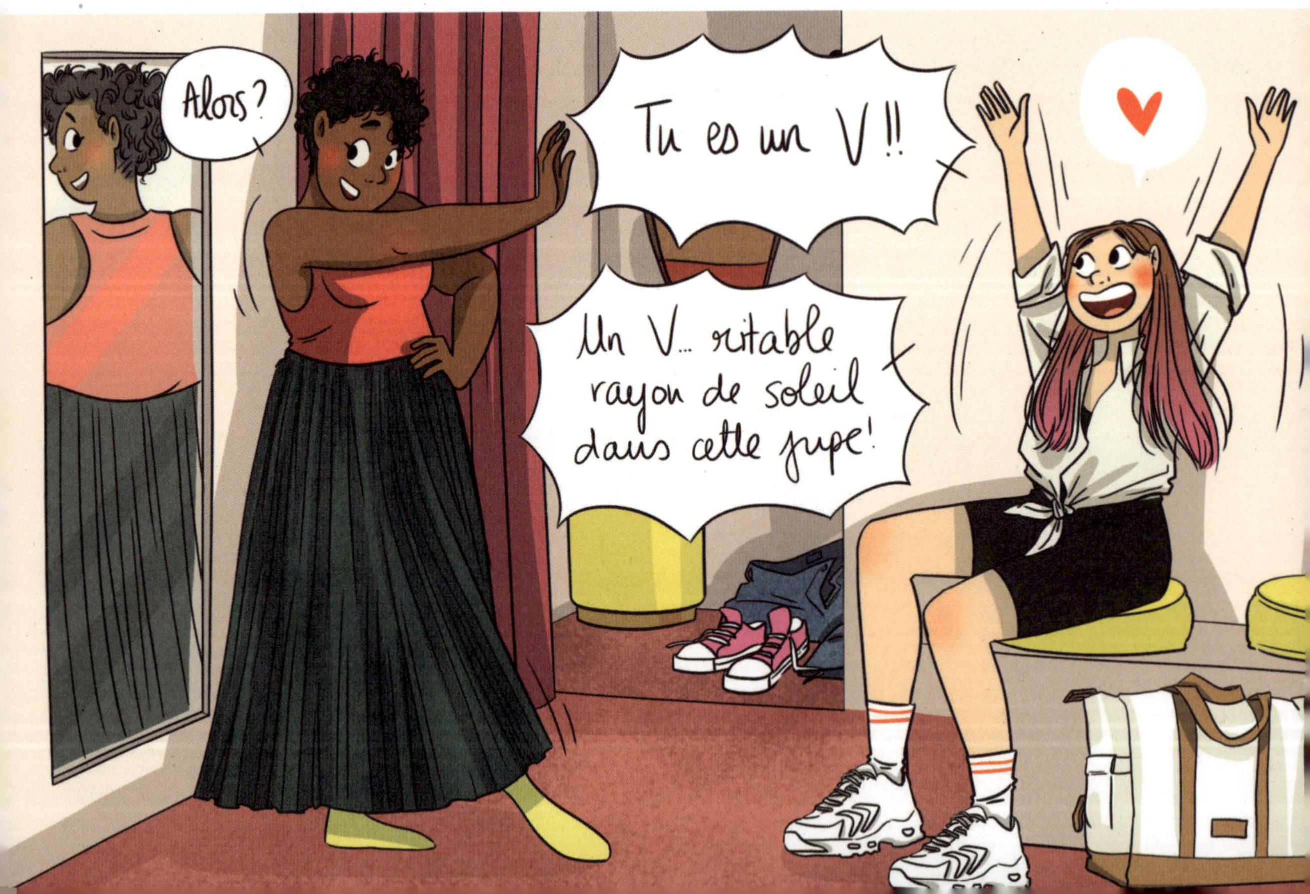
Alors ?
Tu es un V !!
Un V... ritable rayon de soleil dans cette jupe !

Globalement, le stockage de la graisse se fait, pour tous·tes, aux mêmes endroits, mais certaines morphologies mettront en valeur certaines zones plus que d'autres. Cela dépend de notre squelette, de la longueur de nos os et de nos muscles. Ainsi, une personne avec de longs tibias et fémurs aura des jambes plutôt fines et longues. Le stockage de la graisse sera moins visible chez elle que chez une autre dont les tibias et fémurs sont courts, étant donné que cette dernière dispose de moins de surface pour stocker autant de graisse.

Les risques des régimes

À l'heure de la *diet culture*

Aujourd'hui, les régimes traditionnels semblent moins à la mode qu'il y a quelques années. Mais le marketing n'a pas dit son dernier mot, et les réseaux sociaux ne cessent là encore de nous bombarder de publicités vantant des produits miracles ! « Faire attention avant l'été/avant les fêtes », « préparer son *summer body* », valoriser la nourriture « healthy » au détriment du reste, observer la façon dont mange une personne... autant de remarques ou de comportements qui relèvent de la *diet culture*, cette culture des régimes dans laquelle nous baignons sans même nous en rendre compte parfois.

À cela s'ajoute une caractéristique de nos sociétés actuelles : l'attrait pour tout ce qui est rapide, facile, qui ne demande pas trop d'efforts, de modification de son quotidien. Or, c'est bien ce que proposent les régimes miracles. Malheureusement, comme beaucoup de choses dans la vie, c'est à force de temps, d'efforts et d'inconforts que l'on obtient ce que l'on souhaite. Pas du tout dans l'air du temps !

Le corps face à la restriction calorique

En 2010, l'ANSES a mené une étude sur les régimes les plus connus du grand public ou les plus cités sur Internet afin d'estimer leur impact sur la santé. Voici les conclusions qui en ont été tirées[12] : « La dépression et la perte de l'estime de soi sont des conséquences psychologiques fréquentes des échecs à répétition des régimes amaigrissants. »

- « L'amaigrissement ne se fait pas uniquement aux dépens des réserves de masse grasse, mais conduit rapidement à la perte des masses musculaire et osseuse. » Le muscle, c'est d'ailleurs souvent la première chose qui est perdue dans les régimes hyper restrictifs. Et sans muscle, adieu la force ! L'activité physique devient encore plus dure.
- « Les régimes exclusivement protéiques, qui orientent vers une consommation de viande, de poisson, d'œuf et de produits laitiers, conduisent à des apports protéiques très élevés et peuvent présenter un risque aux niveaux rénal, osseux et cardiaque. »
- « Une des conséquences majeure et récurrente des privations et exclusions pratiquées, quel que soit le régime, est, paradoxalement, la reprise de poids, voire le surpoids. Plus on fait de régimes, plus on favorise la reprise pondérale (effet yo-yo), *a fortiori* en l'absence d'activité physique. »
- « La restriction énergétique au cours de la grossesse ainsi que les déficits nutritionnels sous-jacents comportent des risques pour le déroulement de celle-ci, ralentissent le développement et la croissance fœtale et peuvent avoir des conséquences sur la santé ultérieure de l'enfant, y compris à l'âge adulte. »
- « Chez l'enfant et l'adolescent, la restriction calorique [...] peut entraîner un ralentissement de la croissance et du développement pubertaire. »

Le souci de la restrict
calorique brutale,
c'est qu'elle déclench
un phénomène nature
d'adaptation que
le corps met en place
pour survivre.

Le souci de la restriction calorique brutale, c'est qu'elle déclenche un phénomène naturel d'adaptation que le corps met en place pour survivre. En effet, lorsque les apports deviennent d'un coup nettement insuffisants, il ne reste plus qu'une ressource :

12 ANSES, « Régimes amaigrissants : quels sont les risques liés aux pratiques alimentaires d'amaigrissement ? ».

diminuer le métabolisme de base. Cela passe par la baisse de la température corporelle, le ralentissement de la digestion, une faiblesse musculaire, de la somnolence, la diminution de la libido, des troubles menstruels et de la fatigue. Autant de phénomènes physiologiques que le corps ralentit, voire supprime s'ils ne sont pas vitaux. Chez la femme, cela peut conduire à l'aménorrhée (suppression des règles).

Mais cela ne s'arrête pas là ! Cette adaptation métabolique va aussi avoir un effet sur la prise et la perte de poids. Certes, il y aura une perte de poids au début, très rapide, même. Puis le métabolisme va finir par s'habituer à ce faible apport et, lorsque celui-ci remontera légèrement - ce qui arrive toujours, car on ne peut pas vivre sur le long terme en restriction calorique drastique -, la balance penchera aussitôt de l'autre côté. Commence alors un cercle vicieux : le poids remonte, en conséquence on diminue encore plus les calories (atteignant parfois des niveaux dangereux pour la santé), le métabolisme s'adapte de nouveau à cette restriction, qui ne peut, à son tour, être supportée longtemps. Le meilleur moyen d'en sortir est de se faire accompagner par un·e professionnel·le de la nutrition, qui proposera sûrement de réaliser une relance métabolique (voir p. 277).

Et les jeûnes ?

Pour ma part, j'ai pratiqué le jeûne intermittent en arrêtant de manger le matin car, souvent, je n'avais pas de sensation de faim. J'ai senti rapidement des effets positifs : plus d'énergie, moins de maux de ventre. Mais au bout de trois mois, des brûlures d'estomac et une somnolence vers 11 heures sont apparus. Alors, même si le jeûne m'a permis de mieux comprendre comment je fonctionnais, d'accepter que mon corps n'avait pas toujours envie de manger à l'heure des repas ou, au contraire, avait besoin d'être nourri à une heure non conventionnelle, j'ai décidé d'arrêter et de suivre mon intuition qui me disait de remanger le matin plutôt que de me plier à une règle stricte.

C'est quoi, le principe du jeûne ?

Il s'agit tout simplement de rester à jeun pendant un certain nombre d'heures pour aider le corps à « se détoxifier », « se nettoyer », « se purifier » selon la terminologie habituelle du jeûne. En pratique, le corps, placé en restriction alimentaire, doit s'adapter pour faire face à ce stress. Seulement, on ne peut pas vivre indéfiniment sans manger. Une étude[13] menée sur des grévistes de la faim entre 2003 et 2004 a montré qu'un adulte « moyen » peut survivre jusqu'à 80 jours sans manger… à condition de boire, bien sûr ! O.-K. pour 80 jours, mais dans quelles conditions et à quel prix sur le long terme ?

Au niveau physiologique, le stress se manifeste par la sécrétion de cortisol, une hormone produite par les glandes surrénales que l'on considère souvent comme étant mauvaise alors qu'en réalité, elle est essentielle à beaucoup de choses. Face à une situation déstabilisante, par exemple, elle nous permet de savoir si on doit combattre ou fuir (le fameux *fight* or *flight*), augmentant notre fréquence cardiaque, libérant du glucose dans le sang pour nous permettre de courir vite, fournissant au cerveau plus d'oxygène afin d'avoir des réactions plus vives. Du coup, dans le cadre d'un jeûne qui met notre organisme en situation de stress, la réponse de notre corps sera de libérer du cortisol. Voilà pourquoi on peut avoir la sensation d'une meilleure productivité, d'une attention améliorée, etc. Sauf que le cortisol sécrété en excès devient préjudiciable. Il est mis en cause dans un grand nombre de pathologies inflammatoires, notamment digestives.

Oui, le jeûne peut entraîner une perte de poids rapide, mais tout aussi rapidement le corps va aller puiser dans d'autres réserves que la graisse. Conséquences : perte de muscle, diminution de la qualité osseuse, nouvelle adaptation du métabolisme basal qui peut entraîner une digestion plus lente, de la fatigue, des troubles du sommeil et, bien sûr, impacter le cycle menstruel.

13 ANSES, « Régimes amaigrissants : quels sont les risques liés aux pratiques alimentaires d'amaigrissement ? »

À mes yeux, le jeûne aux règles strictes est donc à éviter ; mieux vaut adopter un comportement plus naturel, comme manger uniquement lorsque l'on a faim et ne pas se forcer à faire un repas si on a trop mangé lors du précédent. Le principal est d'écouter son corps.

La relance métabolique

Lorsqu'on est pris dans l'engrenage des régimes restrictifs et que le métabolisme de base ne dispose plus que de 1 000 calories par jour au lieu de 2 000, impossible de diminuer encore l'apport énergétique. Bien au contraire, il faut le faire remonter ! C'est le but d'une relance métabolique : redonner au corps l'essence nécessaire pour remettre correctement en marche toutes les fonctions physiologiques à l'arrêt depuis un certain temps. Pour qu'elle soit réalisée dans de bonnes conditions et éviter l'effet yo-yo, mieux vaut être accompagnée par un·e professionnel·le de la nutrition.

Vous l'aurez compris : les régimes ne fonctionnent pas, tout comme la perte de poids ciblée n'existe pas. Ce qui fonctionne, en revanche, c'est de faire des choses que l'on aime, vivre une vie active, bouger, marcher, danser, courir... tout en continuant à s'alimenter !

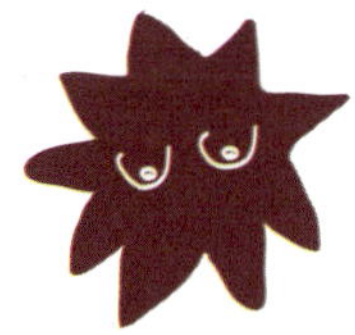

Une fois que le métabolisme de base est revenu à un niveau normal de consommation d'énergie, on peut de nouveau travailler avec la balance énergétique et créer un léger déficit.

L'alimentation

Aliments sains et aliments diaboliques

Venons-en à présent au sujet de l'alimentation. On ne peut l'aborder sans évoquer cette expression que l'on entend partout : le « rééquilibrage alimentaire », un phénomène qui amène souvent à classer les aliments selon qu'ils sont sains (« Ah, c'est bien, tu manges ça, c'est bon pour la santé ! ») ou diaboliques (« Faut pas manger ça, ça fait grossir »).

Je suis partagée sur la question. J'ai tout autant envie de dire : « Lâchez-nous la grappe avec la bouffe » que « C'est vrai qu'il nous faut nous réhabituer à manger des produits simples (et non sains !) ». Entre aliments sains, pas si sains, et aliments diaboliques, pas si méchants que ça, difficile de faire la part des choses !

Aliments stigmatisés

Le lait de vache et le gluten

Prenons le cas du lait de vache (et de ses dérivés : beurre, crème...) et du gluten, protéine présente dans le blé tout comme dans d'autres céréales : seigle, avoine, orge, épeautre, kamut... Sujets ô combien délicats !

Sans être une experte du gluten, je vais essayer d'en parler avec simplicité. Aujourd'hui, le blé que l'on consomme a été modifié génétiquement pour obtenir toujours plus de rendement, il est donc plus riche en gluten qu'autrefois. Associez à cela une agriculture intensive (utilisant des pesticides), le tout sur des sols appauvris, et vous obtenez des céréales qui, pour la plupart, ne sont plus ce qu'elles étaient. Les mêmes procédés impactent la qualité du lait de vache.

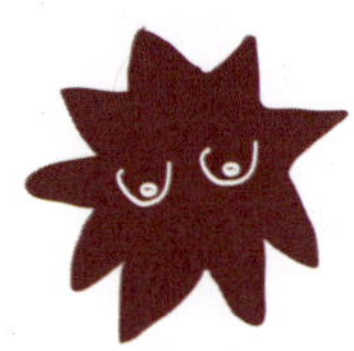

Il existe bien des personnes intolérantes et allergiques au lait de vache et au gluten, comme il existe d'autres intolérances et allergies alimentaires qui nécessitent parfois des évictions complètes.

ALLERGIES ET INTOLÉRANCES : CE N'EST PAS LA MÊME HISTOIRE

Les **allergies** sont caractérisées au niveau biologique par la présence d'anticorps IgE, qui induisent la libération de facteurs de l'inflammation comme l'histamine et qui déclenchent des symptômes aigus avec manifestation immédiate telles les lèvres ou la gorge qui gonflent, des démangeaisons, des difficultés respiratoires...

Les **intolérances**, elles, sont caractérisées par un inconfort suite à l'ingestion d'un aliment, ce qui peut provoquer des désagréments comme des ballonnements ou des maux de ventre. Un exemple assez répandu est l'intolérance au lactose : il s'agit d'un déficit physiologique d'une enzyme se nommant « lactase », qui empêche la digestion du lactose et crée des inconforts digestifs.

En consultation, quand j'en parle à mes patient·e·s, je constate souvent qu'on oublie que le gluten se trouve aussi dans les pâtes à tarte, à pizza, les gâteaux... Cette surconsommation de blé, c'est aussi ce qui nous rend hypersensibles au gluten. La solution peut être d'en manger moins et de privilégier des produits de meilleure qualité, en variant par exemple les céréales (farine d'épeautre, de kamut...).

Pourquoi dit-on que la mayonnaise fait grossir ?

Soyons claire : la mayonnaise ne fait pas grossir. C'est vrai qu'elle contient une grande quantité de calories dans un petit volume et que l'excès de calories fait prendre du poids. Mais ce n'est pas la mayonnaise qui fait grossir, c'est sa consommation exagérée et régulière. À l'opposé, le brocoli contient peu de calories : on peut en manger beaucoup en volume sans que la quantité de calories ingérées ne dépasse nos besoins énergétiques.

Et les fast-foods ?

Les aliments proposés dans les fast-foods sont généralement riches en calories et, dans ce genre d'établissements, on a tendance à manger en grande quantité. Le risque, c'est donc d'avaler plus que ses besoins énergétiques. Il est beaucoup plus facile de manger 2 000 calories avec un menu de fast-food qu'avec de la patate douce. (Au passage, bonne chance à celle ou celui qui essaiera de manger 2 000 calories de patates douces !) Tout est une question d'équilibre. On peut donc tout à fait s'accorder un fast-food de temps en temps sans prendre de risque pour sa santé.

Et ces aliments sains ?

Qu'en est-il de ces aliments qu'on aurait le droit de manger à volonté, car pauvres en calories et pleins de bienfaits ? Les légumes sont des aliments riches en fibres, ce qui leur donne « l'avantage » de remplir l'estomac sans contenir trop de calories (à l'inverse de la mayonnaise). Sauf que certains intestins ont du mal à digérer ces fibres, surtout lorsque les légumes sont crus. Voyez ces crudités qu'on grignote en apéro, l'été... La consommation excessive de fibres peut causer des ballonnements, des gaz ou encore des troubles du transit du type diarrhée et/ou constipation.

« Je digère plus facilement un fast-food qu'une ratatouille faite maison »

« Il y a environ deux ans, des ballonnements au moment de la digestion sont devenus plus fréquents. Par réflexe, je me suis dit que je devais revoir mon alimentation, que je ne devais pas manger suffisamment équilibré. En deux ans, je n'ai fait qu'augmenter mes apports en fibres pour favoriser une bonne digestion, et ce alors même que mon transit était bon. Les ballonnements sont devenus encore plus fréquents, plus longs et douloureux, puis les gaz sont arrivés. La nuit, mon corps ne se relâchait pas, ne me permettant pas de récupérer correctement. La fatigue s'est installée. C'est devenu un cercle vicieux.

Cet été a été le point culminant de mes inconforts et douleurs, une période propice aux repas riches en crudités et autres fruits de saison. J'ai passé mon temps à sentir mon colon se tordre, accompagné de migraines, de fatigue et de gaz insupportables. À tel point que j'ai décidé de réduire drastiquement l'apport en fibres, histoire de vérifier si cette alimentation équilibrée prônée par tout le monde, magazines comme médecins, ne serait pas à l'origine de mon mal-être.

J'ai retrouvé mon sommeil, je me sens plus en forme et moins déprimée. Et, surtout, je souffre moins. Je n'ai pas arrêté de manger des fruits et des légumes, mais je les sélectionne selon mon envie, plutôt cuits ou pauvres en fibres. Je m'écoute au lieu d'écouter les lieux communs préconisés par et pour la masse. Mon ostéo m'accompagne et m'aide à mieux connaître mon corps, ses réactions et ses besoins. Nos besoins sont uniques et propres à chacun. »

Soraya, 31 ans

Manon l'ostéo

En discutant de ces sujets avec un ami diététicien, il m'a parlé du principe du *you can do both*, qui signifie « tu peux faire les deux » : tu peux consommer tout ce que tu veux, il faut simplement que l'ensemble soit diversifié. Se restreindre, s'interdire des aliments, c'est le meilleur moyen de créer de la frustration (d'autant qu'un des principes de l'être humain, c'est d'être attiré par l'interdit) et des troubles du comportement alimentaire (TCA).

Lorsqu'on consomme différemment, en nuançant ses apports caloriques, notre relation à l'alimentation peut changer drastiquement et devenir beaucoup plus saine. Plus besoin de parler de « repas plaisir » ou de *cheat meal* ! Le but est de trouver du plaisir au quotidien dans ce que l'on mange par le biais d'une alimentation variée.

L'alimentation intuitive

Dans ma quête à retrouver une relation équilibrée avec mon alimentation, je suis tombée sur « l'alimentation intuitive » ; j'ai trouvé que cette expression correspondait totalement à ce que j'expérimentais depuis l'arrêt du jeûne intermittent. Suivre mon intuition, écouter mes signaux corporels : de faim, de satiété, d'envie, tout en gardant un rapport rationnel aux envies.

Je me suis alors demandé : comment des personnes qui ne sont pas en paix avec leur alimentation et leurs comportements vis-à-vis d'elle pourraient-elles renouer avec leur intuition ?

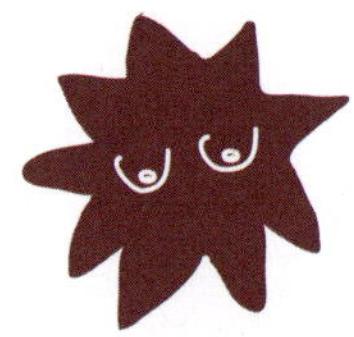

Pour aller plus loin avec l'alimentation intuitive, je vous conseille le site français : alimentation-intuitive.com, on y retrouve les informations concernant les bases de l'alimentation intuitive.

Le but de l'alimentation intuitive consiste à manger en suivant son intuition, en faisant confiance à son corps et en répondant à ses besoins. Mais encore faut-il que cette intuition soit bonne ! Il est vrai que, lorsque notre rapport à l'alimentation est perturbé, que notre intuition est absente ou défaillante, on se sent perdu, comme lorsqu'on débarque dans un pays étranger. Au début, pour se retrouver, on consulte des cartes ou on utilise un GPS qui nous dit où aller exactement. Puis, à force de circuler dans ce nouvel endroit, on finit par le connaître. Plus besoin de cartes, ni de GPS ! C'est un peu la même chose avec l'alimentation : quand on a tout à apprendre, avant de se lancer seul·e et de suivre son instinct, on a besoin d'un cadre qui n'entraîne pas de frustrations mais oriente vers une direction. Puis, à force de connaître les règles, on réapprend à suivre son instinct.

Mené correctement, ce rapport à l'alimentation permet de répondre aux stimuli de faim quand il y en a, d'aller vers des aliments qui nous font envie par leur odeur, leur couleur ou leur forme. Il faut aussi accepter les variations de l'appétit, causées notamment par les émotions ou les fluctuations hormonales du cycle menstruel, qui induisent parfois une forte augmentation de la sensation de faim et d'autres fois une diminution.

Mais au-delà du fait de combler la faim et d'assurer la satiété, l'alimentation intuitive prend aussi en compte la part émotionnelle de notre façon de manger. Sans nier le fait que se laisser influencer constamment par ses ressentis peut créer des troubles du comportement alimentaire, le meilleur moyen d'être en paix avec tous les aliments demeure d'accepter que nos émotions puissent nous pousser vers certains d'entre eux.

Un tel changement comportemental nécessite d'avoir trouvé un équilibre global et ne peut s'inscrire que dans une longue démarche d'apaisement à l'égard de son corps et de son alimentation. Ce qui est loin d'être facile, aliéné·e·s que nous sommes par la publicité, les produits ultra-sucrés et nos habitudes alimentaires déconnectées du rythme de production de la Terre... Loin de moi l'idée de vous imposer ce changement : à vous de vivre votre alimentation comme vous le pouvez. Pour moi, il s'est agi de me débarrasser des injonctions qui pesaient sur la gestion de ma contraception comme celle de mon alimentation. Chacun·e reste libre !

Du coup, j'ai découvert que l'expression « alimentation intuitive » avait été créée par deux diététiciennes américaines, Evelyn Tribole et Elyse Resch, dans les années 1990. Ce modèle a été fondé sur leur expérience clinique avec leurs patient·e·s. Aujourd'hui, plus d'une centaine d'études valident l'efficacité de la méthode.

LES 10 PRINCIPES DE L'ALIMENTATION INTUITIVE

L'alimentation intuitive s'appuie sur trois notions importantes : l'instinct, les émotions et la pensée rationnelle. En plus de cette triade, les deux diététiciennes ont créé les 10 principes de l'alimentation intuitive[14].

1. Rejette la mentalité des régimes.
2. Honore ta faim : on a le droit d'avoir faim, même si cette sensation arrive à un moment non conventionnel de repas.
3. Fais la paix avec la nourriture : adieu ce concept d'aliments sains et d'aliments diaboliques.
4. Challenge la police de la nourriture / « neutraliser la voix intérieure » : celle qui tourne en boucle avec parfois des mots dégradants à ton égard.

14 Evelyn Tribole, « Definition of Intuitive Eating », intuitiveeating.org, 17 juillet 2019. Evelyn Tribole, « Definition of Intuitive Eating », intuitiveeating.org, 17 juillet 2019.

5 Respecte ta satiété : même si elle arrive avant que l'assiette que mamie nous a servie soit vide.

6 Découvre la satisfaction : avec la culture des régimes, parfois, manger devient même une angoisse. Réussir à perdre cette peur de manger, pour retrouver la satisfaction d'un bon repas. Redécouvrir la satisfaction, c'est aussi prendre du plaisir à manger assis·e à une table, dans une belle assiette, avec des personnes autour de soi, plutôt que de manger rapidement seul·e dans un train, par exemple.

7 Vis tes émotions sans la nourriture : en anglais ce principe se dit « Honor your feelings without using foods », Elyane C., traductrice française du livre *Alimentation Intuitive* écrit par Evelyn Tribole et Elyse Resch, le traduit par « gère tes émotions sans la nourriture[15] ». Personnellement, je ne trouve pas que le verbe « gérer » soit tout à fait adapté, car le principe même d'une émotion, c'est qu'elle survient à notre conscience sans qu'elle soit contrôlable, gérable. En revanche, notre réaction à cette émotion, elle, peut être travaillée. Alors vis tes émotions sans qu'elles soient toujours accompagnées de nourriture.

8 Respecte ton corps : accepte-le à chaque moment de ta vie, avec les variations qu'il va connaître.

9 Bouge et ressens : pratique l'activité physique dont tu as le plus envie/besoin, en te détachant de l'objectif corporel ou de l'idée de perte de poids. Ainsi, tu prendras bien plus de plaisir qu'à pratiquer une activité subie, comme c'est quasiment toujours le cas dans le cadre d'un régime ! Au-delà du « sport »...

10 ... honore ta santé ! À toi de définir comment...

Ces 10 principes fondateurs ne sont pas des injonctions, mais plutôt des pistes de réflexion. Certains principes vous sembleront logiques, alors que d'autres vous demanderont de creuser le sujet, seul·e ou accompagné·e.

Pour ma part, je me suis rendu compte en lisant les 10 principes que c'étaient déjà des principes sur lesquels je m'appuyais depuis un certain temps ; certains étaient complètement intégrés (comme ressentir la satisfaction d'un repas, faire la paix avec la nourriture) et d'autres en cours d'intégration (aimer son corps, tous les jours, peu importe ses variations).

15 Elyane C., « Alimentation intuitive - 10 principes pour être zen face à la nourriture », YouTube.

Les TCA et TCAns

Aujourd'hui, on sous-estime le nombre de personnes qui souffrent de troubles du comportement alimentaire, que ce soit en lien avec l'apparence physique ou la prise alimentaire, car celles-ci ne rentrent dans les cases classiques des TCA. Au-delà de l'anorexie mentale (qui touche entre 0,9 à 1,5 % de la population générale selon la HAS[16]), de l'hyperphagie boulimique et de la boulimie, il existe un large spectre de troubles du comportement alimentaire : on les appelle les TCA non spécifiés (TCAns). Ils comprennent l'ensemble des troubles ne répondant pas aux définitions de l'anorexie mentale et de la boulimie[17] comme, entre autres :

- avoir une image déformée de son corps (dysmorphophobie) ;
- compter ou peser tous ses aliments ;
- faire du sport pour contrebalancer un repas très calorique.

Bien souvent, ces comportements sont « normalisés » - voire encouragés par une société grossophobe qui pousse aux comportements destructeurs plutôt qu'à l'acceptation des corps non normés - alors qu'en réalité, ils appartiennent à la famille des TCA. L'orthorexie, par exemple, correspond à l'obsession de manger sain. Elle peut entraîner le refus de prendre part à des moments conviviaux parce que le repas ne sera pas jugé « sain ». La mummyrexie (ou mommyrexie[18]), elle, consiste à suivre un régime restrictif pendant la grossesse pour éviter de prendre du poids - un trouble mis à l'honneur par certaines stars comme Victoria Beckham. Enfin, évoquons la bigorexie : l'addiction au sport.

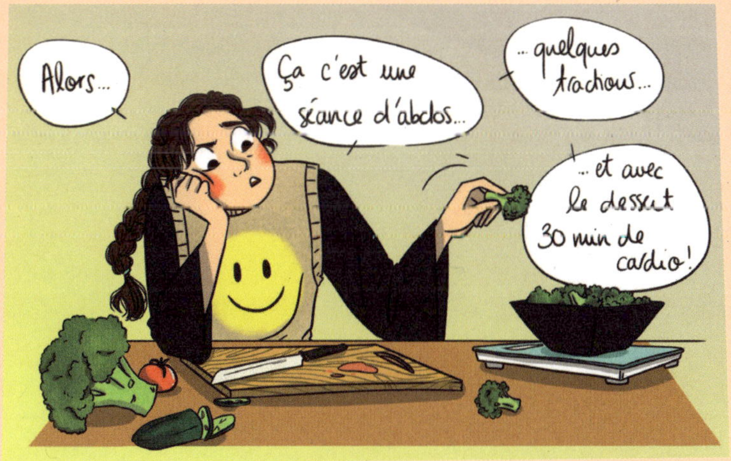
Alors...
Ça c'est une séance d'abdos...
... quelques tractions...
... et avec le dessert 30 min de cardio !

16 Ministère des Solidarités et de la Santé, « Prévention des troubles du comportement alimentaire chez les jeunes », 4 août 2017.
17 G. Castaldi, J. Ruiz et V. Guisti, « Diabète de type 2 : n'oubliez pas les troubles du comportement alimentaire », *Rev. Méd. Suisse*, 2009 ; 5 : p. 667-670.
18 *Elle*, « Mommyrexie : enceinte et mince à tout prix ».

Accepter son corps, une injonction ?

Revenons sur l'origine du mouvement body positive. Aujourd'hui, on voit des #bodypositive partout sur les réseaux sociaux pour revendiquer toutes sortes de « défauts » : poils, vergetures, boutons, rides... Mais, le body positive, avant d'être un mouvement libérateur, était avant tout un courant politique créé par des femmes grosses et racisées en 1996 aux États-Unis.

« On a le droit de ne pas s'aimer mais d'être respecté·e. »
Anouch, militante du collectif Gras Politique[19]

Avec le détournement de l'expression « body positive », on s'éloigne de ce qu'il revendique : la grossophobie sociale, dans le monde du travail, avec des discriminations à l'embauche, des maltraitances médicales, des lieux de culture inadaptés... Le body positive tel qu'on le connaît aujourd'hui revendique plutôt l'idée que tous les corps sont beaux ; on est loin des revendications politiques. D'ailleurs, quand l'esthétique s'invite, les marques aussi... Le body positive, c'est LE nouvel argument de vente !

Le bon point reste qu'apprendre à s'aimer comme on est plutôt positif ! Ne plus s'obstiner à adopter les canons de beauté qui ne reflètent pas la réalité. Car, derrière ces physiques qui attirent, qui semblent parfaits, se dissimulent souvent des restrictions, des troubles du comportement alimentaire, du dopage, de la chirurgie esthétique... Certaines personnes ne s'en cachent pas, mais beaucoup font l'impasse dessus. Tout ce que l'on nous montre et que l'on montre est déformé. Il n'y a qu'à voir avec quelle facilité on peut retoucher une photographie à l'aide d'un simple téléphone – en quelques clics, la peau est lissée, l'exposition lumineuse améliorée, les traits sont légèrement redessinés avec un filtre –, ou même comment une simple pose peut changer du tout au tout la perception que l'on peut avoir d'un corps. À une autre échelle, pensons également à ces programmes qui proposent des transformations physiques drastiques en seulement trois mois. Trois mois, c'est bien peu pour de tels changements. À long terme, comment vivent véritablement ces personnes ? La réponse : assez mal, généralement, tant sur le plan physique que mental. Mais tout cela est passé sous silence, car

19 Arièle Bonte, « Body positive : comment ce mouvement a été dénaturé de son discours politique », rtl.fr, 14 juillet 2019.

le sujet est nettement moins vendeur. Aujourd'hui, on veut des résultats visibles tout de suite : c'est le gage d'un programme physique/alimentaire de qualité.

La première chose à faire est de se désabonner de ces comptes qui exposent des physiques de rêve et ne font que nous complexer et déformer la vision que nous avons de notre corps. Ils ne sont qu'une traduction des injonctions sociales omniprésentes par ailleurs, donc essayons de nous en préserver lorsque c'est possible. Ce courant d'émancipation super chouette qui vise à se libérer des injonctions qui pèsent sur nous, à se réapproprier le droit d'être comme on le veut ne doit surtout pas être une nouvelle injonction : l'injonction à devoir s'aimer, à devoir être au naturel et se sentir belle. D'ailleurs, la forme politique du body positive ne revendique pas l'aspect esthétique des corps gros[20].

Les compléments alimentaires, ces pilules pleines de promesses

Surfant sur la même vague que les régimes miracles (des résultats rapides sans efforts), les compléments alimentaires promettent monts et merveilles par la simple prise de petites pilules. Au-delà du business que cela représente, c'est le marché du moindre effort qui est de nouveau exploité. Et c'est vrai : si vous voyiez une pub pour un programme qui promettait un résultat assorti du discours : « ça va être long et vous allez devoir faire beaucoup d'efforts », cliqueriez-vous ?

Un complément alimentaire, une solution miracle ?

Lorsqu'on s'intéresse aux compléments alimentaires, on aborde généralement la question en se demandant lequel est le plus efficace pour perdre du poids / avoir moins de cellulite / une peau plus lisse ou bronzée toute l'année / des cheveux plus brillants... Mais appréhender les compléments alimentaires

20 www.graspolitique.wordpress.com.

ainsi, c'est omettre certains facteurs, comme son hygiène de vie, ce qu'on fait ou ne fait pas, et qui impactent notre corps. La qualité de la peau ou des cheveux est liée à la qualité du sommeil, l'hydratation, l'activité physique journalière, le tabac, la période du cycle menstruel, la grossesse…

Avant de prendre un complément, des tas d'actions peuvent être mis en place pour améliorer une situation, mais cela demande de faire un effort, de modifier ses habitudes. Et si, au lieu de se demander quel complément permettrait d'atteindre tel objectif, on s'interrogeait sur notre mode de vie, notre régime alimentaire, les nutriments qui peuvent nous manquer ? Là encore, pour y répondre, mieux vaut faire appel à un·e professionnel·e formé·e, notamment en micronutrition.

Pathologies gynécologiques, sport et alimentation

L'impact de l'alimentation

Lorsqu'on est atteinte de SOPK, d'endométriose ou que l'on vit des règles douloureuses, on peut être amenée à s'intéresser à l'incidence de notre alimentation sur les symptômes dont on souffre, comme pour toute maladie.

Alimentation et endométriose

Dans le cas de l'endométriose, qui provoque des réactions inflammatoires, on préconise souvent de limiter les aliments pro-inflammatoires, qui peuvent être difficiles à digérer, surtout si le système digestif n'est pas au top de sa forme, et vont favoriser un état inflammatoire chronique général. Sans surprise, il s'agit majoritairement des produits industriels, qui utilisent à tout bout de champ des sucres raffinés (même dans les produits salés).

À la place, on propose le « régime méditerranéen », fondé sur une alimentation riche en antioxydants, présents dans les aliments bruts : légumes verts, fruits, oléagineux, épices, poissons gras. Ces antioxydants protègent nos cellules des radicaux libres en les absorbant.

Les radicaux libres sont des molécules produites par un grand nombre de phénomènes physiologiques : la respiration, l'activité physique intense, l'inflammation, le stress... On entend souvent parler d'eux car ils jouent un rôle dans le vieillissement cellulaire ; ils sont notamment responsables du stress oxydatif qui est associé à des maladies comme les cancers, les maladies cardiovasculaires ou encore le diabète de type 2[21]. En 2014, une équipe de chercheur·euse·s de l'hôpital Cochin a trouvé un lien entre stress oxydatif et endométriose. En prélevant sur 150 jeunes femmes atteintes d'endométriose profonde du liquide péritonéal (dans le ventre), les résultats ont montré que ces patientes souffraient d'un stress oxydatif élevé au niveau du péritoine. « À ce stade, nous ne savons pas si l'endométriose est à l'origine de ce stress ou si c'est l'inverse. Mais des expériences conduites in vitro montrent que le fait d'inhiber ce stress oxydatif bloque la prolifération des cellules endométriales », décrit Pietro Santulli, co-auteur des travaux[22].

PILULE ET STRESS OXYDATIF ?

Le lien entre pilule et stress oxydatif a été étudié en 2012 par des chercheur·euse·s, qui ont séparé 120 femmes en trois groupes : le premier groupe prenait une pilule contraceptive combinée oestro-progestative ; le deuxième prenait aussi cette pilule et était complémenté en vitamines C et E ; le troisième était un groupe témoin, ne prenant ni contraceptif, ni complémentation. À l'issue de l'étude, il a été retrouvé un stress oxydatif plus élevé dans le groupe 1 par rapport aux groupes 2 et 3[23].

21 J. Haleng et al., « Le stress oxydant », *Rev. Méd. Liège*, 2007 ; 62 (10), p. 628-638.

22 Inserm, « Le stress oxydatif, nouvelle cible contre l'endométriose », 8 décembre 2014.

23 F. Zal, Z. Mostafavi-Pour, F. Amini et A. Heidari, « Effect of vitamin E and C supplements on lipid peroxidation and GSH-dependent antioxidant enzyme status in the blood of women consuming oral contraceptives », *Contraception*, 2012 ; 86 (1), p. 62-66.

Lutter contre le stress oxydatif

D'autres facteurs que la pilule contraceptive favorisent le stress oxydatif : le tabac, l'alcool, le manque de fruits et légumes dans l'alimentation, l'exposition au soleil, l'activité sportive trop intense, la pollution de l'air, les radiations, les chirurgies avec transplants[24]... On est donc facilement exposé à cet excès d'oxydation. Heureusement, nous avons toutes les armes pour équilibrer ce stress oxydatif grâce à des substances naturellement présentes dans notre corps et d'autres issues de certaines sources alimentaires, tels les vitamines C et E, les caroténoïdes, les polyphénols, ainsi que les oligo-éléments (le cuivre, le zinc, le sélénium).

SOURCES DE...	ALIMENTS[25]
Vitamine C	Fruits rouges, agrumes, choux
Vitamine E	Huile olive, sésame, noix, noisettes
Caroténoïdes (B-carotène)	Carottes, abricots, melons, légumes verts
Polyphénols	Fruits rouges, agrumes, pommes, thé vert, thé noir, vin rouge, cacao...
Oligo-éléments	**Zinc :** poissons, viandes, lentilles, pois, haricots, fèves... **Cuivre :** foie de veau, fruits de mer, noix, champignons Shiitaké séchés... **Sélénium :** noix du brésil, ail, choux, poissons et fruits de mer...

Tout ce qui provient naturellement de la terre, et qui n'a pas été altéré à coups de procédés industriels importants, est toujours plus intéressant d'un point de vue nutritionnel. Cependant, aujourd'hui, face à l'appauvrissement des sols en lien avec leur culture intensive et l'utilisation des pesticides, les fruits et légumes perdent une grande partie de leur valeur nutritive, voire deviennent porteurs de perturbateurs endocriniens.

24 J. Haleng et *al.*, « Le stress oxydant », *Rev. Méd. Liège*, 2007 ; 62 (10), p. 628-638.
25 https://www.la-vie-naturelle.com/blog/post/selenium.

L'impact du sport

Parmi les éléments qui entraînent du stress oxydatif, on retrouve la pratique excessive du sport. Il est donc temps de nous pencher un peu plus sur les bienfaits et les limites de l'activité physique.

Le stress oxydatif a également un impact sur la fertilité : une alimentation riche en fruits et légumes est donc tout indiquée.

Les hormones de l'effort

Pendant mes consultations, lorsque je demande à mes patient·e·s s'ils ou elles pratiquent une activité physique ou sportive, ceux et celles qui n'en font pas sont gêné·e·s de me le dire. Il y a une injonction à devoir faire du sport, et celles et ceux qui ne s'y plient pas sont amené·e·s à être jugé·e·s. Grossophobie et validisme font que les personnes qui disent ouvertement ne pas être capables de pratiquer de sport sont tout de suite qualifiées de fainéantes. S'il est vrai que la pratique d'un sport a des vertus indéniables, il ne faut pas non plus se forcer à en faire si cela va à l'encontre de nos capacités ou met en danger notre santé. Pendant et après une activité sportive, notre corps sécrète des hormones en réaction à l'effort fourni :

- Les **endorphines**. Contraction d'« endogène », qui signifie « à l'intérieur du corps », et de « morphine », les endorphines sont l'équivalent de notre morphine naturelle ! Elles interviennent dans le circuit de la récompense et du plaisir, et ont également une action antidouleur et anxiolytique.
- La **dopamine**. Elle aussi intervient dans les circuits de la récompense et du plaisir, notamment grâce à la sérotonine.

Sport et diabète

Si d'autres activités que le sport peuvent faire sécréter des endorphines ou de la dopamine (c'est-à-dire tout ce qui nous fait du bien comme pratiquer le dessin, boire un café le matin, se blottir contre son chat...), seule l'activité physique est capable de réguler la glycémie, et donc de lutter naturellement contre le diabète.

Il existe deux formes de diabète :

- Le diabète de type 1[25] est une maladie auto-immune qui se déclare chez des sujets jeunes. L'absence de production d'insuline (hormone qui régularise la glycémie sanguine) par le pancréas entraîne un taux de sucre trop élevé dans le sang.
- Le diabète de type 2[26] apparaît chez des sujets plus âgés ; le foie, les muscles et les cellules graisseuses ne réagissent plus à l'insuline et n'absorbent plus le glucose présent dans le sang, on parle alors d'insulinorésistance. Le pancréas produit donc beaucoup plus d'insuline pour diminuer la glycémie sanguine. Au bout d'un moment, il s'épuise et n'arrive plus à en sécréter

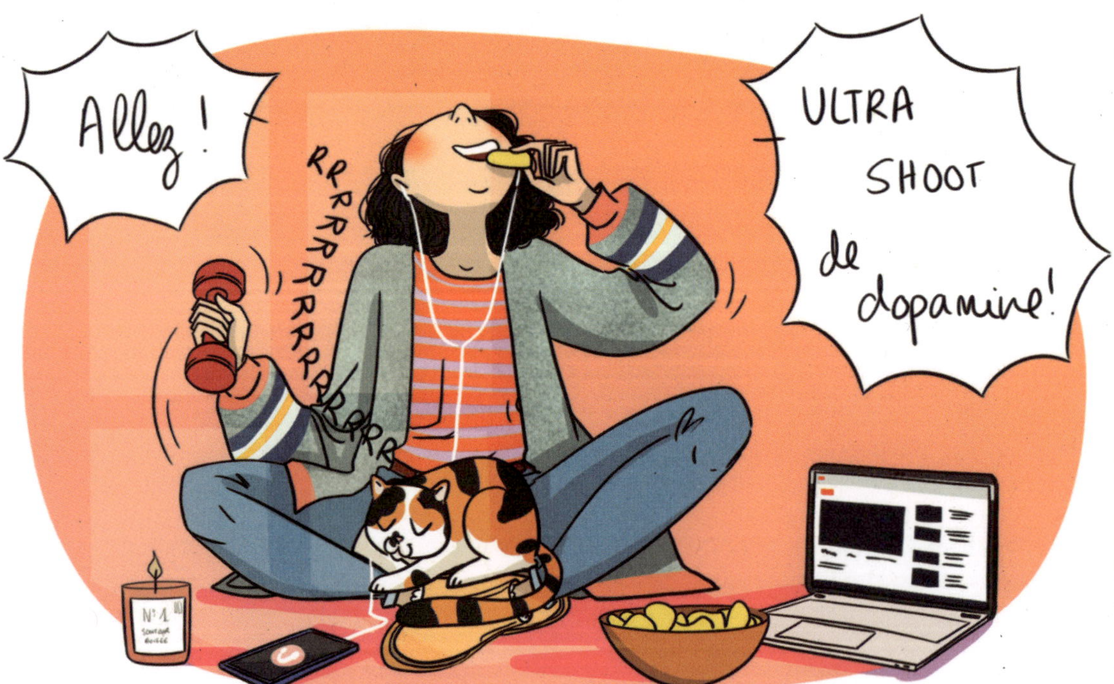

suffisamment pour régulariser le taux de glucose. Les facteurs favorisants le diabète de type 2 sont une alimentation trop riche en sucres raffinés et en graisse, associée à la sédentarité.

Le diabète gestationnel, quant à lui, peut apparaître lors d'une grossesse et y est strictement lié. L'un des risques qu'il entraîne, c'est l'accélération de croissance du fœtus pouvant conduire à un poids de naissance élevé (supérieur à 4 kg), et donc impacter fortement le bassin de la mère et son périnée.

La dépendance sportive, un cocktail tabou

Le petit cocktail d'hormones du bien-être que procure le sport est très agréable : il nous permet de nous détendre, de lâcher prise, d'avoir un meilleur sommeil, de diminuer le stress... Mais quand une chose est vraiment très bonne, il arrive qu'on devienne addict ! Notre corps comme notre cerveau nous réclament leur dose. Cette addiction porte un nom : la bigorexie[27]. Elle peut avoir un impact :

- **physique :** blessures, obsession pour le physique, dérèglements hormonaux chez la femme tels l'aménorrhée (voir « Aménorrhées et pratiques sportives », p. 296).
- **psychologique :** isolement social, trouble du comportement alimentaire, dopage...

La bigorexie est un sujet tabou dans notre culture qui prône l'activité physique et l'associe au fait d'être en bonne santé. Or, ce n'est pas parce qu'une personne semble être dans la norme et « saine » qu'elle l'est. Mais la bigorexie est une réalité, encore méconnue. C'est une conduite addictive qui mérite d'être considérée comme telle et prise en charge.

Une activité physique raisonnée reste essentielle pour contrer les méfaits de notre mode de vie actuel où l'on reste as-

25 Inserm, « Diabète de type 1 : une maladie auto-immune de plus en plus fréquente », 10 avril 2019.

26 Inserm, « Diabète de type 2 : un trouble du métabolisme principalement lié au mode de vie », 13 février 2019.

27 S. Abadie, « Procédés autocalmants, gestion d'un manque affectif : deux raisons possibles à la dépendance sportive », *Bulletin de psychologie*, 2007, p. 135-141.

sis·e toute la journée face à son ordinateur, dans sa voiture, à table, puis dans son canapé. Notre corps n'est pas fait pour cette sédentarisation : il supporte mal d'être immobile sur une chaise. Toutefois, pratiquer une activité physique ne veut pas forcément dire aller courir trois fois par semaine, fréquenter les salles de sport ou faire du crossfit. Marcher une heure en extérieur, c'est déjà bouger son corps. Le plus important, c'est de faire quelque chose parce qu'on aime ça et non parce qu'on s'y sent obligé, comme nager parce que votre médecin vous a dit que c'était bon pour le dos !

Sport et endométriose

Le sport peut être un bon allié contre les douleurs de règles. D'ailleurs, on conseille généralement aux femmes atteintes d'endométriose de continuer à pratiquer une activité physique régulière tout en respectant leur douleur et leur fatigue. En effet, face à cette pathologie inflammatoire qui crée des adhérences entre les organes et un phénomène congestif (la circulation sanguine ne se fait pas de manière optimale) dans le pelvis, le mouvement permet au corps et aux organes de bouger (dans la limite du raisonnable), tout en stimulant le drainage veineux.

Il est plus judicieux de parler ici d'activité physique que de sport, car l'endométriose peut être très handicapante et fatigante. En cas de fortes douleurs, se lever est impossible, prendre une douche devient une épreuve. On imagine mal une séance de cardio quand la souffrance est si grande. Mais certaines activités sont plus compatibles avec l'endométriose, comme le yoga, la danse, le Pilate, la marche… Le plus important, c'est de bouger, peu importe l'intensité, et de respecter son rythme ! Inutile de s'acharner à faire du yoga si l'on en vomit de douleur.

Y a-t-il des moments du cycle plus propices à la blessure ?

Cette surprenante question découle d'une étude menée en 2012 sur des skieuses de loisir pour comprendre pourquoi elles étaient plus explosées aux ruptures des ligaments croisés. En effet, les femmes auraient quatre à huit fois plus de risque de souffrir d'une rupture du ligament croisé antérieur (LCA) que les

LES SPORTS CONSIDÉRÉS COMME GENRÉS

On aurait tendance à dire que les choses évoluent... et c'est le cas : la médiatisation des sports féminins y a contribué. Il reste néanmoins encore de grands écarts entre les sportifs et les sportives professionnels, comme dans tous les autres domaines : inégalité des salaires, sponsors plus difficiles à convaincre, différence de médiatisation... Sans parler de la différence de traitement de la part du public, qui considère les sportifs comme des demi-dieux alors que la plupart des hommes sont persuadés de pouvoir battre les sportives professionnelles dans leur domaine, même s'ils n'ont jamais pratiqué le sport en question.

À une autre échelle, on observe encore des pratiques genrées comme le fitness et la musculation. On propose volontiers aux femmes des exercices de renforcement des fessiers plutôt que des programmes « gros bras ». Qu'importe son genre, on peut avoir envie de développer ses bras autant que ses cuisses ou ses pectoraux !

hommes. Ce ligament, situé dans le genou, assure notre stabilité lors des mouvements de torsion. Il est mis à forte contribution dans les sports d'appui ou de pivot comme le football, le basket, le handball, le rugby, le ski...

L'étude a ainsi révélé qu'en phases pré-ovulatoire et ovulatoire, le risque de rupture du ligament croisé était 2,4 fois plus élevé qu'en phase prémenstruelle[28]. Cela serait lié à l'augmentation des œstrogènes par rapport à la progestérone. Pourtant, toujours selon cette même étude, la rupture du LCA touche tout autant les femmes sous contraceptifs hormonaux (qui inhibent les pics d'œstrogènes) que les femmes sous autres contraceptifs ou qui n'en ont pas. Voilà qui suscite encore des interrogations...

On pourrait avancer une autre hypothèse en nous appuyant sur les énergies du cycle : certaines phases (comme la pré-ovulatoire) sont plus propices à l'action, au dépassement de soi. Cet élan d'énergie fougueux pourrait nous exposer plus ouvertement au risque de blessure. Mais rien ne prouve scientifiquement cette théorie.

28 N. Lefevre *et al.*, « Rupture du ligament croisé antérieur au cours du cycle menstruel chez les skieuses de loisir », *Revue de chirurgie orthopédique et traumatologique*, 2013.

Aménorrhées et pratiques sportives

La pratique de certains sports provoque parfois l'absence de règles. On appelle cela l'« aménorrhée fonctionnelle », elle fait partie des symptômes du syndrome de RED-S (Relative energy deficiency in sport). Ce syndrome est aussi retrouvé chez les sportifs masculins de haut niveau. Avant appelée la « triade de l'athlète » et exclusif au féminin, ce syndrome a été renommé en 2014 par le CIO (Comité international olympique) pour être plus inclusif car on a repéré des conséquences similaires chez les sportifs[29]. Revenons à l'aménorhée : les études qui se sont penchées sur l'aménorrhée fonctionnelle ont toutes été menées dans le sport de haut niveau et, même si aucune donnée scientifique ne vient le confirmer, je pense que ce type d'aménorrhée existe également chez les amatrices. Dans le sport d'élite, les aménorrhées fonctionnelles concernent entre 20 % à 70 % des athlètes - un écart qui s'explique selon le sport pratiqué. On retrouve majoritairement ce type de trouble dans des sports où le contrôle du poids, de l'apparence et de l'esthétique est important : boxe, gymnastique, danse, natation synchronisée, body-building...

Essayons de comprendre le rapport entre sport et aménorrhée... Vous vous souvenez du métabolisme de base, de la balance entre dépenses et apports. Que si cette balance penche plus vers les dépenses, le corps a la capacité de mettre en veille certaines de nos fonctions physiologiques ? Le sport intensif correspond aux dépenses et peut faire pencher la balance. Ce sont les hormones hypothalamo-hypophysaires qui seront alors inhibées et mettront en veille le cycle menstruel.

On en revient donc à la balance métabolique : l'aménorrhée fait suite à un déséquilibre entre des dépenses énergétiques plus importantes que les apports. Ce déséquilibre se retrouve aussi dans l'anorexie mentale, qui cause également une absence de règles.

Body-buildeuse, Mathilde a créé le compte Instagram @mathoufit. Elle nous fait part de son expérience concernant l'aménorrhée fonctionnelle chez la sportive.

29 Alexandra Nowak, Jean-Luc Ziltener et Silvia Bonfanti, *Revue médicale suisse*, « Triade de l'athlète féminine : quoi de neuf ? », n° 525, juillet 2016.

« Il faut savoir que je ne prends pas de contraception hormonale. Si ça avait été le cas, l'aménorrhée serait passée inaperçue. J'ai été sous pilule de mes 14 ans à mes 20 ans. Quand j'ai arrêté, j'ai eu neuf mois d'aménorrhée, le temps que le cycle se remette en route. Et quand j'avais commencé à la prendre, je n'étais pas encore réglée correctement : j'avais eu deux cycles extrêmement douloureux, au point d'en faire des malaises ; la seule option proposée par mon médecin avait été la pilule, alors que je n'étais pas active sexuellement, mais lorsqu'à 14 ans ton médecin te dit "la pilule, c'est la solution", tu la prends sans te poser de questions.

J'ai fait ma première préparation pour une compétition de body-building entre 2019 et 2020. Cela n'a malheureusement pas abouti à cause de la situation sanitaire en 2020... J'avais commencé la prépa, c'est-à-dire entamé la sèche en décembre 2019. La sèche, c'est cette partie de la préparation physique au cours de laquelle on diminue fortement les apports en glucides et en lipides pour "sécher" le physique et faire apparaître le dessin des muscles. Mes règles se sont arrêtées au mois de janvier 2020, la prépa, elle, a pris fin le 14 mars, et mes règles sont revenues début mai. Donc mon cycle s'est interrompu durant quatre mois et a mis deux mois à revenir. Suite à l'arrêt de la sèche, il est redevenu comme avant, variant entre 35 et 38 jours.

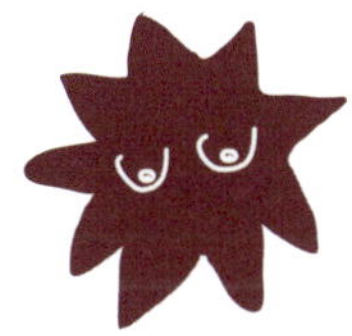

« Ce n'est ni le sport, ni l'intensité, ni le volume de la pratique qui induit l'aménorrhée, mais une inadéquation entre les dépenses d'énergie et les apports assimilés[30]. »

SPORT ET TCA

Les troubles du comportement alimentaire sont très fréquents dans les milieux sportifs, surtout dans les pratiques où l'esthétique et le poids sont importants.

- 62 % des athlètes féminines développent un TCA, contre 33 % des athlètes masculins[31].
- 17 à 23 % des danseuses ont souffert d'un TCA, majoritairement d'anorexie mentale[32].

30 C. Maître, T. Harvey, « L'aménorrhée de la sportive », *La Lettre du gynécologue*, janvier-février 2011 ; 358-359, p. 18-21.

31 Coll., « National Athletic Trainers' Association Position Statement: Preventing, Detecting, and Managing Disordered Eating in Athlete », *J Athl Train*, janvier-février 2008 ; 43 (1), p. 80-108.

32 Coll., *Prévention des troubles alimentaires du sportif.*

J'ai réattaqué une prépa en décembre 2020 et j'ai eu mes règles tout au long de cette prépa, qui a été plus longue (sept mois). Je les ai d'ailleurs eues quelques jours avant de monter sur scène en Espagne. Ce qui a entraîné une seconde aménorrhée, c'est d'avoir enchaîné avec une autre compétition dans la foulée, en juin, accompagnée de quatre semaines de sèche supplémentaires. Ça a commencé à faire trop pour mon corps : on était déjà descendu bas au niveau des calories, des glucides et des lipides en se disant qu'on en ferait qu'une seule. Le fait d'avoir embrayé sur une autre sèche, ça a tiré encore plus sur le physique, et mon corps n'a pas du tout aimé. J'aurais dû avoir mes règles durant cette compétition… mais rien ! Mon cycle ne s'est remis en route que début août, soit deux mois après l'arrêt de la sèche, comme pour ma première compétition.

J'ai remarqué que c'est surtout la baisse des lipides qui entraîne l'aménorrhée : lors de ma première compétition, on les avait vraiment diminuées pour que je conserve le maximum de glucides et donc d'énergie. Alors que pendant ma seconde prépa, à cause de ces soucis d'aménorrhée, on avait décidé de conserver des lipides le plus longtemps possible, et j'ai continué à avoir mes règles tandis que mes calories étaient aussi basses que pendant ma première prépa.

Après la compétition, j'ai pratiqué la reverse diet, c'est-à-dire que, petit à petit, j'ai réintroduit des glucides et des lipides dans mon alimentation. Au début, j'avais tout misé sur les glucides, parce que, clairement, j'avais la dalle ! Mais au bout d'un mois sans mes règles, j'ai décidé d'augmenter franchement mes lipides et, quinze jours plus tard, j'avais mes règles.

Je pense que mon état de stress a aussi beaucoup influencé mon cycle. Pendant ma première prépa, j'étais hyperstressée à l'idée de participer à une compétition, et la situation sanitaire, à la fin de cette prépa, était très anxiogène. Pour ma deuxième préparation (et, du coup, ma première compétition), j'étais super angoissée par le fait de monter sur scène, en Espagne, en plus ! Et toujours dans un contexte sanitaire où mon rêve pouvait s'arrêter à tout moment si je présentais un test positif. Après la compétition, j'étais à l'affût du retour de mes règles, c'était devenu une obsession. Au final, elles sont revenues après dix jours de vacances au cours desquels j'avais totalement lâché prise. »

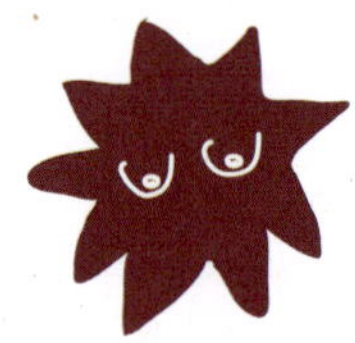

L'ostéoporose est une maladie osseuse qui touche une femme sur trois après la ménopause[33]. Elle entraîne une diminution accélérée de la densité osseuse, ce qui augmente fortement le risque de fracture.

33 Vidal, « Ostéoporose ».

Conséquences de l'aménorrhée fonctionnelle

Les conséquences d'une aménorrhée fonctionnelle sont visibles à longue échelle, mais déjà à court terme, elle entraîne un trouble de la fertilité, qui est réversible lorsque le cycle menstruel reprend grâce à un rééquilibrage de la balance métabolique. Toutefois, à moyen et long termes, elle expose à un risque plus élevé de fracture, d'ostéoporose précoce bien avant l'âge de la ménopause et à une résistance à l'insuline (diabète).

Entre culte du physique, recherche de performances et périodes de vie déstabilisantes, il existe une voie d'accès rapide aux TCA et/ou à l'aménorrhée. Une sportive peut vivre une aménorrhée fonctionnelle sans avoir de TCA. Cependant, si l'aménorrhée persiste, mieux vaut tirer la sonnette d'alarme !

Le sport et l'alimentation peuvent être à la fois sources d'énergie, de plaisir, de joie et de convivialité et vecteurs d'angoisses, de pression ou d'oppression. Pour trouver le juste équilibre, il faut toujours garder en tête la question suivante : « Est-ce que je prends soin de moi en faisant ça ? »

Prendre soin de soi

Nous avons déjà passé en revue les diverses injonctions sociales concernant la beauté, la sexualité, l'expression de la « féminité », le physique, l'alimentation, etc. Et l'on peut considérer que prendre soin de soi n'en est qu'une supplémentaire, qui vient allonger la liste de ces diktats qui nous sont imposés ! Adopter une routine soin du visage le dimanche matin, se faire une belle manucure, manger des haricots verts...

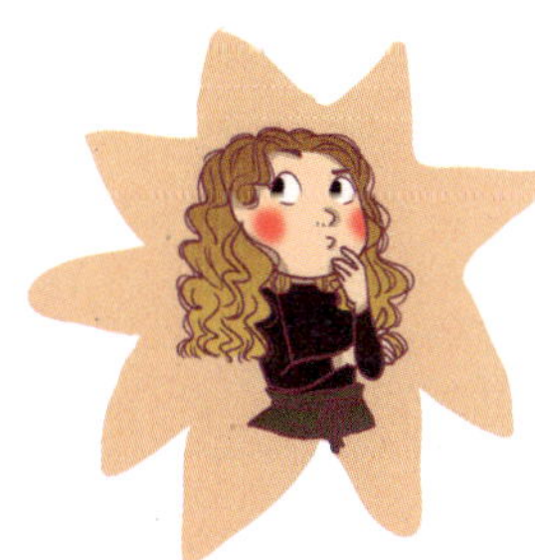

La meilleure façon de prendre soin de soi est propre à chacun·e et ne se limite surtout pas à des actes qui seraient apparemment bons pour la santé. C'est aussi savoir s'écouter, ralentir, dormir, se poser, aller marcher en forêt plutôt que de répondre à une *to-do list* en attente. C'est comprendre ce qui nous fait du bien, peu importe ce qu'en dit la société. C'est prendre soin de son âme, au-delà du physique.

Index

Abdos 245, 255, 263
Adénomyose 105, 113, 190, 206
Alimentation intuitive 282-284
Allaitement 16, 33-34, 38-39, 44, 70, 96, 127, 175, 176, 237
Aménorrhée 96-99, 182, 186-187, 296, 298, 299
Anatomie 15, 56, 129, 132, 146, 153, 163, 245, 247
Anisme 227
Aréole 15-16, 32
Autopalpation 47

Cancer 103, 127, 238, 289
  Gynécologiques 10, 126-127
  Endomètre 126, 205
  Ovaires 126-127, 205
  du sein 20, 34, 46-48, 79, 126-127, 184, 205
  Utérus 184
  hormonodépendants 79
Cellulite 244, 266-267, 287
Circulation
  Veineuse 24-25,
  Lymphatique 24-25
  Sanguine 250, 265, 294
Clitoris 56, 133, 146, 151, 153, 156, 163-169, 213-214
Consultation gynécologique 45, 192, 210, 238-239
Contraceptifs
  Hormonaux 75-77, 127, 181, 185, 196, 205-206, 227, 295
  Mécaniques 187, 206
  Œstroprogestatifs 136
Contraception (tous les moyens)
  Anneau 61, 75, 176, 181-183, 196
  Implant 9, 75, 77, 181-182, 196, 205, 220
  Préservatif 61, 98, 171-172, 175-179, 191-192, 196, 203, 205, 231
  Pilule 9, 54-55, 75-77, 80, 98-99, 116-117, 121-122, 124, 127, 171-173, 175-176, 181-186, 189, 194, 196, 203-205, 214, 220, 289-290, 297
  Patch 75, 77, 181-182, 196
  Slip chauffant 180
  Sterilet 57, 75, 77, 117, 171, 181-182, 187-191, 206, 220
Coupe menstruelle/cup (voir Protections menstruelles)
Cycle menstruel 9, 11, 35, 43, 54-55, 57-58, 60, 64-67, 69-70, 72-77, 81-86, 90-91, 96-101, 107, 122-123, 127, 135, 140, 171, 183, 186-187, 193-199, 202-203, 205-207, 220, 264-266, 270, 276, 282, 288, 294-299
  Troubles 96-99
Cystite 232-233

Désir (voir aussi Libido) 157, 159, 161, 167, 173, 209-211, 222
Diabète 100-101, 103, 126, 133, 136, 184, 289, 291-293, 299
Diaphragme 61, 107, 192, 203, 220-222, 228, 248-249, 257-258, 260-262
Douleur 26-28, 33-34, 37, 48-49, 57-60, 71, 78, 86, 107-108, 110-114, 116-125, 132, 136, 138, 146, 152, 176, 185, 188-190 201-202, 206, 210, 212-223, 226-227, 229, 233-234, 236, 240, 248, 250-254, 263, 281, 291, 294
Dyspareunie 112, 210, 212-213, 216, 219-222, 224, 229, 239, 248, 250, 252

Éjaculation féminine / squirt 170
Endométriose 59, 72, 78, 103, 105, 107-110, 113-125, 127, 176, 184, 190, 205-206, 217, 220, 226, 288-289, 294
Errance médicale 10, 109, 214, 233
Exercices hypopressifs 250, 256, 260-261

Fécondation in vitro (Fiv) (voir aussi Procréation médicalement assistée (PMA)) 106, 124-125
Fertilité 69, 75-76, 80, 82-83, 100-101, 104, 120-121, 127, 172, 187, 193-195, 198-200, 203, 206, 209, 291, 299
Fibrome utérin 113, 239
Flore vaginale 133, 133-138, 141, 239
Flux instinctif 94
Frottis 238-239

Gainage 247, 250, 256, 259-262
Genre 10-11, 63, 295
Grossesse 32-33, 38, 40, 44, 46, 57-59, 65, 78, 83, 96-97, 100-101, 104, 119-120, 122, 125, 127, 135-137, 140, 145, 158, 176, 178, 190, 192-193, 196, 207-210, 237, 264-265, 269, 274, 285, 288, 293

Herpès 235
Hormones 17, 41, 43, 46, 60, 64-66, 69, 75-77, 81, 98-99, 102, 105, 117, 121, 137, 181-183, 188, 190, 200, 204, 206, 210, 267, 291, 296
Hymen 130-132
Hypersexualisation 19-20
Hypertonie/hypotonie périnéale 228, 249
Hypopressif 265

Identité sexuelle 62-63
Interruption médicale de grossesse (IMG) 208
Implant (voir Contraception)
Infections sexuellement transmissibles (IST) 141, 173, 178, 231-237
Infertilité 69, 101, 104-105, 121-122, 180, 202
Injonction 8, 10, 19-20, 22, 32, 129-130, 244, 258, 264, 283-284, 286-287, 291, 299
Insémination artificielle (voir aussi Procréation médicalement assistée (PMA)) 105
Intersexuation 62
Interruptions volontaires de grossesse (IVG) 96, 207-208

Jeûne 275-277, 282

Lèvres 56, 58, 69, 128-130, 136, 154, 167-168, 213, 235
Libido 69, 79, 157-159, 185, 201, 205, 210-211, 212, 275
Lubrifiant 140-141, 177-178, 192, 222, 240

Mamelon 15-16, 18, 33, 40, 46
Mastectomie 48-49
Masturbation 153-155
Ménopause 34, 46, 55, 78-80, 96, 100, 113, 117, 126-127, 135, 137, 212-213, 227, 299
Menstruations (voir Règles)
Maladies sexuellement transmissibles (MST) (voir Infections sexuellement transmissibles (IST))
Mutilations génitales féminines 168
Mycose 130, 136-137, 140-141, 205, 210, 216-217, 219-220

Nudité 20
No bra 26-27, 30, 32-39, 47
Nymphoplastie 129

Orgasme 146-149, 151, 160-163, 167, 169-174, 234
Ovaires 41, 55-56, 59-61, 64-70, 76-77, 79, 81, 96, 98, 101-102, 104, 106, 109, 123-124, 127, 156-157, 212, 239, 266
Ovulation 35, 58, 64-67, 69-70, 73, 75-77, 80, 83-84, 96, 101, 127, 157 158, 183, 188, 190, 193-199, 201-203, 205, 264

Palpation 40, 69, 200-201, 239
Papillomavirus (HPV) 235, 239
Pénétration 57, 112, 130-131, 145, 147-152, 173-174, 177-179, 185, 191, 193-194, 203, 210, 214-216, 219-226, 230, 237, 239, 248-249
Pénis 60, 112, 140, 145, 163-164, 166-167, 177-178, 191, 193, 215
Périnée 9, 56, 59, 61, 93-94, 162, 218, 220-223, 224-229, 247 251, 255 260, 293
Pertes blanches 135-136, 141
Perturbateurs endocriniens 40-41, 89, 290
Phase folliculaire 96-97
Phase prémenstruelle 70, 84, 137, 295
Pilule (voir Contraception)
Plaisir (voir aussi Libido) 61, 63, 145-147, 150-153, 160-163, 165, 172, 178, 180, 215, 231, 291
Poids 27, 33, 44, 79, 98, 101, 126, 205, 263, 269-272, 274-277, 279, 284-285, 287, 297
Poils 17, 102, 129, 130, 286
Point G 169
Préservatif (voir Contraception)
Procréation médicalement assistée (PMA) 72, 80, 104-105, 122, 122-125, 209
Protections menstruelles 87-88, 90, 93, 95
- **Coupe menstruelle/cup** 88, 91-92, 95, 216
- **Serviettes hygiéniques** 87-90, 95
- **Serviettes et culottes menstruelles lavables** 92-93, 95
- **Tampons** 60, 87-90, 92, 182, 219, 223-224

Puberté 60, 68, 114, 126-127, 135

Régimes 263, 273-274, 277, 283-285, 287
Règles 31, 45-46, 53-54, 57, 59-60, 65-67, 72-74, 76-78, 80, 81, 86-88, 91, 96-99, 101, 113-114, 126, 132-133, 141, 183, 185-190, 195, 199, 202, 204-205, 219, 237, 264, 275
Règles douloureuses 74, 78, 86, 107-108, 113, 116, 120-125, 190, 205-206, 288, 294

Sein 11, 15-24, 26-34, 37-39, 40-41, 43-48, 167, 239
Serviettes hygiéniques (voir Protections menstruelles)
Serviettes et culottes menstruelles lavables (voir Protections menstruelles)
Sommeil 55, 71, 86, 186, 276, 281, 288, 293
Soutien-gorge 20-24, 26-28, 31, 33-40, 47-48
Syndrome prémenstruel (SPM) 70-72, 74, 185, 264
Sport 33, 35-36, 44, 86, 91, 116-117, 131, 133, 137, 161, 187, 244-245, 249, 251-253, 260, 262, 268 284-299
Stérilet (voir Contraception)
Stress 64, 79, 105-106, 114, 132, 137, 158, 187, 209, 217, 221, 232, 258, 271, 276, 288-291, 293, 298
Symptothermie 196-198, 201-203, 206
Syndrome des ovaires polykystiques (SOPK) 17, 55, 96, 101-105, 114, 127, 205-206, 288
Syndrome du choc toxique (SCT) 94
Syphilis 235

Tampon (voir Protections menstruelles)
Téton 15-16, 26, 29-31, 37
Transidentité 63
Trompes de Fallope 56, 59, 61, 69, 105-106, 108, 121, 124, 127, 180, 190, 192, 236
Trouble du comportement alimentaire (TCA) 96, 99, 281, 285, 297, 299
Trouble dysphorique prémenstruel (TDPM) 71-74
Utérus 41, 54, 57-61, 66, 69, 82, 105-109, 113, 115, 125, 162, 183, 187-191, 199-200, 207, 214, 220, 235-236, 238-239, 245, 247
Utérus rétroversé 57-58, 200
Utérus anatomie 58

Vagin 54, 56, 60-61, 91, 95, 112, 128-129, 132-138, 140-141, 151, 162, 167-169, 182, 189, 191-194, 199-200, 210, 214-216, 220, 223-225, 228, 233, 239, 252, 254
Vaginisme 72, 150, 212, 215, 222-224, 226-229, 239, 250
Vaginose 141
Vasectomie 180, 193
Vergetures 18, 286
Virus de l'immunodéficience humaine (VIH) 178, 236-237
Violences obstétricales et gynécologiques 240
Violences sexuelles 114-115, 173, 219, 225
Vulve 15, 58, 58, 61, 128-130, 132, 139-140, 140-1431, 158, 167-169, 171, 182, 198-199, 202-203, 205, 217-218, 220-221, 223, 225, 228-229, 237-239, 250

Remerciements

Je souhaite remercier les personnes qui m'ont aidée à écrire ce livre : Florette et Maëlle, Maud, Jordan, Angélique, Eugénie.
Merci à Faustine pour ses relectures bienveillantes.
Merci à toutes les femmes qui ont apporté un petit morceau d'elles en témoignant de leur histoire et à toutes mes patientes pour leur confiance.
Merci à mes amies de toujours, Marie, Johanna et Tatiana, pour leur soutien.
Merci à ma mamie, ma Nana et ma sœur, mes figures féminines inspirantes.
Merci à mes parents de m'accompagner dans la vie avec cette justesse.
Merci à Judith qui a su retranscrire mes idées un peu déjantées en si beaux dessins. Merci pour sa présence tout au long de l'écriture, son soutien et son retour sur le manuscrit, qui fut le premier et qui m'a beaucoup aidée.

Je remercie également Marie et Mathilde pour la confiance qu'elles m'ont accordée dès le premier jour.

Merci à Chrystelle et Agathe qui ont joué un rôle déterminant dans ce projet.

Merci à mon Simon, à qui j'ai soufflé il y a deux ans ce désir d'écrire pour toucher le plus grand nombre, et qui m'a aidée - et m'aide encore - à concrétiser des rêves impensables. Tu rêvais grand, je garde ça de toi.

Enfin, merci à toi qui as ce livre entre les mains.

Manon